视觉发育
Visual Development
（第 3 版）

原著　Nigel W. Daw
主译　邓如芝
主审　吕　帆

北京大学医学出版社

SHIJUE FAYU（DI 3 BAN）

图书在版编目（CIP）数据

视觉发育：第 3 版 /（美）尼格尔·道（Nigel W. Daw）原著；邓如芝主译 . —北京：北京大学医学出版社，2022.11

书名原文：Visual Development（3/e）

ISBN 978-7-5659-2699-0

Ⅰ. ①视⋯　Ⅱ. ①尼⋯ ②邓⋯　Ⅲ. ①眼科检查－视觉功能　Ⅳ. ① R770.42

中国版本图书馆 CIP 数据核字（2022）第 136042 号

北京市版权局著作权合同登记号：图字：01-2019-1777

视觉发育（第 3 版）

主　　译：邓如芝
出版发行：北京大学医学出版社
地　　址：（100191）北京市海淀区学院路 38 号　北京大学医学部院内
电　　话：发行部 010-82802230；图书邮购 010-82802495
网　　址：http://www.pumpress.com.cn
E-mail：booksale@bjmu.edu.cn
印　　刷：中煤（北京）印务有限公司
经　　销：新华书店
责任编辑：张李娜　　责任校对：靳新强　　责任印制：李　啸
开　　本：787 mm×1094 mm　1/16　印张：14.5　字数：328 千字
版　　次：2022 年 11 月第 1 版　2022 年 11 月第 1 次印刷
书　　号：ISBN 978-7-5659-2699-0
定　　价：110.00 元
版权所有，违者必究
（凡属质量问题请与本社发行部联系退换）

译者名单

主　译　邓如芝
　　　　医学博士　硕士研究生导师
　　　　温州医科大学附属眼视光医院副主任医师
　　　　温州医科大学眼视光学院副教授

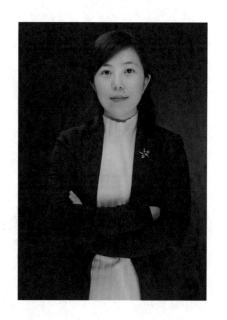

　　从事眼视光学专业工作 15 年，曾在美国贝勒医学院及美国麻省理工学院脑与认知科学部访学。临床上擅长处理各类眼视光学临床疑难问题，包括近视防控、接触镜验配（RGP、OK 镜、巩膜镜）以及视觉康复（弱视、视疲劳、低视力、偏盲、先天性白内障、圆锥角膜等康复）。主持国家自然科学基金等各类项目多项，发表该领域论文 20 余篇。担任《眼视光学理论和方法》编写秘书，《小眼睛大视界：育儿必知的爱眼常识》《眼视光学理论和方法实训指导》《视力障碍辅助技术》等书编委。担任海峡两岸医药卫生交流协会眼科学专业委员会眼屈光问题及防控学组秘书、中国残疾人康复协会康复工程与辅助技术专业委员会视障辅助技术专业学组委员等。

主　审　吕　帆　温州医科大学附属眼视光医院
译　者　（按翻译工作量排序）
　　　　林　娜　温州医科大学附属眼视光医院
　　　　李小曼　温州医科大学附属眼视光医院
　　　　陈午荷　温州医科大学附属眼视光医院
　　　　胡风平　美国卡尔顿学院认知科学部
　　　　许梅萍　温州医科大学附属眼视光医院
　　　　周　悦　美国 One Eye Care 眼视光中心
　　　　吴志鹏　温州市中西医结合医院神经内科
　　　　吴小天　温州医科大学眼视光学院

中文版序

　　人类出生以后，眼睛和视觉经历了一个极其奇妙的发育和成熟过程，围绕婴幼儿的一切，包括人和事物及环境，都以其独特的方式给予孩子各种刺激，正是这些友好的刺激包绕，引领孩子走向视觉的成熟。

　　在这个漫长而友好的过程中，婴儿不仅视力得以提升，还会发展视野、色觉、双眼融像、运动视觉、立体视……各种神奇的视觉功能，从而可以享受大千世界的五彩斑斓；人类也因为对世界的"看见"，产生认知，亦伴随着智慧的积累。正如法国哲学家莫里斯·梅洛-庞蒂曾经说过："视觉是大脑触摸世界的方式。"

　　《视觉发育》原著作者 Nigel W. Daw 是耶鲁大学眼科与视觉科学教授。他在视觉神经科学的交叉领域开展了大量研究工作。本书中，他引用了许多研究论文，以科学严谨的语言向我们展示了视觉发育中组织功能、解剖结构，视觉发育的关键期、可塑性，以及关键期内阻碍视觉发育造成的弱视等知识点。是一本极具交叉融合特色的书籍。

　　我们温州医科大学附属眼视光医院视觉康复中心的邓如芝、林娜、李小曼、陈午荷医生等领衔团队，将这本书翻译成中文。我非常支持这项翻译工作，该书籍中所包含的成熟的知识点和对于眼脑的生动诠释，定会让从事眼睛和视觉健康的专业工作者受益匪浅。期待该书的出版能够让关注神经发育的学者了解临床，让临床眼科的学者拓展神经科学知识。

吕　帆

温州医科大学

国家眼耳鼻喉疾病临床医学研究中心主任

国际角膜塑形和近视防控学会亚洲分会主席

中华医学会眼科学分会眼视光学组组长

译者前言

　　我于 2018 年有幸前往美国麻省理工学院脑与认知科学部进行为期 3 个月的学习。实验室的教授们向我推荐了 *Visual Development* 这本书，一方面此书与眼科及眼视光学密切相关，另一方面又在眼科学知识框架上有很大的拓展。作为一名眼科医生，我更深刻地认识到，我们日常工作中最关注的视力只是视觉认知中最基础的能力之一。在视觉发育的过程中，面孔识别、生物运动、轮廓整合、轮廓错觉等都随着年龄的增加而逐渐发育，而这些是人类适应复杂环境所应具备的非常重要的能力。这本书旁征博引很多经典的科学研究，以陈述科学研究事实的写实风格，从视觉系统的解剖与功能到眼科的屈光问题、弱视问题，再谈及视皮质的可塑性，是一本非常值得眼科及眼视光医师阅读的书籍。

　　尽管我们当初雄心壮志，决定要将这本书翻译成中文，供眼科及眼视光同仁一起阅读，但在实际翻译过程中，却发现具有很大的挑战。常常因为一个跨学科的知识点，我们不得不停下来，而这个小的知识点，可能对于脑科学研究者来说却是信手拈来。所以，要特别感谢翻译过程中，我的同事周佳玮老师、侯方老师以及华南师范大学孟明老师、常帅老师不吝赐教，感谢远在波士顿的 Frank Thorn 教授、Sid Diamond 教授的大力支持，感谢北京大学医学出版社张李娜编辑的包容、鼓励和帮助，最终让译文得以出版。本书的翻译和出版也得到了国家重点研发计划（2020YFC2008200，2020YFC2008205）及中国残联基金项目（2021CDPFAT）的资助，一并感谢。我也深知译文一定存在诸多不足，恳请读者们不吝指正。

邓如芝

2022 年 6 月

原著前言

　　视觉发育研究已经成为一个多学科领域研究，因此，对该领域感兴趣的学者也需要了解与之相关的其他学科知识。比如视光师和眼科医生非常关注的视力发育问题，视力通常是由心理物理学家测得，其发育又取决于视网膜的解剖结构和视觉通路中细胞生理的变化。研究细胞、分子和生化机制的科学家会利用解剖学、生理学和心理物理学的知识来设计和推演他们的实验。事实上，目前该领域的顶尖科学家所在实验室均竭尽所能地利用各种技术开展研究。

　　开展视觉发育研究的学者分布于各个学科，从临床医学到基础科学均有，因此，我写这本书，试图让不同类型的学生都能理解——无论是神经生物学、心理学的研究生，还是视光专业学生、眼科住院医师。本书基于读者对一些基本术语（如视力）已经有所了解，也考虑到读者可能遇到的陌生词汇，提供了术语表以供查阅。相比于方法和流程，本书重点在于陈述事实和结论，因此省略了许多细节。

　　当然，我希望专家们也能阅读这本书。因为视觉发育这一主题已经变得相当广泛，很多人没有时间去阅读该主题所有方面的文献。所以本书还旨在让某个领域的专家能够掌握其他专业中关于视觉发育的基础知识。

　　要写一本涵盖知识面如此广泛的书，我必须简化内容。因此，这本书对我认为的关键证据进行了阐述，并没有过多讨论有争议的细节。并非每个人都会同意我的论点。一些专家在阅读时甚至会对我的某些陈述感到愤慨。即便如此，我的这些"令人愤慨的观点"也将具有建设性意义：我希望它们能激起读者的思考，并为更多的实验研究指明方向，从而推动该领域的发展。

　　感谢 Colin Blakemore 邀请我写这本书。这一过程对我来说是一个受教育的过程，使我获得了许多对别人来说可能显而易见而我不知道的见解。在准备这本书的过程中，有许多朋友和同事提供了帮助：Grace Gray 特地将全书阅读了两遍，并进行了整体修改；Robert Hess 通读了关于视觉剥夺的整个部分，并提出了许多有价值的意见；John Lisman 对机制部分提供了许多有价值的意见；Janette Atkinson、Marty Banks、Oliver Braddick、Jan Naegele、Pasko Rakic 和 Josh Wallman 阅读了他们专业领域的各个章节，并进行了许多更正和改进；我在眼科的几位同事——Ethan Cohen、Jonathan Kirsch、Thomas Hughes、Colin Barnstable、

Silvia Reid 和 Helen Flavin——对本书的各个部分发表了评论；Marc Weitzman 读了整整两个部分。我要感谢他们所有人。但是我没有采纳所有的建议，所以本书中的错误和疏漏均出自我个人原因。此外，我还要感谢 Janet Hescock 和 Bob Brown 在文字和图片的准备过程中提供的帮助，以及国家眼科研究所对耶鲁大学 Core 基金的支持。

Nigel W. Daw
Branford, CT, USA

原著第 3 版前言

距离本书第 1 版出版已经将近 20 年了，这 20 年中，又进行了大量的研究。大家对游标视力和轮廓分辨能力的发育也有了更为清晰的认识。影响近视发展的基因序列也已被定位。Gabor 图标等新技术的各种应用，使科学家们能够用更准确的术语定义弱视（特别是空间不确定性的概念），以及弱视是由采样不足还是采样失真造成的。弱视绝不仅仅是一个视力缺陷问题，但需要经过仔细的实验才能确切发现除此之外的更多问题。

10 年前，关于控制视神经纤维在视交叉处发生交叉，将视觉信息投射到同侧视束或对侧视束，以及在视觉系统中投射地图的分子机制，我们一无所知。而现在，我们了解了参与这些发育事件，以及标记视皮质边界的一些分子。

视皮质的光学成像技术使科学家能够实现眼优势和朝向柱的可视化。科学家们现在可以使用这种技术来研究这些柱状结构的发育，以及各种形式的视觉剥夺对它们的影响，这是单细胞记录不可能做到的。

显然，视觉系统的发育有许多关键期。在许多情况下，某些特定形式的视觉剥夺对关键期产生影响的持续时间比该视觉特性发育的时期要长，恢复期也可能持续更久。而且，不同的视觉特性有不同的关键期。更高水平的视觉特性关键期更晚。此外，关键期可能会受到动物过去的视觉经验以及用于评估关键期的技术的影响。出于以上原因，关键期这一章的内容将会更加复杂。

20 年前，人们已对长时程增强（long-term potentiation，LTP）和长时程抑制（long-term depression，LTD）机制了解颇多，但对单眼剥夺导致的视觉皮质可塑性却知之甚少。如今，对于眼优势可塑性的机制已经有了相当多的了解，但对于 LTP 和 LTD 的了解却并没有增加很多，所以关于后者的章节已经删除。

离焦像对眼球大小的影响也已成为一个非常热门的研究领域。虽然我们仍不清楚信号是如何从神经视网膜传导到脉络膜和巩膜的，但也发现了一些分子可能跟信号传导相关。这些分子在正透镜下反应增强，在负透镜下反应减少，或者反之。

此外，随着治疗师更关注视力以外的特性，弱视的最佳治疗方案也越来越广为人知。基础科学家已经量化了弱视眼的改善程度，并在改善弱视眼视力的同时，通过治疗双眼来改善双眼视力。随着治疗的进展，也可通过知觉训练和视频游戏来提高训练的参与度和注意力。许多原则已经被儿科视觉治疗师采用，且被"Stereo Sue"和其他人更加公开地传播。

基于上述原因，本书需要进行再次修订，与第 1 版的目的相同——提供该领域的精炼总结，可供眼科住院医师、视光学学生、神经生物学和心理学研究生、大四本科生使用。同时由于该领域涉及专业广泛，专家们也可以阅读其专业领域以外的章节。

关于本书第 3 版，在网站 www.visual-development.net 中有各种视频链接，这些视频可以帮助说明书中讨论的观点和实验流程。另请参阅目录前的"实用视频列表"。

我非常感谢 Paul Harris 阅读了整本书，并提供了一些修改性建议，以及在"弱视的治疗"这一新章节中提供的专业指导。同时也非常感谢 Terri Lewis、Len White、Mike Crair、Eileen Birch、Dennis Levi、Donald Mitchell、John Lisman、Takao Hensch 和 David Troilo 对各个章节提供的意见，他们已经找出了书中大部分错误，但相信还是会遗留一些问题。还要感谢 Springer 的编辑 Simina Calin，感谢她提供的所有帮助和指导。

实用视频列表

本书有一个关联网站——www.visual-development.net.——以下列出的视频都可以从书中的相关段落或从这个网站中访问。新视频推出之后也将会添加到网站中。

第 1 章

Dick Held 关于 Molyneux 问题的讨论：http://youtu.be/EDRa-ESxmJY.

第 2 章

Clay Reid 关于视觉系统的各个水平的记录：http://youtu.be/mtPgW1ebxmE.

第 3 章

Sverker Runesson 的生物运动演示与 Gunnar Johansson 教授的研究中二维和三维运动演示：http://www.psyk.uu.se/organisation/historia/?languageId=1

David Martin 关于面部知觉与视力的发育：http://youtu.be/GK3ebhSmC4A.

Sepura Dosetareh 关于视力、深度知觉和色觉的发育：http://youtu.be/wsPIIC2b2wA.

Terri Lewis 关于婴儿所见事物的描述：http://youtu.be/UGqQnR5weTg.

第 4 章

Joan Stiles 关于大脑发育的基本描述，重点是听觉而不是视觉：http://youtu.be/FugrcVhi2tg.

Pasko Rakic 关于神经干细胞分化与大脑皮质发育：http://youtu.be/jeSh9t4aMa4.

第 4 章和第 5 章

Len White 关于不同物种朝向柱的比较：www.visual-development.net

第 5 章和第 7 章

Michael Stryker 关于小鼠和猕猴视觉系统发育及视觉剥夺效应的比较：http://youtu.be/W_MwoORWnlI.

第 6 章和第 10 章

Dominick Maino 关于弱视的描述：http://youtu.be/2tiV5vmHaEg.

第 8 章

Denis Pelli 关于弱视的一种快速检测方法：http://psych.nyu.edu/pelli/dualacuity/.

第 9 章和第 12 章

Takao Hensch 关于可塑性的关键期和机制：http://youtu.be/xZvqAHhiEL8.

第 10 章

Paul Harris 关于 Brock Posture Board 的演示：http://youtu.be/CEKqNTV8Q3k.

lDoc 2008 关于聚散球的演示：http://youtu.be/EGlCVTdNqfw.

visionforlifeworks 关于 Wayne Saccadic Fixator 的演示：http://youtu.be/K3UfrB_VNSw.

tglass0000 关于各种视力治疗练习：http://youtu.be/MWKWNPdxpyk.

电子游戏，以及 Jessica Bayliss 关于两只眼睛如何协同工作：http://youtu.be/71RML96XxCI.

Michael May 关于视力恢复但知觉不一定恢复的问题：http://youtu.be/bnefTJx2sCo.

第 11 章和第 4 章

Mu-ming Poo 关于 Hebb 假说在视网膜顶盖突触上的说明：http://youtu.be/hLs3m6nIJ1E.

第 12 章

Carla Shatz 关于免疫系统分子在视觉可塑性中的作用：http://youtu.be/WFA9xbhI3yc.

目 录

1 简 介

摘要

本书将从心理物理学–解剖学–生理学的角度讨论视觉系统的发育。除此之外，本书还将介绍在婴幼儿及儿童时期，异常的视觉信号输入如何干扰视觉系统的发育。这种异常如若治疗不及时，可能会对视觉神经系统造成不可逆的永久影响，从而导致视力低下，即弱视。弱视是一个重要的医学问题，也已成为神经系统正常和异常发育的研究模型，不仅被神经生理学家广泛关注，也被哲学家们围绕"先天和后天"的争论而津津乐道。

本书会从讨论视觉发育，进一步到视觉剥夺（visual deprivation）。视觉剥夺是指在视觉发育过程中，由于受到光学误差或者眼球运动控制能力不足等因素的影响，视觉的正常发育过程受到干扰。无论是从临床、科学的角度，还是从历史、哲学的角度，视觉剥夺始终是一个引人入胜的重要研究课题。许多有关视觉剥夺的一般性问题成为多年来研究视觉系统的重要框架。当然，这并不奇怪，因为我们是视觉动物。如果狗统治世界，这本书的标题可能就是"嗅觉发育"。事实上，视觉是我们人类最重要的感觉，也是我们首先能够想到的科学和哲学问题。

许多人都亲身经历过不同形式的视觉剥夺。在儿童早期，任何影响其视网膜成像的因素都可能对处理视觉信号的大脑产生持久影响。比如，一眼或双眼离焦；垂直子午线聚焦，而水平子午线离焦；双眼注视方向不一致（斜视）；单/双眼的晶状体浑浊或角膜浑浊（白内障或角膜瘢痕）；眼轴增长太快，物像不能聚焦在视网膜。这些情况均

会导致视觉中枢系统改变，表现为单眼或双眼的视力下降。即使在后期视网膜成像清晰及眼球运动协调之后，这种改变可能仍然存在。在希腊语中，这种不良视力被称为弱视（amblyopia），意味着视力钝化或视力迟钝。弱视的口语词是"懒惰的眼睛"（"lazy eye"）。2% ～ 4% 的人可能因视觉剥夺而发生弱视。

William Molyneux 在 17 世纪末提出著名的 Molyneux 问题后，哲学家们就开始对视觉剥夺感兴趣了（参看视频 http://youtu.be/EDRa-ESxmJY）。Molyneux 在他的妻子失明后，在给 John Locke 的信中提到："设想一个人出生的时候即为盲，成年后他会使用触觉去分辨同一种金属制造的立方体和球体……现在，假设立方体与球体放在他的桌前，且这个人复明了，请问，在触碰这些物体之前，他能认出哪个是立方体，哪个是球体吗？明智的回答应该是否定的。尽管这个人已经拥有立方体、球体的不同触觉体验，但他还没有相应的视觉经验。"

Locke 在 1690 年评论到："我完全同意

这位有思想的绅士，我更骄傲能够称他为我的朋友。他认为这个盲人在第一次能够看见的时候，是不能确定哪一个是立方体，哪一个是球体的，尽管通过手指的触觉，他能够毫不费力地区分"（Locke，1846）。

在 Molyneux 所处的年代，已经有方法能够去测试他所提出的 Molyneux 问题。先天性白内障是一种较为常见的疾病。公元前 5 世纪，印度医生 Sushruta 采用针拨白内障的手术方式来治疗先天性白内障（Hirschberg，1982；Kansupada 和 Sassani，1997）。手术首先采用尖针在巩膜上做切口，然后插入另一钝针将眼内浑浊的晶状体慢慢推至视轴外。有时候也会采用中空针头取出整个晶状体，但很少有外科医生足够熟练地完成这项工作。因此，白内障手术常常失败。此外，由于缺失晶状体，患者缺乏合适的屈光矫正，导致视网膜成像并不清晰。因此，Molyneux 问题仍然在接下来的半个世纪停留在纸上谈兵的阶段。

直到医生们最终认识到白内障是晶状体浑浊，大量患者视力才得以恢复。此时，Daviel 发明了更加清洁的手术方式，即在角膜上做切口，移除晶状体。尽管该手术后，患者配戴上眼镜，能够使得视网膜成像更加清晰，但患者的视知觉能力却让人失望。1762 年，Daviel 在诊治了 22 个病例后谈到："我可以断言，确切地说，我绝对确信，这些患者术后如果不利用触觉，没有一个能够识别物体，除非多次重复地给物体命名，并展示在他们眼前……如果说患者术后能够准确分辨物体，那么他并非先天盲，因为先天盲的人连最简单的物体都完全不认识。"（Von Senden 1960，p. 106）。

继 Daviel 的报道之后，出现大量类似报道。Von Senden 在 1932 年对此做了一个总结（von Senden，tr.* 1960）：当术后立即

---

* 译者注："tr." 意为 "translation from the original"，为原著的译文

检测患者的视觉时，他们能够分辨不同颜色及物体运动，但对形状和形态都几乎没有认知，不能判断距离，没有立体视，很少能对固态有概念。他们的问题不只是将物体的触觉认知转化为视觉认知有困难，而是视觉认知本身就存在缺陷。这一点后续研究有所证实，即这些患者大脑枕叶识别物体和脸的活化区域很少（Fine 等，2003）。患者还有可能产生抑郁，因为他们不能够将之前的触觉、听觉与新的视觉联系起来，相反，新的视觉还可能给他们带来混淆体验（Von Senden，1960；Gregory，1974）。

Locke 是经验主义的拥护者，他相信一切都是通过学习获得的。相反的观点则认为所有事物都具有内在的、与生俱来的固有特性。有关"先天和后天"的争论持续了数百年。通过 von Senden 的例子，人们可能认为 Locke 的观点是正确的。但正如我们将要讨论的，严格来说，仅仅是先天或仅仅是后天均不正确。对于人类来说，一些能力是通过学习而得来，一些在出生时已经具备，还有一些（Molyneux 问题中 Locke 所没有考虑到的答案）则持续存在于生命历程数年后再逐渐退化（Fine 等，2003）。

斜视（strabismus）与白内障一样历史悠久。其最早可以追溯到公元前 1500 年，被记载在《艾德温·史密斯纸草文稿》（Edwin Smith papyrus）。希波克拉底（Hippocrates）（公元前 460—公元前 375）认为有遗传因素，他说到："脱发父母的孩子更容易脱发，灰眼睛父母的孩子也是灰眼睛，斜视父母的孩子也为斜视，等等。"（Hippocrates，tr. 1923）。希腊埃伊纳岛（Aegina）的 Paulus 建议带上面具来矫正斜视，面具有两个孔，迫使眼球转动到孔的位置才能看到物体。Georg Bartisch（1535—1606）做了更进一步的说明，他阐明了这种面具用于内斜视的矫正，对于外斜视的矫正，则佩戴带有棱镜的面具（图 1.1）。

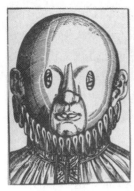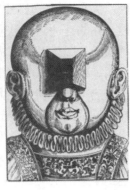

图 1.1　斜视面具。左侧的面具是针对内斜视的患者，面具上的小孔强迫眼睛从小孔中看出去。右侧是针对外斜视的面具，含有两个棱镜将光线向内折射会聚到视网膜上［From Bartisch（1583）］

18 世纪，Chevalier John Taylor 是第一个手术治疗斜视的医生（Albert，1992）。对于手术细节我们并不清楚，他可能选择了一眼正位、另一眼偏斜的患者，在偏斜眼上手术，将正位眼绷带包扎，声称成功，然而之后却迅速离开。这并不是真正的成功。他还治疗了一位名叫 Johann Sebastian Bach 的患者，在双眼上做了手术，然后不久 Bach 就双眼失明。不管怎样，Taylor 是一位富有传奇色彩的人物，他为斜视手术做了广泛的宣传。Johann Freidrich Dieffenbach（1792—1847）在 Taylor 去世 67 年后取得了第一次斜视手术的成功，尽管同一时期，其他人也有所尝试。在当时，斜视手术并不是为了解决视觉问题，而是一种美容手术。从远古时代起，斜视被认为和"恶魔眼"有关。人们经常怀疑、蔑视斜视患者，将其看作呆头呆脑的"乡巴佬"。斜视患者也更在意因为斜视所受到的嘲笑和耻辱，而并不在意斜视引起的视觉障碍。

事实上，斜视手术和白内障手术一样，刚开始让医生和患者都感到失望。如果患者已经建立异常视网膜对应，手术将眼位矫正后，患者还可能出现复视，造成比之前弱视更大的困扰。

大约在公元 900 年，美索不达米亚的

Thabit ibn Qurrah 提出了非手术治疗斜视性弱视（遮盖健眼）。1743 年 Buffon 也推荐了此方法。随后，遮盖法被手术所取代。直到近 100 年后，医生们认识到斜视眼即使在手术后仍然存在弱视，遮盖的治疗方法才重新流行起来。

直到 20 世纪中期，人们才发现斜视和白内障手术都应该尽可能在生命早期进行治疗。年龄较小的儿童成功率高，而对于年龄较大的儿童，作用就十分有限（Von Noorden，1990）。眼科医生们也逐渐从认为斜视是先天性疾病到更进一步认识到斜视也是一种发育缺陷（Von Noorden，1990；Tychsen，1993），从而更加强调了早期干预的重要性，提出了"关键期"的概念，错过关键期则治疗难以成功。

Torsten Wiesel 和 David Hubel 是开启（20 世纪 60 年代）视觉剥夺现代研究的科学家，他们在 1981 年获得了诺贝尔奖（Wiesel，1982）。他们的工作使得临床观察到的现象与视觉系统的生理和解剖改变紧密联系在一起。一些技术的突破为 Torsten Wiesel 和 David Hubel 的工作提供了基础。首先是微电极的发明使得能够记录到单个细胞的电反应；其次是解剖学的发展，更加清晰地阐明了神经元轴突从眼睛到大脑皮质的投射过程；再次是随着技术发展，更加容易观察到大脑皮质中具有相似属性的细胞是如何组合在一起。近年来，诸如功能磁共振成像等成像技术的发明能够明确大脑缺陷的具体位置，对弱视的研究已经不再仅仅局限于简单的视力检测。

这些技术的运用阐明了视觉剥夺导致的主要改变发生在初级视皮质，包括初级视皮质的投射、视皮质神经细胞属性及细胞间的联系等都发生了改变。换句话说，从眼睛传递到大脑的感觉信号（sensory signals）对大脑的生理属性和结构特征都具有重大影响。

近年来，科学家们开始聚焦生物化学的

改变，许多研究都受到"长时程增强（long-term potentiation，LTP）"研究的启发。LTP在海马和视皮质被广泛研究，所有年龄段的海马均存在LTP，而当海马受损时，记忆也会遭受破坏，因而LTP被认为是记忆的基础。

本书将追溯视觉发育的主题。第一部分将总结视觉系统正常发育的心理物理学、解剖学和生理学的特性。这部分会重点阐述视觉发育过程中哪些方面依赖或不依赖于感觉信号。人在出生后会视觉发育十分显著。事实上，婴儿的视力非常低下（低于正常成人视力的10%），按照成人标准，新生儿为盲的范畴。因此，视觉剥夺的影响有多大主要取决于其发生剥夺的时间点。

第二部分将讨论视觉剥夺对行为、生理和解剖的影响。将会对临床研究和动物基础研究的科学文献进行总结，并将两者联系在一起，由此探索人类视觉剥夺导致病理改变的基础机制。

第三部分将讨论视觉剥夺的机制。在这部分中，我们将对视觉剥夺的理解逐一展开论述。感觉信号到达视皮质的过程有着长期效应，最终导致解剖的改变。但从感觉信号到解剖变化之间必然有许多中间步骤，这些步骤逐渐开始被了解。一些步骤存在于年轻动物中，使得它们的视皮质更容易适应信号的输入，而在成年人中相对较少。但更多的是我们还不知道，有待于去探索的领域。近年来，有关视觉剥夺的研究十分热门，事实上，这部分内容，本书第1版、第2版都已经落后于时代的发展。

自Molyneux问题提出，对于视觉剥夺的研究已经经历了漫长之路，无论是哲学角度还是实践学科角度，都有了更进一步的发展。人们认识到视皮质具有先天的固有属性，在缺乏适当视觉输入时则发生退化。这种认识让眼科医生们更早地进行干预。治疗白内障的成功概率远小于治疗斜视；斜视在治疗后可能会恢复视力，但立体视则很难提高；这些现象使得研究基础科学的科学家们需要精确地测量视觉发育的关键期。很少有书籍探讨视觉发育的方方面面，且没有一本达到本书的层面，所以我希望这本书的出版将促进这个领域的更多互动。

参考文献

Albert DM. Introduction. In: Howe L, editor. The muscles of the eye. Delran, NJ: Gryphon Editions; 1992. p. 3–30.

Bartisch G (1583) Ophthalmodouleia, das ist augendienst, Stockel, Dresden

Buffon M de (1743) Dissertation sur la cause du strabisme ou les yeux louches, Hist Acad R Sci 231–248

Fine I, Wade AR, Brewer AA, May MG, Goodman DF, Boynton GM, Wandell BA, MacLeod DI. Long-term deprivation affects visual perception and cortex. Nat Neurosci. 2003;6:915–6.

Gregory RL. Concepts and mechanisms of perception. New York: Scribner's; 1974. p. 65–129.

Hippocrates. Air, water and places. In: Jones WHS, editor. Collected works. London: William Heinemann; 1923. p. 111.

Hirschberg J (1982) History of ophthalmology (trans: Blodi FC). vol. 1, J.P. Wayenborgh Verlag, Bonn

Kansupada KB, Sassani JW. Sushruta: the father of Indian surgery and ophthalmology. Doc Ophthalmol. 1997; 93:159–67.

Locke J. An essay concerning human understanding. 30th ed. London: Thomas Tegg; 1846. p. 84.

Tychsen L. Motion sensitivity and the origins of infantile strabismus. In: Simons K, editor. Early visual development, normal and abnormal. New York: Oxford University Press; 1993. p. 384–6.

Von Noorden GK. Binocular vision and ocular motility. St Louis: Mosby; 1990.

von Senden M (1960) Space and sight (trans: Heath P). The Free Press, Glencoe, IL

Wiesel TN. Postnatal development of the visual cortex and the influence of environment. Nature. 1982;299:583–91.

2 视觉系统的功能组织

摘要

视觉图像首先聚焦于视网膜上的感光细胞上。视网膜再将亮度信号转换为有关对比度、运动和颜色的信号，并通过两条通路将信号投射到初级视觉通路中的外侧膝状体核和纹状体皮质。P 通路通过 V1、V2 到 V4 和腹侧皮质，处理分析物体"是什么"；M 通路通过 V1、V2 到 V5 和背侧皮质，处理物体位置"在哪里"。视皮质的各个部分分别处理亮度、颜色、运动、深度、物体和面部等方面更详细的细节。之后，视皮质将信号传递到顶叶皮质处理注意力问题，传递到额叶皮质处理眼球运动问题。大脑皮质组织的一个重要组成部分是柱状系统（columnar system），其中处理相似特性的细胞聚集在一个柱内。例如，在 V5 中，处理相同运动方向的细胞位于同一柱中，同样，处理比注视点更近的物体的细胞也位于同一柱中。

视觉系统必须将落在视网膜上的光模式转换为视知觉。这就涉及视觉图像在多个维度上的转换。以深度知觉（depth perception）为例，深度知觉有几个线索，包括视差、聚散、透视、阴影、纹理梯度、干涉、运动视差、大小和调节。必须对所有这些进行分析才能获得完整的感知。在某些提示与其他提示发生冲突的情况下（Kaufman，1974），系统必须解决冲突并做出决定。在提示相互一致的情况下，系统会产生物体与主体的距离、其相对于其他附近物体的位置以及物体的三维形状的感知。

再以色觉为例，对于物种的生存而言，颜色最重要的属性不是它所带来的令人愉悦的感觉，而是有助于识别物体。视觉系统已经进化到，物体受到不同光源照射时，以及在不同背景下，颜色保持不变，这就是物体颜色恒常性。大脑识别的是物体的一个属性，即物体反射每个波长的百分比（反射光谱）。从物体发出到达眼睛的波谱是物体照明及反射光谱共同作用的结果。正如 Helmholtz 所说，视觉系统所做的是"打折光源"。这是一个复杂的计算过程，上个世纪就有无数尝试来为这个过程提供一个数学公式。

类似的例子举不胜举，如形状知觉、图形知觉和眼球运动的控制。在上述所有例子中，视觉系统最基本的任务均是识别物体及其空间位置。视觉系统有时也会产生错觉，如 Ponzo 错觉（图 2.1），两个圆柱的长度

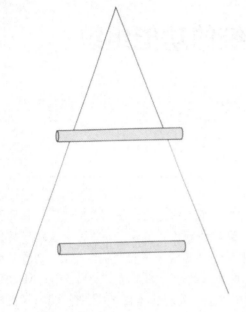

图 2.1 Ponzo 错觉。两根圆柱是一样的长度，但是由于两条会聚的直线导致的透视效应，顶部的圆柱看起来更长一些

相同，但由于存在两条会聚的直线，底部的圆柱看起来似乎更短。但与其说是一种错觉，不如说视觉系统在以一种合理的方式来识别距离。再举一个例子，物体的亮度和颜色受周围环境的影响（图 2.2），图 2.2 上图中的球与下图中的球反射光量相同，但上图中球的背景更暗，因此看起来比下图的球更亮。本章的目的是在现有知识范畴内，较为宽泛地阐述视觉系统是如何组织并产生视觉恒常性和视觉认知。

组织解剖概述

图像的初始处理发生在视网膜。视网膜将信号投射到四个功能不同的核团，分别是：外侧膝状体核，用于感知物体；上丘，

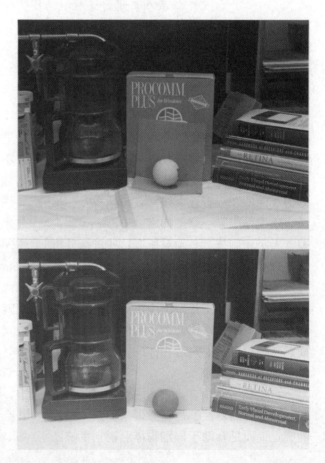

图 2.2 物体根据背景的不同表现出不同的亮度。两张照片，第一张球的亮度更亮，另一张球的亮度更低，然后降低第一张照片的整体亮度，使得两个球体的反光量完全一致。但由于背景亮度不一样，上图的球体看起来比下图更亮

用于控制眼球运动；前顶盖核，用于控制瞳孔；视交叉上核，用于控制昼夜节律和激素变化（图 2.3）。大多数这些区域以及视觉系统的更高区域中，均是通过拓扑结构连接的。也就是说，视网膜以有组织的方式映射到细胞核。相邻区域的视网膜也会投射到相邻核团，因此在核团中存在视野地形图。详见：http://youtube/mtPgW1ebxmE。

外侧膝状体核分好几层，双眼信号分别投射到不同的层。外侧膝状体再投射到初级视皮质（V1）。由于 V1 在不用放大的情况下就呈现层层条纹状，因此也被称为纹状皮质。初级视皮质是双眼信号会聚的地方。此外，也有信号从上丘经丘脑后结节投射到皮质，称为纹外通路。

视皮质一般有六层（Ⅰ、Ⅱ、Ⅲ、Ⅳ、Ⅴ和Ⅵ）。信号首先到达Ⅳ层，再经Ⅱ层和Ⅲ层投射到其他区域。Ⅱ层和Ⅲ层投射到Ⅴ层，Ⅴ层将信号发送回上丘。Ⅱ层、Ⅲ层和Ⅴ层投射到Ⅵ层，Ⅵ层将信号发送回外侧膝状体核。这是最主要的信号通路，但完整的步骤要比这复杂得多。

大脑皮质中许多区域与视觉有关——猕

猴至少有 32 个区域（Van Essen 等，1992），猫至少有 13 个区域（Rosenquist，1985）。这些区域在猴子身上得到了最好的描述（图 2.4）。但依然有大量区域以及区域之间的联系还十分扑朔迷离——猕猴身上最后一次统计还有 305 个区域尚不清楚。大致来讲，这些区域沿着两条路径（Ungerleider 和 Pasternak，2004）传递信号。一条通过 V1 和次级视皮质（V2），然后到达颞叶皮质。该通路主要处理物体"是什么"，即物体的形状、形态和颜色。另一条也通过 V1 和 V2，最后到达顶叶皮质。该通路主要处理物体"在哪里"以及对眼球运动的控制。此外，来自不同感官的信号也在顶叶通路中会聚。尽管顶叶通路和颞叶通路中的各区域相互联系十分多样，上述对两条通路的描述过度简化，但也不失为一种实用的解释。

不同的区域处理不同的视觉刺激。例如，V4 包含许多对颜色和形状做出反应的细胞，而 V5（也称为 MT）包含许多对运动做出反应的细胞（Zeki，1978；Pasupathy 和 Connor，2002）。其他 30 个左右的区域处理哪些特定的特征是目前研究的热门领

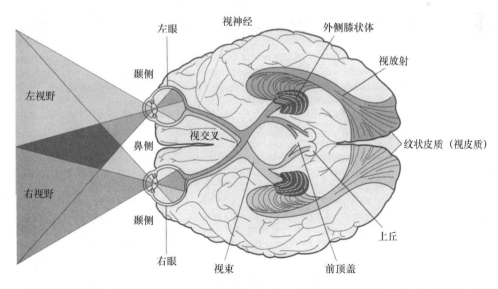

图 2.3　视觉系统的概况。视网膜投射到外侧膝状体、上丘、前顶盖核和视交叉上核（未显示）。外侧膝状体投射到视皮质。鼻侧视网膜的轴突在视交叉处交叉，而颞侧视网膜的轴突不交叉。因此，左皮质与右视野有关，反之亦然

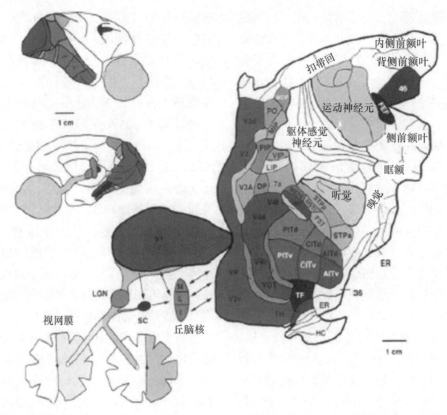

图 2.4 猕猴视觉系统概况。上图左边是右侧皮质的侧面图（上方图）和中矢状面视图，其左侧半球被移除（中间图）。下方图是有关视网膜投射的总结：膝状体通路是从视网膜到外侧膝状体核（LGN）再到V1；纹状体外通路是从视网膜到上丘（SC）再到枕叶，到 V2 以及其他区域。右侧是皮质的平面图。为了便于图示，脑沟和脑回变平滑，V1 和 V2 之间有一个切口，实际上它们彼此相邻。颞侧通路中处理形状和颜色的视觉区域是 V4 和下颞区（PITd、PITv、CITd、CITv、AITd、AITv）；顶叶通路中处理位置和眼球运动的视觉区域为 PO、VIP、LIP 和 7a；MT 和 MST 处理运动和视差，并将其输入这两条路径。MIP和 VIP 接受躯体感觉和视觉输入。许多领域的功能尚未确定［Reprinted with permission from Van Essen et al.（1992）］（见彩图）

域，各区域之间的差异要经过许多年才能完全确定。

视网膜功能

　　视网膜的主要功能是将亮度信息转换为对比度信息（Kuffler，1953）。一般来说，视觉系统关注相对量，如物体与周围物体亮度的相对量，物体发出的长波与中、短波的相对量等。许多这样的相对量比较是在视网膜上进行的。在视觉系统中，唯一需要亮度信息的视觉功能是对瞳孔的控制，而这是由仅投射到前顶盖区的一类特殊细胞处理的。

　　视网膜主要分为五层（图 2.5）。光被感光细胞（视杆细胞和视锥细胞）所接收，并将信号传递到内核层的双极细胞，继而传递到神经节细胞，然后神经节细胞向外侧膝状体核投射。还有两组细胞，其胞体位于内核层，并进行横向连接。水平细胞使外丛状层中感光细胞进行横向连接，无长突细胞使内丛状层双极细胞进行横向连接。这些横向连接是用来对比视网膜不同位置的光信号。

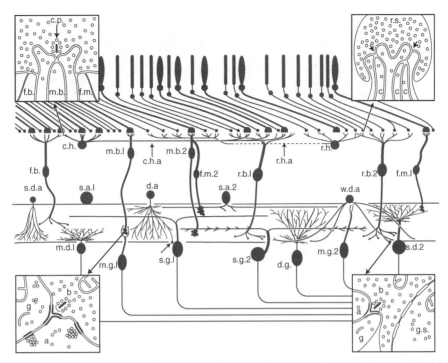

图 2.5 猕猴和人类视网膜中不同细胞类型的示意图。一些神经节细胞具有小树突分支结构（例如，小型神经节细胞），而另一些细胞具有大树突分支结构（例如，层状神经节细胞）。m.b.，小型双极细胞；f.m.，扁平小型双极细胞；r.b.，视杆双极细胞；r.h，视杆水平细胞；d.a.，弥漫状无长突细胞；w.d.a.，宽弥漫状无长突细胞；m.g.，小型神经节细胞；s.g，层状神经节细胞；d.g.，弥漫状神经节细胞；c.p.，视锥双极细胞；f.b.，扁平双极细胞；m.b.l，小型双极细胞 1；m.b.2，小型双极细胞 2；f.m.l，扁平小型双极细胞 1；f.m.2，扁平小型双极细胞 2；r.b.l，视杆双极细胞 1；r.b.2，视杆双极细胞 2；r.h.a，视杆水平无长突细胞；s.d.a，层状弥漫状无长突细胞；s.a.l，层状无长突细胞 1；s.a.2，层状无长突细胞 2；m.d.l，小型弥漫状细胞 1；m.g.l，小型神经节细胞 1；m.g.2，小型神经节细胞 2；s.g.l，层状神经节细胞 1；s.g.2，层状神经节细胞 2；s.d.2，层状弥漫状细胞 2；r.s.，视杆细胞中的球形颗粒；b，双极细胞；g，神经节细胞；a，无长突细胞；g.s.，神经节细胞的核周体；c.h.a，A 类水平细胞。图下角显示了电子显微镜下细胞突触［Reprinted with permission from Boycott and Dowling（1969）］

要理解这些比较是如何进行的，可参考去极化的视锥双极细胞（图 2.6）。双极细胞存在"感受野"，感受野被定义为视觉空间中亮度变化会影响细胞活动的区域。这些变化是由视网膜上所有影响该双极细胞活动的部分介导的。落在直接连接双极细胞的感光细胞上的光将使其去极化，而落在通过水平细胞间接连接双极细胞的感光细胞上的光会对抗这种影响。直接的连接形成感受野的中心，间接的连接形成周边。因此，双极细胞会对落在其感受野中心比背景亮的物体做出反应。相反，超极化的双极细胞通过类似

的过程对比背景颜色暗的物体做出反应：当光落在其感受野的中心时被超极化，当光落在周围时被去极化（Werblin 和 Dowling，1969）。

还有另外两种特性是由视网膜控制的。首先，视网膜对细节和动作进行区分。其次，视网膜将来自视杆细胞的信号（用于处理昏暗光线中的视觉）和来自视锥细胞的信号（用于处理明亮光线中的视觉）进行合并。

精细细节和运动之间的区分是在双极细胞和神经节细胞之间的连接中进行的（图 2.5）。一些神经节细胞只接收来自有限数

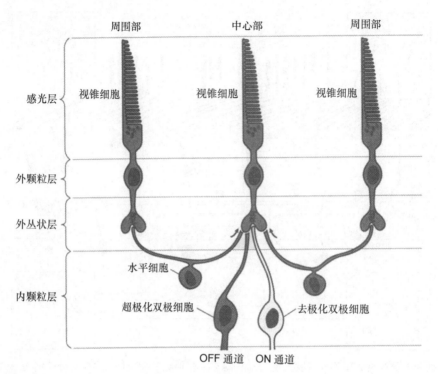

图 2.6 外丛状层中的周围影响。视锥细胞与超极化视锥双极细胞通过符号相同突触（sign-conserving synapse）连接，与去极化视锥双极细胞通过符号相反突触（sign-reversing synapse）连接。与此同时，水平细胞与视锥细胞的中心形成周围连接，从而减少视锥细胞向上述两种双极细胞的信号传输。因此，当视锥细胞中心光照减弱时，去极化双极细胞发生去极化，当视锥细胞周围光照减弱时，去极化反应也减弱。同样，当视锥细胞中心光照减弱时，超极化双极细胞发生超极化，当视锥细胞周围光照减弱时，超极化反应也减弱

量的双极细胞和感光细胞的输入（Polyak，1941）。它们的树突分支和细胞体很小，并给予持续的反应。因此，它们的感受野很小，也就是说，感光细胞能够传入信息给它们的区域很小，这就是它们能够分析细节的原因。例如图 2.5 中的小神经节细胞。其他神经节细胞在更大范围内接受双极细胞和光感受器的输入。它们的树突分支和细胞体更大，并给出瞬态反应。图 2.5 所示为复层神经节细胞，正是其反应的短暂性使其能够对自己感受野内的运动做出反应（De Monasterio 和 Gouras，1975）。

双极细胞和神经节细胞在内丛状层中相互连接，并通过无长突细胞进行额外的局部和横向连接。内丛状层分为两个亚层（Famiglietti 和 Kolb 1976，图 2.7）。亚层 b 处理的是比背景亮的物体信号：对此类物体

做去极化反应的视锥双极细胞连接到的神经节细胞于开灯时放电率增加，被称为"ON反应"。亚层 a 处理的是比背景暗的物体信号：对此类物体去极化的视锥双极细胞连接到的神经节细胞于开灯时放电率减少，关灯时放电率增加，被称为"OFF 反应"。来自视杆光感受器的信号通过视杆无长突细胞进入相同的网络，因此神经节细胞对视杆细胞和视锥细胞信号的反应方式是类似的。

双极细胞和神经节细胞的作用导致我们对图 2.2 中球的感知不一样。去极化的双极细胞和中心 ON 反应的神经节细胞接收到位于其感受野中心球的图像时将放电，表明该球比背景亮（上图）。超极化的双极细胞和中心 OFF 反应的神经节细胞接收到位于其感受野中心球的图像时将放电，表明该球比背景暗（下图）。当然，双极细胞和神经节

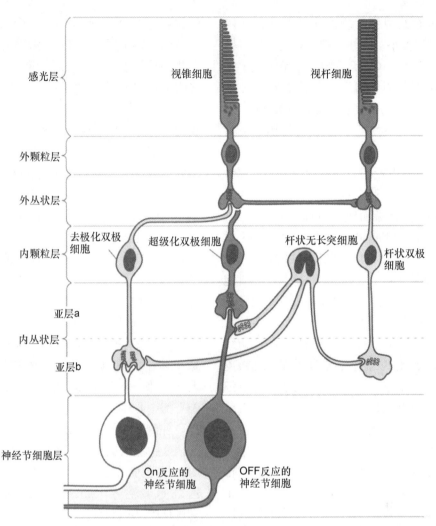

图 2.7　内丛状层的连接。杆状无长突细胞和去极化视锥双极细胞会聚在亚层 b 的神经节细胞，其中心是 ON 反应。超极化双极细胞在亚层 a 与中心 OFF 反应的神经节细胞通过符号相同的突触相连接，而杆状无长突细胞则通过符号相反的突触与中心 OFF 反应的神经节细胞相连接。对光产生去极化反应的细胞用白色表示，产生超极化的细胞用阴影表示。两个都是白色表示的突触或者都是阴影表示的突触代表突触前后符号相同（兴奋反应）；一个突触是白色，另一个突触是阴影，则代表突触前后符号相反（抑制反应）

细胞的连接是相当短程的，系统中其他位置较高的具有长程连接的细胞将比较上面和下面的球，但是直接相邻物体的比较在视网膜中完成。

颜色处理的第一阶段也发生在视网膜内。光感受器有三种类型，分别吸收长波光（L）、中波光（M）和短波光（S）。一类神经节细胞被称为小双纹理神经节细胞，它通过蓝锥双极细胞接收 ON 反应亚层的 S 视锥细胞的输入，通过弥漫双极细胞接收 OFF

反应亚层的 L 视锥细胞和 M 视锥细胞的输入。这些输入的总和产生蓝光的 ON 反应和黄光的 OFF 反应（Dacey，2000）。红/绿反应的通路还不清楚，但有神经节细胞对红光产生 ON 反应而对绿光产生 OFF 反应，反之亦然（Dacey，2000）。

用于研究视觉剥夺影响的动物模型有猫、老鼠和猴子。这三种动物的总体情况是相似的，除了猫的色觉较差，老鼠则更低。猫的大部分视锥细胞是 M 型，少量 S 视锥细胞，没有 L 视锥细胞，并且有颜色编码的细胞比例很小。此外，细节和动作的区别在猫身上不如猴子那么明显。细节神经节细胞在猴子中称为 P 细胞，在猫中称为 X 细胞（Enroth-Cugell 和 Robson，1966），运动神经节细胞在猴子中称为 M 细胞，在猫中称为 Y 细胞。

在猫身上发现的另一类神经节细胞称为 W 细胞或缓慢细胞。这一类细胞由各种不同特性的细胞混杂而成（Cleland 和 Levick，1974；Stone 和 Fukuda，1974）。它包括对亮度（而非对比度）做出反应的细胞，投射到前顶盖（持续 ON W 细胞）。W 细胞主要投射至上丘、前顶盖和视交叉上核。有些细胞投射到外侧膝状体，但大多数细胞的信息并没有从外侧膝状体发送到初级视皮质，因此 W 细胞不是膝状体-纹状皮质通路的一部分。虽然 W 细胞占神经节细胞总数的 50%，但其胞体小，在生理实验中不常被记录，因此对其了解较少。在猴子身上发现了一类罕见的细胞，它们可能与 W 细胞相对应，但其特性并没有得到很多关注（Schiller 和 Malpeli，1977）。由于这个原因，以及由于大部分视觉剥夺的影响是在膝状体-纹状皮质通路中发现的，W 细胞不会在本书中更多提及。

外侧膝状体核的功能

外侧膝状体核接收来自视网膜的信号并将其传递到大脑皮质，并不会进行太多的处理。来自左右眼的信号仍然分别被分离在外侧膝状体核不同层中（图 2.8）。猕猴有 6 层，靠背部的 4 层由较小的细胞构成，因此被称为小细胞层（P 层），靠腹部的 2 层由较大的细胞构成，被称为大细胞层（M 层）。传递精细细节信息的细胞从视网膜投射到 P 层，运动细胞投射到 M 层，正如这两组细胞的术语所反映的（图 2.8）。从底部开始，第 1 层、第 4 层和第 6 层接收来自对侧眼睛的输入，第 2 层、第 3 层和第 5 层接收来自同侧眼睛的输入。

外侧膝状体细胞的特性与向其投射的视网膜细胞非常相似（Wiesel 和 Hubel，1966）。有一些细胞在其感受野的中心被光激发，而在周围区域被光抑制：这些细胞像视网膜一样是中心 ON 反应细胞。有些细胞的活动被中心的光减弱，而被周围的光增强，即中心 OFF 反应细胞。也有红色 / 绿色和黄色 / 蓝色编码的细胞。不同类型的视网膜细胞似乎没有太多地会聚到外侧膝状体的单个细胞。已知外侧膝状体细胞与视网膜细胞的主要区别是，外侧膝状体细胞对均匀地照射整个感受野的白光反应较弱，这是由于外侧膝状体中存在额外的抑制性中间神经元，因此，来自细胞感受野周围的拮抗作用更能平衡中心作用。

外侧膝状体接收来自脑干各种调节通路的输入：蓝斑的去甲肾上腺素输入、中缝核的 5- 羟色胺（血清素）输入和臂旁区域的乙酰胆碱输入（Sherman 和 Koch，1986）。它还从眼球运动系统接收一些输入，这些输入通过影响注意力和在眼睛进行扫视运动时直接抑制信号来调节到达皮质的信号。这些调节信号以及视皮质和外侧膝状体之间的相互作用也负责外侧膝状体神经元的去极化，此种去极化是睡眠状态向觉醒状态转变的特征（McCormick 和 Bal，1997）。从本质上讲，外侧膝状体核的功能是将信号从视网膜传送到皮质，而不是处理它们。

视皮质的功能

视皮质是独立于上下联系的、可以单独分析物体细节的地方。例如分析形状时，会有对物体边缘、曲率和角做出反应的细胞；

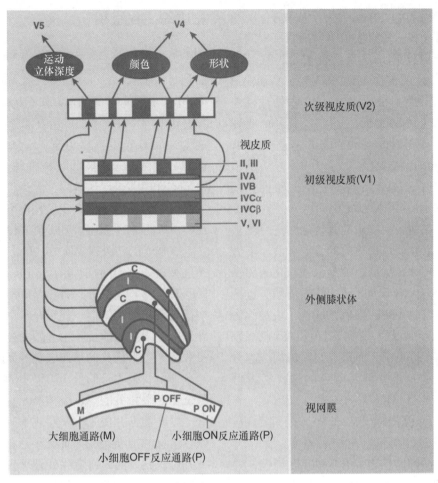

图 2.8 视网膜和视皮质之间颜色、形状、视差和运动的处理流程。M 通路投射到外侧膝状体核的两个较低层，紧邻初级视皮质的ⅣCα 层，然后投射到ⅣB 层。然后信号被传递到 V5 区和次级视皮质中的粗条纹。P 通路向外侧膝状体的上四层投射，上两层主要是中心 ON 反应细胞，中两层主要为中心 OFF 反应细胞，然后传递到ⅣCβ 层。该通路分流为两条路径：一条处理颜色，从初级视皮质第Ⅱ层和第Ⅲ层的斑点投射到次级视皮质的细条纹，然后投射到 V4。另一条处理形状，从斑点间的区域投射到 V2 和 V4 附近区域的浅条纹。途中显示来自对侧（C）视网膜的输入，来自同侧（Ⅰ）视网膜的输入投射到外侧膝状体的相邻层

分析运动时，会有对运动方向和相对于背景的运动方向做出反应的细胞；分析颜色时，会有对物体波长、附近物体的波长以及视野其他部分物体的平均波长做出反应的细胞。

视皮质是双眼信号首次会聚到单个细胞的地方。成年人，Ⅳ层中来自每只眼睛的信号很大程度上保持分离，但Ⅳ层中的单眼细胞（一个细胞仅具有单眼信号）会聚到Ⅱ、Ⅲ、Ⅴ和Ⅵ层中的双眼细胞（一个细胞同时具有双眼信号）上。这是个统计学问题，而

不是绝对的——Ⅳ层中也有一些双眼细胞，Ⅱ、Ⅲ、Ⅴ和Ⅵ层中也有一些单眼细胞。因此，对视差敏感的细胞首先位于视皮质。对视差敏感的细胞即对近于注视点的物体做出反应和对远于注视点的物体做出反应的细胞（Poggio 等，1988）。

在一定程度上，形状、颜色、运动和视差是由不同的细胞群处理的。因此，Ⅳ层，即皮质的输入层，比视皮质中的其他任何皮质区域都要复杂。这一点在猕猴的大脑中格

外显著（图2.8）。Ⅳ层分为子层ⅣA、ⅣB、ⅣCα 和ⅣCβ。外侧膝状体大细胞层中的运动细胞投射到ⅣCα，然后投射至ⅣB。ⅣB投射到次级视皮质（V2和V5），因此ⅣB层是输出层而不是输入层。V2中处理视差的细胞投射到V5（又名MT），从而处理运动、视差和深度运动相关的信息（Zeki，1978；Britten，2004）。

外侧膝状体小细胞层中处理颜色和精细细节的细胞投射到ⅣCβ和ⅣA（图2.8）。这些信号在初级视皮质的其他层中进一步被分析。如果在初级视皮质的Ⅲ层和Ⅱ层上做一个水平切片，然后用细胞色素氧化酶（一种存在于高代谢活动区域的线粒体酶）进行染色，会发现小块的染色，这些小块被称为斑点（blobs）。没有方向选择性的颜色编码细胞集中在斑点中，而斑点间区域的细胞对边缘方向有反应，但对颜色的选择性较低（Livingstone 和 Hubel，1984）。

在次级视皮质（V2）中，处理颜色、形状和视差的细胞也在一定程度上保持分离。如果用细胞色素氧化酶将V2染色，并做水平切片，就会发现三组条纹——粗条纹、细条纹和浅条纹。细条纹中的细胞处理物体表面的属性，如颜色和亮度；粗条纹中的细胞处理视差；浅条纹中的细胞主要处理方向（Hubel 和 Livingstone，1987；Roe，2004）。细条纹中的细胞投射到一个名为V4的区域，V4专门处理颜色和形状；而粗条纹中的细胞投射到V5和MST（DeYoe等，1985）。需要强调的是，这里描述的是大多数细胞的情况，它们处理相似的信息，并进行投射。但处理颜色、形状、视差和运动等的细胞信息通路之间依然存在相互联系（Sincich 和 Horton，2002；Ts'o 等，2001；Xiao 和 Felleman，2004）。这也在意料之中，例如，边界发光的物体与边界是均匀亮度有颜色的物体相比，前者更容易分辨物体的深度、形状和运动。

皮质的柱状组织

大脑皮质是一个二维薄片，厚2 mm，其面积足以覆盖一个大房间。在2 mm的厚度内，位于皮质中彼此的上方和下方的细胞往往具有相似的特性。皮质的所有部分都是如此。这个性质首先是在体感皮质（Mountcastle，1957），然后是在猫的视皮质中被发现的（Hubel 和 Wiesel，1962）。于是，人们会说皮质组织成柱状。一个皮质柱内细胞的类似性质很可能是由细胞垂直的连接排列导致的。

在猴子的初级视皮质中，有处理眼优势、颜色和边缘方向的柱状组织（Livingstone 和 Hubel，1984）。第Ⅱ、Ⅲ、Ⅴ和Ⅵ层的细胞往往是双眼细胞，但往往也是其中一眼占主导。由左眼主导的位于第Ⅱ层的神经元细胞一般位于左眼相关的第Ⅳ层神经元轴突末端之上，由右眼主导的位于第Ⅳ层的神经元细胞位于右眼相关的第Ⅳ层神经元轴突末端之下。以此类推，位于第Ⅴ层或第Ⅵ层的编码颜色信息的神经元在第Ⅲ层和第Ⅱ质的斑点下方。说到方向，有专门处理垂直边缘、水平边缘和中间各种方向的细胞。同样，位于第Ⅴ层和第Ⅵ层中专门处理垂直边缘的细胞往往位于第Ⅱ层和第Ⅲ层中同样专门处理垂直边缘的细胞下方。这些细胞被组织成所谓的"方向柱"（orientation columns）。

每只眼视野中的每个点的颜色和方向都必须被分析，因此各组柱会重叠。细胞色素氧化酶斑点在眼优势柱的中心排列（Horton 和 Hubel，1981；图2.9）。朝向柱的排列特征类似于"风车"。在猫和猴子眼中，"风车"也倾向于位于其眼优势柱中心（图2.10）。然而，在猕猴身上，"风车"的中心并不一定与细胞色素氧化酶斑点排列一致（Bartfeld 和 Grinvald，1992）。猫初级视皮质的组织与猕猴非常相似，只是缺少彩色细胞（彩色编码细胞主要位于W细胞投射中，位于纹外通路），所以只有两组重叠的柱，用于定

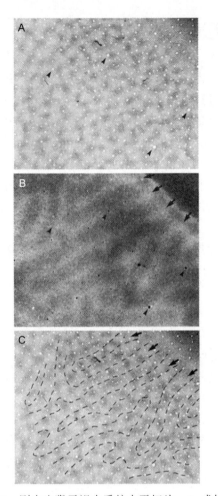

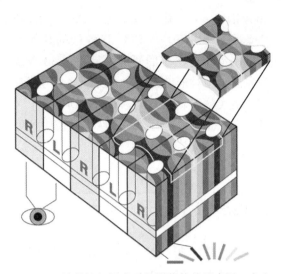

图 2.10　猕猴初级视皮质的眼优势柱示意图。由左眼（L）支配的细胞条纹与右眼（R）支配的细胞条纹平行。倾向于相同方向（由不同颜色表示）的优势柱以风车状聚集在一起。没有方向敏感性的细胞散布在眼优势柱中间，但不在风车状的中央 [Adapted from Grinvald et al.（2000）]（见彩图）

图 2.9　刚出生猴子视皮质的水平切片。A. 成排的细胞色素氧化酶斑块；B. 将氚放入一只眼睛，证明眼睛优势柱；C.叠加在 A 上的眼优势柱的边界（虚线），表明斑块沿眼优势柱排列（Photograph courtesy of Jonathan Horton）

向和处理眼优势。位于灵长类动物大脑皮质 17 区的运动系统是柱状处理（columnar processing）一般规则的一个例外：信号进入ⅣCα 层，投射到ⅣB 层，然后离开视皮质。然而，这是唯一已知的例外：在皮质的所有其他部分，都是柱状处理。当大脑皮质的某一块区域代表单个空间位置信息（分析眼优势、所有颜色和所有定向的信号），这块皮质区域就被称为超级柱（hypercolumn）。小鼠视皮质的细胞对定向敏感，但不呈柱状排列。

V2 柱中处理的视觉属性与 V1 没有太

大差异。如前所述，细胞色素氧化酶染色呈细条纹的皮质处理表面性质，如颜色和亮度；淡条纹皮质处理方向和形状；粗条纹皮质处理视差和运动。大多数细胞是由双眼驱动的——事实上一部分细胞只能由双眼驱动——因此在 V2 中，往往不是某一只眼占主导（Hubel 和 Livingstone，1987）。细条纹皮质包含了表示所有颜色的小块，它们按照光谱的顺序排列（Xiao 等，2003）。粗条纹皮质包含处理视差的柱，而粗条纹和淡条纹皮质都包含处理定向的柱（Ts'o 等，2001）。随着更多实验的进行，更多的细节无疑会浮出水面。

在 V2 以上，优势柱的特征就不那么明显了。显然，不同视觉区域的特征也有所不同，因为不同的视觉区域处理刺激的不同属性。在 V4 中，可能有红色、绿色和蓝色的独立的柱（Zeki，1977），但是这一点仍有待考证。在 V5 中，有处理运动方向（Albright 等，1984）、物体相对于背景的运动（而不是整个视野的运动）（Born 和

Tootell，1992）以及视差的柱（DeAngelis 和 Newsome，1999）。V4 区和 V5 区的其他生理细节有待进一步的研究，且其他 30 个视皮质区域相对来说还不为人所了解，但所有的解剖实验都显示了从一个区域到另一个区域的点状投射，这有力地表明视皮质中到处都存在着柱状结构。

视觉系统中的并行处理

现在应该很清楚，视觉刺激的不同特征是在视觉系统中并行处理的。比背景亮的物体信号和比背景暗的物体信号在被结合起来分析定向和运动的方向前，在四个层次（即双极细胞、神经节细胞、外侧膝状体细胞和 V1 的第一阶段）的处理中是保持分离且独立于对比度的（图 2.8）。颜色和运动的信号至少在五个层次（神经节细胞、外侧膝状体、V1、V2 和 V4/V5）的处理是部分分离的。颜色和形状的信号至少在三个层次（V1、V2 和 V4）的处理是部分分离的（在 V4 水平上，猕猴处理形状的区域还没有完全被识别，但从人类的缺陷来看，似乎有可能在这个水平上有单独的颜色和形状区域）。

研究更高层次的皮质时，很有可能仍会发现并行处理。深度知觉仍有待研究。Helmholtz 列出了一些深度知觉的线索，包括视差、会聚、调节、大小、模糊、干涉和运动视差。深度知觉的各种线索是如何被分析并组合在一起的，在很大程度上是未知的。在 V1 中、V2 的粗条纹中以及 V3、V4 和 V5 中，都发现了对视差敏感的细胞。在 V2 中，远近细胞有单独的柱，但这些柱是如何与其他线索结合在一起的，在很大程度上是未知的。无论最后的细节如何，深度知觉极有可能会以一种并行的方式被分析，因为它需要评估和组合各种各样的线索。

视觉系统中的层次处理

当信号在这些并行通路中传递，并在传递过程中被处理时，会发生什么呢？Hubel 和 Wiesel（1962）做了第一个关于猫的形状分析的实验。他们用微电极记录了麻醉动物的视皮质的单个细胞。有趣的是，细胞对条状和边缘的反应，尤其是移动的条状和边缘的反应，要比对电灯开关的反应强烈得多。有些细胞对定向有反应，其中有对比背景亮的线条有反应的细胞，也有对比背景暗的线条有反应的细胞。他们称这些细胞为简单细胞，因为其特性可以简单地用排列在定向轴上的一系列外侧膝状体细胞的输入来解释（图 2.11）。他们还发现了对定向敏感且不依赖于对比度的细胞，他们称这种细胞为复杂细胞，并提出它们接受来自简单细胞的输入。简单细胞和复杂细胞对长条状物体有反应，而其他细胞因受抑制信号的影响而对短条状物体有反应，这些细胞被称为超复杂细胞。随后，研究人员发现，复杂细胞实际上直接接受来自外侧膝状体的输入（Stone，1983）。尽管如此，这些细胞类型的层次结构的基本理念可能是正确的。

细胞类型层次结构的更清晰证据来自颜色系统（Daw，1984）。光感受器会聚到

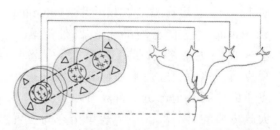

图 2.11 从外侧膝状体输入到皮质产生简单细胞的草图。四个中心 ON 反应的细胞位于同一直线上的外侧膝状体，与皮质中的一个细胞进行兴奋性连接。皮质细胞随后将对沿 2 点钟 /8 点钟轴方向的线做出反应 [Reprinted with permission from Hubel and Wiesel（1962）]

上述"拮抗色觉细胞"上，这些细胞对某些波长反应积极，而对另一些则反应消极（图 2.12）。在颜色系统，双极细胞、神经节细胞、外侧膝状体细胞和皮质ⅣCβ 层内细胞都包括拮抗色觉细胞。下一阶段，在 V1 的斑点中，拮抗色觉细胞会聚形成双拮抗细胞。这些细胞对颜色和空间拮抗，因此它们对颜色对比和一些空间对比有反应，但对均匀的光照没有反应（见图 2.12 的说明）。红 / 绿双拮抗细胞对绿色背景下灰点和对灰色背景下红点的反应是一样的：灰色将激活红色和绿色受体，两者的反应相互抵消，而中央红色和周边绿色都会激活细胞。

由于绿色环境中的灰点呈淡红色（称为同时颜色对比），双拮抗细胞解释了同时颜色对比现象（Daw, 1967）。

同时颜色对比是一种局部现象，而物体的颜色恒常性涉及视野中很大一部分的对比。V1 细胞感受野小，V4 细胞感受野大。V4 细胞受来自大视野范围内物体的平均波长的影响。因此，很可能 V1 中的双拮抗细胞会聚到 V2 的细胞，而这些细胞又会聚到 V4 中的细胞，从而赋予物体颜色恒常性（Zeki, 1983）。

在运动系统中，细胞类型层次结构的证据也很清楚（图 2.13）。视网膜和外侧膝

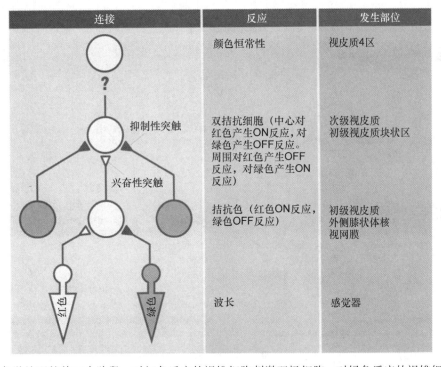

图 2.12　色觉处理的前三个阶段。对红色反应的视锥细胞刺激双极细胞，对绿色反应的视锥细胞抑制双极细胞，这样，双极细胞、神经节细胞、外侧膝状体细胞和ⅣCβ 层细胞对红色产生 ON 反应，对绿色产生 OFF 反应。感受野中央，红色产生 ON 反应、绿色产生 OFF 反应的细胞刺激双拮抗细胞；感受野周围，红色 ON 反应、绿色 OFF 反应的细胞抑制双拮抗细胞。这就产生了一个细胞，其中心对红色产生 ON 反应，对绿色产生 OFF 反应，周围对红色产生 OFF 反应，对绿色产生 ON 反应。这是因为周围的抑制性突触，其突触前后的符号发生了改变。双拮抗细胞对均匀照明不产生反应（在示例中，中心红色的激活将被周围红色的抑制所抵消，周围绿色的激活将被中心绿色的抑制所抵消）。由于来自红色受体的输入将被来自绿色受体的输入抵消，所以双拮抗细胞对白光也没有反应。V1、V2 和 V4 之间的突触连接尚不清楚，但 V4 中的细胞与物体颜色恒常性有关。图中，空心三角形代表兴奋性突触，实心三角形代表抑制性突触

状体的大细胞通路中的细胞对运动做出反应。在初级视皮质中，我们可以找到对运动方向做出反应的细胞，这种反应的形成是因为侧方抑制连接阻止了细胞对不适当方向的运动做出反应。在 V5 中，有一些细胞对整个物体的运动做出反应，而不是对物体个别轮廓的运动做出反应（Movshon 等，1985）。还有一些细胞对物体相对于背景的运动做出反应，而不是对物体本身的运动做

出反应（Tanaka 等，1986）。还可以区分一阶运动（由亮度定义）和二阶运动（由对比度定义）。人类的 fMRI 研究和脑损伤的数据表明，一阶运动在 V1 中运行，而二阶运动在更高的视觉区域中运行（Dumoulin 等，2003）。

立体深度知觉也是分层组织的。V1 中对视差敏感的细胞对绝对视差做出反应，而 V2 和 V5 中的细胞对相对视差做出反应

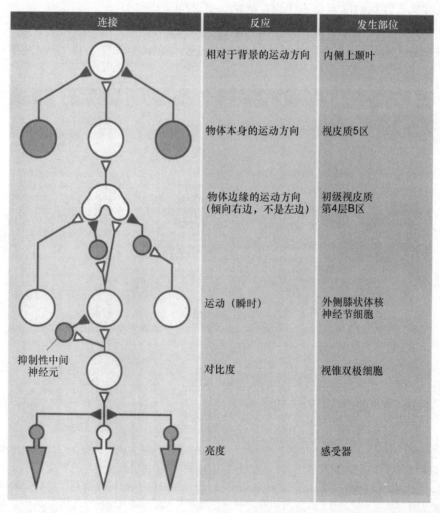

连接	反应	发生部位
	相对于背景的运动方向	内侧上颞叶
	物体本身的运动方向	视皮质5区
	物体边缘的运动方向（倾向右边，不是左边）	初级视皮质第4层B区
	运动（瞬时）	外侧膝状体核神经节细胞
抑制性中间神经元	对比度	视锥双极细胞
	亮度	感受器

图 2.13 运动信息处理的前五个阶段。光感受器对亮度有反应，双极细胞对对比度有反应。可能由于局部抑制回路的存在，运动神经节细胞产生瞬时反应，因此跟随它们的运动外侧膝状体细胞的反应也是瞬时的。视皮质内的侧方抑制连接会减少对某个方向的反应，从而产生方向选择性细胞。与物体轮廓运动不同，产生特定于物体运动的细胞的突触回路是未知的，因而常被忽略。据推测，物体相对于背景的运动方向是由处理物体的方向选择性细胞产生的兴奋连接和处理背景的方向选择性细胞产生的抑制连接而产生的。图中空心三角形代表兴奋性突触，实心三角形代表抑制性突触

（Parker，2004）。各种行为和刺激实验表明，V5 涉及深度知觉和深度运动。因此，V5 很可能是视差线索和运动线索结合在一起产生空间轨迹知觉的区域。然而，V2 和 V5/MT 之间，以及 V5/MT 和其投射的区域（MST 和 FST）之间的感受野属性差异仍有待详细说明（Daw，2012）。

高级视觉区域

初级视皮质的不同区域（V1、17 区或纹状皮质）和它周围的纹外皮质（18 区、V2、V3、V4、V5 等）投射到处理更复杂视知觉的区域。例如，枕叶和颞叶皮质有几个处理面部知觉的区域（Tsao 等，2008），枕叶外侧皮质有一个处理身体部位的区域（Downing 等，2001）、一个处理单词和字母串的区域（Baker 等，2007），还有一些处理其他对象的区域。所有这些区域都投射到顶叶皮质和额叶皮质，前者与多重感觉会聚和注意力机制有关，后者控制眼球运动。更多细节见 Daw（2012）。

总结

希望这个简短的总结能让你了解视觉系统是如何组织的。细胞通过信号流来处理视觉输入的各个方面，并在信号流中对细节进行并行分析。

在颜色信号流中，红色 / 绿色、黄色 / 蓝色和黑色 / 白色信号是并行处理的。当沿着系统上升时，首先要比较视野中一个小区域的长波、中波和短波波段。然后将其与相邻的周围区域的波长进行比较，再与视野中大部分区域的波长进行比较，以建立物体颜色恒常性的知觉。

在形状信号流中，首先区分出比背景亮和比背景暗的物体。然后，大脑将分析边缘和线条的方向，之后再分析边缘和线条的片段长度。最后，对物体组成部分的分析必须整合到对物体形态和形状的知觉中。

在运动信号流中，视网膜内的反应是短暂的，从而可以检测到运动。侧方抑制连接作用于比背景亮的信号通路和比背景暗的信号通路，以给出运动方向，然后将这些信号结合在一起，产生不依赖于对比度的运动方向知觉。接着，关于轮廓运动方向的信号将会被整合，从而给出整个物体的运动方向。然后，物体相对于背景的运动方向与物体本身的运动方向将会被区分开来。

在深度系统中，当来自两只眼睛的信号在大脑皮质相遇时，就会立即检测到视差。离注视点较近的物体和离注视点较远的物体都有特定的细胞来处理。就像亮度和颜色一样，视差实际上是一种相对现象，且针对相对视差的细胞在 V2 中体现。然而，视差是如何与其他深度知觉的线索相关还是未知的。

以上对处理信号流的描述是过于简化的。例如，大脑可以检测到亮度相等的两个彩色物体之间的边缘，这说明颜色信号进入了形状通路。尽管一些测试显示当将一个物体与另一个亮度相同的物体做比较时，会丧失立体感，但有时又存在立体感。因此，知觉实验表明，在不同的信号流之间一定存在着联系。解剖学也证明了这一点。然而，将视觉系统划分为信号处理流对于理解整个组织是一个有用的概念。

参考文献

Albright TD, Desimone R, Gross CG (1984) Columnar organization of directionally selective cells in visual area MT of the macaque. J Neurophysiol 51:16–31

Baker CI, Liu J, Wald LL, Kwong KK, Benner T, Kanwisher N (2007) Visual word processing and experiential origins of functional selectivity in human extrastriate cortex. Proc Natl Acad Sci U S A 104: 9087–9092

Bartfeld E, Grinvald A (1992) Relationships between orientation-preference pinwheels, cytochrome oxidase blobs, and ocular dominance columns in primate striate cortex. Proc Natl Acad Sci U S A 89: 11905–11909

Born RT, Tootell RH (1992) Segregation of global and local motion processing in primate middle temporal visual area. Nature 357:497–499

Boycott BB, Dowling JE (1969) Organization of the primate retina: light microscopy. Phil Trans R Soc B 255:109–184

Britten KH (2004) The middle temporal area: motion processing and the link to perception. In: Chalupa LM, Werner JS (eds) The visual neurosciences, vol 2, MIT Press. Cambridge, MA, pp 1203–1216

Cleland BG, Levick WR (1974) Properties of rarely encountered types of ganglion cells in the cat's retina and an overall classification. J Physiol 240:457–492

Dacey DM (2000) Parallel pathways for spectral coding in primate retina. Annu Rev Neurosci 23:743–775

Daw NW (1967) Goldfish retina: organization for simultaneous color contrast. Science 158:942–944

Daw NW (1984) The psychology and physiology of colour vision. Trends Neurosci 7:330–336

Daw NW (2012) How vision works. Oxford University Press, New York

De Monasterio FM, Gouras P (1975) Functional properties of ganglion cells of the rhesus monkey retina. J Physiol 251:167–195

DeAngelis GC, Newsome WT (1999) Organization of disparity-selective neurons in macaque area MT. J Neurosci 19:1398–1415

DeYoe EA, Van Essen DC (1985) Segregation of efferent connections and receptive field properties in visual area V2 of the macaque. Nature 317(6032):58–61

Downing PE, Jiang Y, Shuman M, Kanwisher N (2001) A cortical area selective for visual processing of the human body. Science 293:2470–2473

Dumoulin SO, Baker CL, Hess RF, Evans AC (2003) Cortical specialization for processing first- and second-order motion. Cereb Cortex 13:1375–1385

Enroth-Cugell C, Robson JG (1966) The contrast sensitivity of retinal ganglion cells of the cat. J Physiol 187:517–552

Famiglietti EV, Kolb H (1976) Structural basis for ON- and OFF-center responses in retinal ganglion cells. Science 194:193–195

Grinvald A, Shmuel A, Vanzetta I, Shtoyerman E, Shoham D, Arieli A (2000) Intrinsic signal imaging in the neocortex. In: Yuste R, Lanni F, Konnerth A (eds) Imaging neurons. Cold Spring Harbor Laboratory, Cold Spring Harbor, NY, pp 45.41–45.17

Horton JC, Hubel DH (1981) Regular patchy distribution of cytochrome oxidase staining in primary visual cortex of macaque monkey. Nature 292:762–764

Hubel DH, Livingstone MS (1987) Segregation of form, color, and stereopsis in primate area 18. J Neurosci 7:3378–3415

Hubel DH, Wiesel TN (1962) Receptive fields, binocular interaction and functional architecture in the cat's visual cortex. J Physiol 160:106–154

Kaufman L (1974) Sight and mind. Oxford University Press, New York

Kuffler SW (1953) Discharge patterns and functional organization of mammalian retina. J Neurophysiol 16:37–68

Livingstone MS, Hubel DH (1984) Anatomy and physiology of a color system in the primate visual cortex. J Neurosci 4:309–356

McCormick DA, Bal T (1997) Sleep and arousal: thalamocortical mechanisms. Annu Rev Neurosci 20: 185–215

Mountcastle VB (1957) Modality and topographic properties of single neurons of cat's somatic sensory cortex. J Neurophysiol 20:408–434

Movshon JA, Adelson EH, Gizzi MS, Newsome WT (1985) The analysis of moving visual patterns. In: Chagas C, Gattass R, Gross C (eds) Pattern recognition mechanisms. Pontifical Academy of Sciences, Vatican City, pp 117–151

Parker AJ (2004) From binocular disparity to the perception of stereoscopic depth. In: Chalupa LM, Werner JS (eds) The visual neurosciences. MIT Press, Cambridge, MA, pp 779–792

Pasupathy A, Connor CE (2002) Population coding of shape in area V4. Nat Neurosci 5:1332–1338

Poggio GF, Gonzalez F, Krause F (1988) Stereoscopic mechanisms in monkey visual cortex: binocular correlation and disparity selectivity. J Neurosci 8: 4531–4550

Polyak SL (1941) The retina. University of Chicago Press, Chicago

Roe AW (2004) Modular complexity of area V2 in the macaque monkey. In: Kaas JH, Collins CE (eds) The primate visual system. CRC, New York, pp 109–138

Rosenquist AC (1985) Connections of visual cortical areas in the cat. In: Peters A, Jones EG (eds) Cerebral cortex. Plenum, New York, pp 81–117

Schiller PH, Malpeli JG (1977) Properties and tectal projections of monkey ganglion cells. J Neurophysiol 40:428–445

Sherman SM, Koch C (1986) The control of retinogeniculate transmission in the mammalian lateral geniculate nucleus. Exp Brain Res 63:1–20

Sincich LC, Horton JC (2002) Divided by cytochrome oxidase: a map of the projections from V1 to V2 in macaques. Science 295:1734–1737

Stone J (1983) Parallel processing in the visual system. Plenum, New York

Stone J, Fukuda Y (1974) Properties of cat retinal ganglion cells: a comparison of W-cells with X- and Y-cells. J Neurophysiol 37:722–748

Tanaka K, Hikosaka K, Saito H, Yukie M, Fukada Y, Iwai E (1986) Analysis of local and wide-field movements in the superior temporal visual areas of the macaque monkey. J Neurosci 6:134–144

Ts'o DY, Roe AW, Gilbert CD (2001) A hierarchy of the functional organization for color, form and disparity in primate visual area V2. Vis Res 41:1333–1349

Tsao DY, Moeller S, Freiwald WA (2008) Comparing face patch systems in macaques and humans. Proc Natl Acad Sci U S A 105:19514–19519

Ungerleider LG, Pasternak T (2004) Ventral and dorsal cortical processing streams. In: Chalupa LM, Werner

JS (eds) The visual neurosciences. MIT Press, Cambridge, MA, pp 541–562

Van Essen DC, Anderson CH, Felleman DJ (1992) Information processing in the primate visual system: an integrated systems perspective. Science 255(5043): 419–423

Werblin FS, Dowling JE (1969) Organization of the retina of the mudpuppy, Necturus maculosus II Intracellular recording. J Neurophysiol 32:339–355

Wiesel TN, Hubel DH (1966) Spatial and chromatic interactions in the lateral geniculate body of the rhesus monkey. J Neurophysiol 29:1115–1156

Xiao YP, Felleman DJ (2004) Projections from primary visual cortex to cytochrome oxidase thin stripes and interstripes of macaque visual area 2. Proc Natl Acad Sci U S A 101:7147–7151

Xiao YP, Wang Y, Felleman DJ (2003) A spatially organized representation of colour in macaque cortical area V2. Nature 421:535–539

Zeki SM (1977) Colour coding in the superior temporal sulcus of the rhesus monkey visual cortex. Proc R Soc Lond B Biol Sci 197:195–223

Zeki SM (1978) Uniformity and diversity of structure and function in rhesus monkey prestriate visual cortex. J Physiol 277:273–290

Zeki S (1983) Colour coding in the cerebral cortex: the reaction of cells in monkey visual cortex to wavelengths and colours. Neuroscience 9:741–765

第一部分
视觉系统的发育

3 视觉功能的发育

摘要

人类婴儿出生时已具有基本的视觉功能。他们可以识别母亲的脸，察觉生物运动（biological motion），并看到颜色。由于新生儿无法做出回应，所以他们可能具备更多我们还无法观察到的能力。在出生后的几个月，婴儿会根据各种线索来产生深度知觉，能够整合轮廓信息而对完整的物体产生知觉。可能他们在出生时，明适应和暗适应已经接近正常成人水平。另一方面，他们的视力极差，低于正常成人的1/10，几乎属于盲人，但他们在出生后的前6个月，视力、对比敏感度、游标视力、立体视、空间定向、方向感以及对运动的敏感度均快速提高。眼球运动也存在，但发育还不完善。扫视、平滑追踪、聚散、视动性眼震以及注视能力都已存在。随着视力、运动知觉及深度知觉的提高，眼球运动也更加精确。良好的注视能力依赖于好的视力，良好的聚散能力依赖于精确的深度知觉，精确的平滑追踪依赖于精确的运动知觉，这是一组良性反馈回路。眼球运动和知觉协同发展，并相互依赖。

新生儿在出生时就已经能够看见外界（Lewis，2012）。4天后，在发际线可见的情况下，他们就能够区分出母亲和陌生人的脸（Pascalis 等，1995）。在两个月大之前，他们可能都不会注视母亲的眼睛，这可能是因为他们在观察脸的外围特征，如下巴、发际，而不是脸的内部特征，如眼睛（Maurer 和 Salapatek，1976）。而且，他们能够识别生物运动（biological motion）（见术语表；Simion 等，2008）。这些现象都说明新生儿在出生时已经具备显著的视知觉，并且具有一定的控制眼球运动的能力。随着年龄增长，这些特征会进一步优化（http://youtu.be/GK3ebhSmC4A）。

在婴儿最初的几个月，其视觉能力在各方面协调发展，包括感觉（sensory）和运动（motor）两方面。事实上，"看物体"在任何年龄都是感觉-运动的双重活动。简单地说，成年人的视觉系统可以分为三个系统，分别是注意到物体、移动眼球和检查物体。当我们需要注意视野周边的物体时，会通过眼球的扫视运动来注视物体。我们通过眼球会聚注视近距离物体，通过发散来注视远处的物体，从而确保双眼单视。然后，我们利用中央视野注视物体，分辨其形状、颜色以及与其他物体之间的距离。即使注视物体时，眼球仍然有小幅度的运动，因为如果物体成像在视网膜上保持静止，图像会消失。为了避免图像消失，眼球进行小幅度的缓慢漂移（drift），并伴有偶尔的跳动（jerk）［又称微扫视（microsaccades）］。因此维持对某个物体的注视是一个主动而非被动的过程。

因此，提高眼睛分辨细节的能力需要依赖很好的注视功能。同样，提高双眼视功能，也一定同时伴有精确的会聚和发散能力的提高。这是一个循环，好的感觉能力促进精确的眼球运动，精确的眼球运动又进一步促进感觉能力的发展。

在讨论对视觉刺激反应的发育之前，我们需要问：婴儿视网膜上的图像是否清晰？使图像分析受限的是图像的清晰度还是神经系统内对图像的处理能力？通过眼底镜可以清楚地看到婴儿视网膜。在角膜或晶状体中似乎没有任何会使图像质量降低的光学像差。角膜和晶状体表面也随着眼球增长而相应改变，因此，大多数儿童可以一直使物体聚焦在视网膜上（Howland，1993）。尽管多数婴儿具有散光，通常一条子午线聚焦，而与之垂直的子午线不能聚焦，但散光量并不高，一般不会对知觉造成影响，并且散光量会迅速变小，到 1 岁时几乎消失。

新生儿在至少 2 周左右就已经具有调节能力，且这个能力在出生后 3 个月逐渐提高（Banks，1980）。对于成年人来说，调节使用的线索较多，如模糊、聚散（vergence）、色差、视差（disparity）（见术语表）。但对于新生儿及婴幼儿，我们不知道他们运用了哪一种线索来帮助调节，只知道他们无法使用视差来作为线索，因为使用视差的能力是在后来逐渐发育的。相对成年人来说，婴儿的调节需求少很多。他们的视力仅有成年人的 1/10，这使得他们检测物体是否在焦距内的能力不如成人。婴儿没有较大的调节反应不仅是因为不具备这样的能力，也是因为没有这方面的需求。

因此，除了少量散光，婴儿视网膜成像是清晰的，他们就能够逐渐判断不同距离的物体。随着视觉的发育，不仅眼球的光学构造，视网膜感光细胞、视网膜和视觉中枢系统都得以不断发育。

探究婴儿视觉的方法

研究婴儿视觉的历史实际也是技术的发展史。婴儿既不能说话，也难以集中注意力。目前能检测的婴儿三种类型反应包括：强制优先注视（forced-choice preferential looking，FPL），粗略的电生理反应，如视觉诱发电位（VEP）和视网膜电图（ERG），以及眼球运动反应，如对感兴趣物体的注视和视动性眼球震颤（optokinetic nystagmus，OKN）。如上所述，感觉和运动能力通常协同发展，因而有可能婴儿能够看见一个物体，但不去注视它。电生理检查所得到的反应代表相关神经元反应的平均值。因此，这些检查都可能低估婴儿真实的视觉能力。要感谢研究者们对婴儿的关照和检查技能都足够好，才使得这些各自都有局限性的检查得出的结果有着相当好的一致性。建模所得到的结果和婴儿视觉理论极限接近，表明其结果可能接近真实的视觉能力。

在婴儿视觉研究中，许多心理学家就婴儿"能看到什么"这个问题，一直以来都寻求一个定量或者心理物理学上能测出的量，例如视力。眼科医生在诊室会对年龄较大的儿童及成人做视力检查，通常使用字母检查表。如果正常人在 40 英尺（约 12 m）能够看清的字母，患者在 20 英尺（约 6 m）才能看清，视力则为 20/40（或者 6/12，采用米为距离单位），用这种方法测出的视力叫作 Snellen 视力。婴儿不能够读字母，因而利用条栅（黑白相间的条纹）代替字母表。该检查主要是判断婴儿是否能够将黑白条栅和均匀的灰色两种视觉刺激相区分。检查者可以改变条栅的空间频率（条栅中 1 条黑条纹加上 1 条白条纹为 1 周，那么受试者 1°视角范围对应的周数即为空间频率，用周 / 度为单位表示）。20/20 的视力对应的条栅空间频率为 30 周 / 度。

最常用于婴儿视力检测的方法为 FPL。这种方法主要利用婴儿总是倾向于看更"有趣"的视觉呈现的特点。如图 3.1 所示，婴儿坐在两个不同视觉刺激前面，两个视觉刺激中间有一个窥孔（Teller，1977）。观察者并不知道左右视觉刺激分别是什么，通过窥孔来判断婴儿注视哪一侧更多。"有趣"的视觉刺激按照随机的顺序出现在左侧或右侧。如果婴儿 ≥ 75% 的时间注视"有趣"视觉刺激，则结果为阳性，说明婴儿能够区分不同。当然，阴性结果并不能说明婴儿一

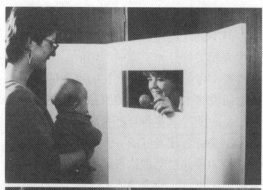
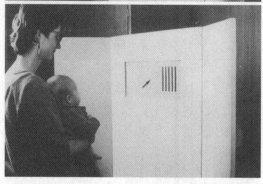

图 3.1　强制优先注视（FPL）检测步骤。观察者首先将婴儿的注意力吸引至屏幕中央的开口（上图），然后在婴儿的前面呈现左右不同的视觉刺激。观察者从中间的窥孔（由箭头标注）观察婴儿的反应（下图）[Reprinted with permission from Katz and Sireteanu（1990）]

定不能区分两种视觉刺激，也可能是由于婴儿注意力不集中，或检查者经验不足。

VEP 是另一种常用的检查方法。将电极置于婴儿视皮质对应的枕区头皮，可以记录到电位改变。VEP 检查不需要婴儿集中注意力，但需要其能够注视刺激视标。刺激视标必须同时激活视皮质中足够多的神经元，这些神经元的活动总和才能够在皮质记录的电位中显示出来。目前研究者通过巧妙的视觉刺激设计，能够获得相当好的检查结果。

另外还有一些方法用于特定的研究。眼电图（electroretinogram，EOG）记录角膜和皮肤之间的电位，代表了整个视网膜细胞活动的总和。因此，EOG 仅适用于研究视网膜的特征，例如暗适应。OKN 是指当眼球注视朝同一方向缓慢运动的视标时，眼球会产生振动，首先眼球跟随视标方向运动，然后突然反弹向相反的方向（类似扫视运动）。OKN 主要是皮质下现象，且需要一个能够覆盖大部分视野的较大的视觉刺激。因此，EOG 和 OKN 两种检查都具有其局限性。

能看到什么

有关婴儿视觉的研究主要分为两类，可以总结为两个问题：婴儿能够看见吗？我们能够测量婴儿的视觉能力吗？第一个问题涉及面孔识别（face perception）、生物运动（biological motion）、轮廓整合（contour integration）[包括错觉轮廓（illusory contours）以及一个物体在另一个物体后方移动，分割（segmentation）和突然弹出（popout）]，以及深度知觉的线索。第二个问题主要研究视力、对比度视力、立体视、游标视力、空间定向、方向感以及对运动的敏感性。婴儿可能会察觉到人脸，但有多清晰则取决于婴儿的视力、对比度视力和定向力。我们首先讨

论第一个问题，再定量分析第二个问题（请参看 http://youtu.be/UGqQnR5weTg）。

面孔

　　如上所述，婴儿在出生后不久就已经能够识别自己母亲的面孔。当然，他们能够区分出母亲的声音，但在母亲不发出声音的情况下，他们依然能认出母亲的面孔（Beauchemin 等，2011）。在生命早期，能认出母亲是基于婴儿对"头重脚轻"的刺激的偏好（即下方一张嘴和上方两只眼睛），以及脸的外部特征（Simion 等，2011）。

　　面孔识别能力是多年逐步发展的，可能在 20 ～ 30 岁才达到峰值（Germine 等，2011）。面孔识别能力的发育是渐进性的，通常利用眼、嘴的形状与间距，以及脸外部特征等线索（Mondloch 等，2002），即使用了特征（featural）和结构（configural）两种信息。特征变化是指内部特征被另一张面孔的特征取代；结构变化是指特征保持不变，但面部结构的位置发生变化（图 3.2）。结构信息加工处理比特征信息加工处理的发育速度要慢（Sugita，2009）。成人分辨直立面孔比倒立面孔更加容易，这一点在 7 岁及以上的儿童身上就可以发现（Mondloch 等，2002；de Heering 等，2012）。但婴儿在 1 个月时，倾向于专注下巴和耳朵，到 2 个月时关注眼睛、嘴和发际线（Maurer 和 Salapatek，1976；图 3.3）。据推测，面孔识别的发育取决于大脑面孔识别区域之间的联系增强，以及与分析人脸相关的视觉能力的提高，如视力、对比度视力和定向选择能力。

生物运动和光流

　　生物运动（biological motion）是指，将光点放置在动物的四肢位置，可能只需要 12 个光点，人们就能够识别出移动的动物

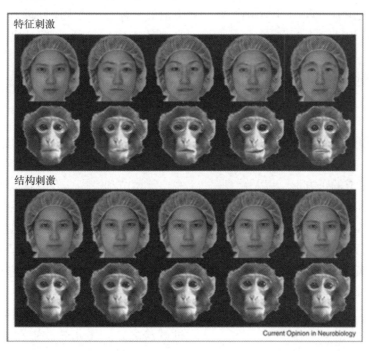

图 3.2　上图中人与猴子脸上的眼睛由不同的人眼或猴眼组合而成。下图中眼与嘴或眼与眼之间间距不同（Reprinted with permission from Sugita（2009））

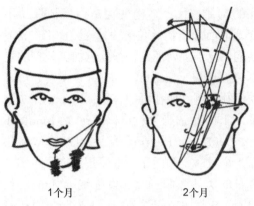

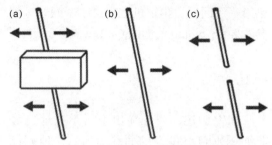

图3.3 婴儿扫视一张脸时的眼球运动。在1个月大时，婴儿从下巴看至耳朵。在2个月大时，婴儿从眼睛看至嘴与发际线（Figure courtesy of Terri Lewis）

图3.4 （a）棍与盒展示图，用于测试婴儿对于物体统一性的感知。两根呈一直线的棍子在盒子的上下分别进行一致的动作。（b）一根完整棍子的展示图。（c）断开的棍子的展示图。在适应（a）以后，比起看（b），婴儿花了更长时间看（c）。这暗示他们在看（a）时判断棍子是在盒子后的一根完整的棍［Reprinted with permission from Johnson and Aslin（1998，Pion Ltd，London）］

（Johansson，1975；具体参见 http://www. psyk.uu.se/organisation/historia/?languageId ＝ 1）。尽管婴儿对运动方向的知觉还不够完善，但其在出生的时候已经具备一定能力，通过四肢位置的光点能够看出是行走的母鸡，能将直立和倒立区分开（Simion 等，2008）（见下文）。对于生物运动的认知需要经历从青少年到成年期的较长发育期（Fox 和 McDaniel，1982；Pavlova 等，2001；Hadad 等，2011；见下文）。

轮廓整合、错觉轮廓和在其他物体背后的连续性

许多现象可以归入轮廓整合的范畴。包括错觉轮廓，例如 Kanisza 三角形，四个"吃豆人"*形状组成的正方形，以及看到一个物体在另一个物体后方移动，将其作为一个单独的物体而不是两个分离的物体的能力（图3.4）。一些研究表明，小于6个月的婴儿具有检测主观轮廓的能力，如上述这些（Kellman 和 Spelke，1983；Ghim，1990；Otsuka 等，2008），并且这种能力随着年龄

———————
* 译者注："吃豆人"为一款游戏名，游戏主角为有着三角形开口嘴巴的圆形头像

增长而改善，但直到青少年时期才能与成人能力相当。当一个物体在另一个物体后面移动时，将其作为单个物体轮廓的检测将通过移动得到改善（Johnson 和 Aslin，1998）。这种能力在出生时是否存在，如识别脸部和对生物运动的反应，尚未经过测试，主要是因为操作上的困难，但有关这项能力的有些方面似乎在7个月大时发现，而在3～4个月大时是无法发现的，除此之外的其他方面在4个月大时发现。

深度知觉

Helmholtz 列出了几个深度知觉的线索，有些是单眼的，如透视、大小、叠加、运动视差、调节和模糊；有些是双眼的，如立体视觉（stereopsis）和会聚（见术语表）。除此之外，Gibson 等（1950）还研究了纹理的梯度，粗纹理比细纹理看起来更接近。

遗憾的是，研究非常小的婴儿的深度知觉是非常困难的。Walk 和 Gibson（1961）研究的"视觉悬崖"是关于婴儿深度知觉的首批试验之一。婴儿被放置在一张玻璃桌子的中央，桌子的一半玻璃正下方有一个紧贴着的图案，因此玻璃看起来是实心的，而

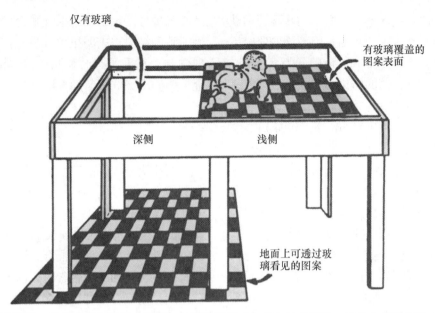

仅有玻璃

有玻璃覆盖的图案表面

深侧　　　　　　浅侧

地面上可透过玻璃看见的图案

图 3.5　视觉悬崖。婴儿被放在玻璃（左侧）与格子图案（右侧）的分隔处。家长立于平面的"深侧"或"浅侧"哄婴儿靠近。如婴儿去"深侧"的次数更少，说明他能够感知深度［Reprinted with permission from Walk and Gibson（1961）］

另一半是透明的，可以看到地板上同样的图案，显示一个陡峭的下降（图 3.5，见 http:// youtu.be/wsPIIC2b2wA）。观察者研究婴儿在离开中心时是否会避开"悬崖"。这项测试需要爬行，因此要到几个月大时才能进行，虽然有些结果可以根据心率得出。在爬行阶段，许多（但不是所有）婴儿都有这种辨别能力。

Yonas 等研究了婴儿对深度知觉的不同线索的反应（Yonas 和 Granrud，1985）。他们的大部分工作都是基于婴儿用手触摸物体，所以直到 5 个月大才能开始。他们的结论是，婴儿在 1～3 个月对运动线索有反应，在 3～5 个月对双眼线索有反应，在 5～7 个月对图像线索有反应。然而，在婴儿开始触摸之前，他们研究的唯一运动线索是一个爆炸性膨胀的物体，让它看上去可能会伤害到婴儿。这会引起婴儿的眨眼反射和头部收缩。双眼线索包括立体视和会聚，这将在下文讨论。图像线索（用于提示图片深度的线索）包括大小、纹理渐变、阴影和插

入。很明显，7 个月大的婴儿可以将这些作为深度知觉的线索。最近的研究已经证实，深度知觉的各种线索的整合和对它们的反应一直发展到 7 个月大（Tsuruhara 等，2010；Corrow 等，2011）。

所有这些研究都没有完全回答的一个问题是：在生命早期，是什么线索驱动着会聚运动，从而使双眼良好地协调？这仅仅是通过最大化双眼神经元的反应来避免复视吗？会聚是否涉及除立体视以外的深度知觉线索？这一点有待彻底检验。

融合和正位

正位是指两眼同时注视一个物体，产生一个单一的视觉图像（称为融合）。眼位可以用 Hirschberg 试验来测量，通过这个试验可以观察角膜映光点相对于瞳孔的位置。为了评估结果，必须知道角膜映光点相对于光轴或瞳孔中心的移位（kappa 角），以及光轴和通过中心凹的视轴之间的角度。

虽然这听起来像一个简单的步骤，但获得结果是相当困难的，而且因不同的研究者有所不同。然而，kappa角随年龄而变化。考虑到这一点，总的结论是，大多数婴儿是正位的；有些婴儿的眼睛稍微向外偏一点点，被称为外斜视（Thorn等，1994）。

如果婴儿是严重的外斜视或内斜视（一只眼睛向内转），他们要么有复视，要么斜视眼的图像会被抑制。复视显然是严重的障碍。但是，有两个因素可使婴儿发生复视的可能性降低。在成人中，除非双眼的图像分开一定的距离（沿水平轴在注视点附近15弧分），否则不会发生复视。产生单一视觉的区域称为Panum融合区。Panum融合区尚未在婴儿中测量过，但是从我们讨论过的关于视力和眼球发育的各方面来看，可以预期它会比成人的大。第二个因素与中心凹的发育有关。中心凹在出生时发育不完全，没有人真正知道婴儿是用视锥丰富区域的中心注视，还是附近的某个点。无论如何，从形态学的观察来看，有可能直到中心凹发育，并且中心凹的视锥细胞都变得密集起来，形成最佳视力的区域才能被定位。因此，婴儿可以容忍少量的内斜视或外斜视，而成年人则不能。

婴儿是否会改变聚散将两只眼睛的图像融合在一起，取决于所有上述因素的发展，而这个使图像合并的过程我们称之为融合。

已有各种方法用来衡量融合是否发生，并产生一致的结果，表明很少有婴儿在8周时出现融合，几乎所有的婴儿在20周时出现融合（Birch，2003；图3.6）。

颜色

新生儿可以将灰色与红色、黄色、绿色、橙色区分开，但不能与蓝色、紫色区分开（Adams等，1986）。他们有着红色和绿色的视锥色素，如Rayleigh匹配所示的：黄色光谱与红色和绿色混合光谱相匹配（当同时存在红色和绿色色素时，需要两者按特定比例；当只有一种色素存在时，可以接受多种比例）。蓝色视锥色素也存在：可以用蓝色视锥色素进行辨别，但效果较差。与成人相比，婴儿对波长和饱和度辨别能力较差（Teller和Bornstein，1987），这也可能是光感受器捕捉到的光子较少造成的（Banks和Bennett，1988）。因此，婴儿和成人一样，有红色、绿色和蓝色的视锥细胞色素和正常的视杆细胞色素，但由于光感受器的长度较短，其辨别能力和敏感性较差。

周边视野的视觉

和青少年及成人不一样，婴儿的周边视

图3.6 融合随年龄的增长。随着年龄的增长，出现融合的婴儿增多。四条折线分别是四种测试融合的技术得出的结果［Reprinted with permission from Birch（2003）］

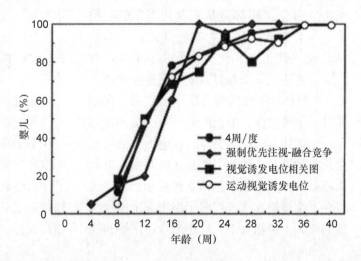

野更小。视野范围通过视野测量法测量，三种不同方法的结果如图 3.7 所示（Dobson 等，1998）。获得范围最大的方法是白球动态视野测定法（WSKP），即白球缓慢地从周边移动到中心，并在移动过程中在垂直方向上摆动。3 个月大的婴儿在颞侧直到球距离中心凹 40° 时才注意到，无论是否有一个中心刺激来吸引婴儿的注意力都是如此。视野逐渐变宽，在 10 个月大的时候，到达接近成人的 80° 左右的值（需使用高对比度的视标刺激）。鼻侧视野发育落后于颞侧视野（Lewis 等，1985）。一些研究者认为，在出生后的最初几个月里，中心凹附近的视力可能比中心凹更好，因为中心凹还没有发育成熟，但这似乎不是真的。

什么是可以测量的

视力

这个特性通常用黑白条栅来研究。当使用 FPL 时，婴儿面临观看条栅（"有趣的"刺激）或相同亮度的均匀刺激（见图 3.1 中

的刺激）的选择，视敏度表示为能与均匀刺激辨别的最细的条栅。当使用 VEP 测量时，最成功的刺激是"扫频"刺激（Norcia 和 Tyler，1985）。条栅的对比度以 12 周 / 秒的速度反转，并且空间频率每 0.5 s 增加（扫频）一次，因此可以在短时间内记录多个空间频率。

不同的研究人员和不同的研究方法所得到的结果有些差异，但一致性是显著的。所有参与研究的婴儿，从出生到 6 个月大的这段时间里都有很大的进步，从 1 周 / 度到 3 周 / 度（小于 20/200），再到大约 10 周 / 度（20/60），之后又有一些进一步的改善（Teller，1997；Sireteanu，2000；图 3.8；见 http://youtu.be/wsPIIC2b2wA）。

视力的发展在很大程度上可以解释为视网膜上感光器的大小、形状和分布的变化，以及眼球光学的变化（Banks 和 Bennett，1988）。新生儿的眼球前后径较短，瞳孔较小，因此，视网膜上的图像落在一个更小的区域。光感受器（这里我们关注的是中心凹的视锥细胞，这是视锐度最高的区域）在新生儿中较宽（大于 6 μm，而成年人为 1.9 μm，图 3.9），因此它们之间的距离更远（Yuodelis

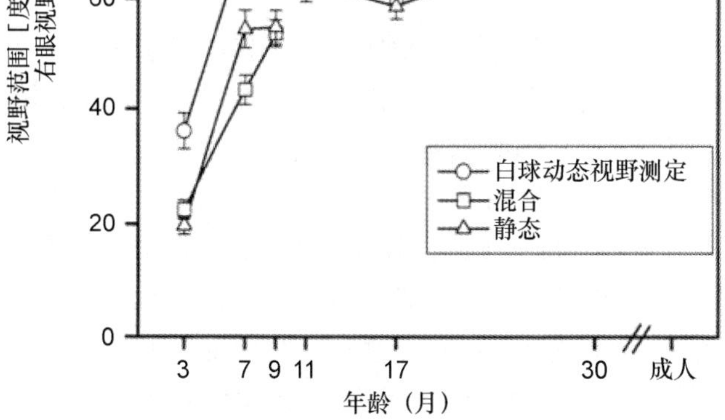

图 3.7　由三种不同技术测量的周边视野范围。白色球体动力学视野（WSKP）给出的结果数值最大［Reprinted with permission from Dobson et al.（1998）］

图 3.8 比较出生到 6 周岁时的数据，发现视力随年龄增长。测试用 Teller 视力卡，见图 3.1 ［Adapted from Sireteanu（2000）］

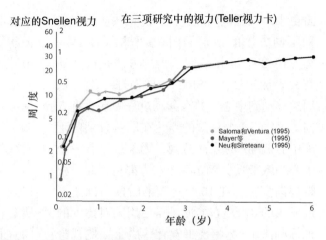

图 3.9 人眼中心凹的发育。图中年龄为：①出生时；②45 个月大时；③72 周岁大时。随着年龄增长，无视杆细胞的区域（黑色箭头指示）变小，视锥细胞的外侧部分变细长［Reprinted with permission from Yuodelis and Hendrickson（1986）］

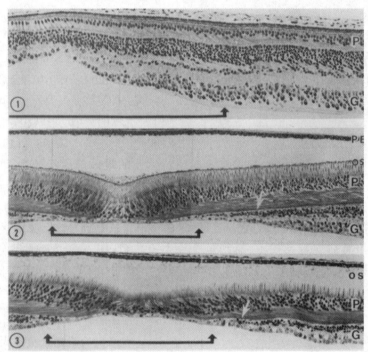

和 Hendrickson，1986）。各感光器的外层较短，吸收的光较少。这些因素结合起来可预测随着年龄的增长视力会有很大的提高，因为光感光器上光被吸收的比例会增加，而且被单一感光器覆盖的物体的宽度会减小。然而，这个预测是不完整的。成人的视力接近眼睛及其感光器的特性所规定的理论极限，而新生儿的视力则不然。神经网络中除了光

感受器外，一定还有一些其他因素限制新生儿的视力，使其低于理论极限。这些将在第 5 章中讨论。

视力也可以用一行字母来测量，称为 Snellen 视力，或字母视力。这样的字母比单独的字母更难分辨，因为相邻的字母互相干扰彼此的可见性——这种现象被称为拥挤效应（Irvine，1948）。Snellen 视力在 5 岁后

继续发展（Simons，1983），从分辨 2.6 弧分字母之间的分离开始，直到 10 岁才达到成人水平（Hohmann 和 Haase，1982）。

对比敏感度

对比敏感度是一个可用来分析视觉系统几个不同方面的属性。对比敏感度随空间频率的变化可以用空间频率沿一条轴变化而对比度沿正交轴变化的正弦条纹（图 3.10）来表示。在高空间频率下，无论对比度有多高，条纹都不可见。在中等空间频率下，能看见相当低的对比度——不到总亮度的 1%。在低空间频率时，可见性需要比中等空间频率时更大的对比度（这称为低频衰减）。

在婴儿试验中，研究人员给试验对象一个空间频率和对比度均匀的条栅，观察条纹是否被探测到。研究人员记录每个空间频率下能看到的最低对比度，并生成一条曲线（图 3.11）。这条曲线是对图 3.10 中条纹变得不可见的位置的精确测量，可根据图 3.10 中条纹可以被看到的部分估算着用手描出。实际的试验过程是耗时的，得到结果是一个缓慢的过程，尤其是在婴儿身上。

曲线与水平轴相交的地方代表在任何情况下都能看到的最细的条栅。因此，该读数对应于条栅视力。曲线的峰值代表了在所有空间频率下能看到的最低对比度。曲线在低

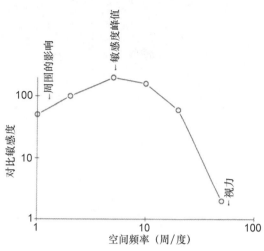

图 3.11　对比敏感度曲线。曲线上不同点的意义参见正文

空间频率处下降可以归因于神经机制，该机制旨在增强对图形的反应，例如侧方抑制影响，因为足够宽的条纹可以激活侧方抑制，从而导致反应降低。因此，曲线峰值所对应的横坐标为条栅宽度，该宽度不激活明显的侧方抑制，同时又诱导兴奋性反应发生总和。

对比敏感度曲线各部分随年龄变化（Atkinson 等，1977：图 3.12）。高频截止频率的变化与视力测量结果一致。对于所有的空间频率，随着婴儿年龄的增长，可以检测到的对比度会降低。随着年龄的增长，低频率衰减变得更加明显。并且，随着年龄的增长，曲线的峰值位置向更高的空间频率移动。VEP 的使用结合"扫频"刺激减少了收集数据的时间，得出年轻受试者具有更高的敏感度，但趋势是相同的（Norcia 等，1990）。

许多这些变化像视力变化一样，可以通过中心凹视锥细胞的发育来预测（Banks 和 Bennett，1988；Wilson，1988）。视锥细胞随着年龄的增长而变长，同时也变窄（Yuodelis 和 Hendrickson，1986）。此外，视锥细胞内段将光带入外段的效率也提高了。这两种形态的改变都提高了视锥细胞的光捕捉能力，

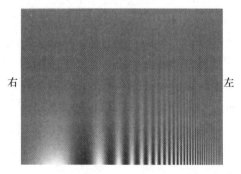

图 3.10　不同空间频率和不同对比度的条栅。条纹在中部最为明显，在左侧较为不明显，在右侧完全不可见（Photograph provided by John Robson）

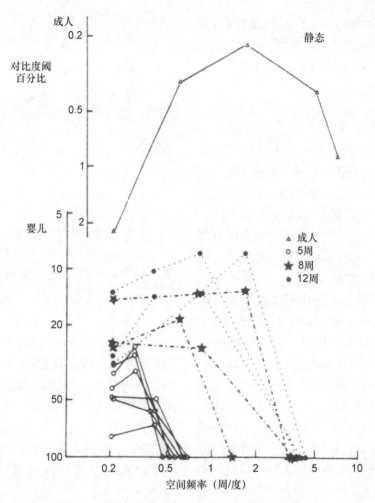

图 3.12　5 周、8 周、12 周婴儿与成年人对比敏感度的比较。通过 VEP 采集每个受试者的数据［Reprinted with permission from Atkinson et al.（1977）］

从而提高了对比敏感度。

对比敏感度的发展有三个过程，每个过程都有不同的时间进程：总体对比敏感度、高空间频率对比敏感度和低频率衰减。出生到 10 周龄之间，对比敏感度在所有空间频率都有所提高（Norcia 等，1990）。在高空间频率的提高较快，持续到 4 岁（Adams 和 Courage，2002）。在低空间频率的提高较慢，但持续时间更长，直到 9 岁（Adams 和 Courage，2002）。

这三个过程可以归因于不同的机制（Wilson，1988）。总体对比敏感度提高主要是由于光感受器长度的增加和漏斗容量的增加。高空间频率对比敏感度的提高是由于中心凹视锥细胞堆积更紧密以及捕获光子百分比的增加所致。心理物理学结果表明，视锥细胞的长度增加时间应超过 10 周龄，其后其密度继续增加。遗憾的是，目前关于人类视网膜研究的数量很少，需要进一步的工作来确定这两个相关的形态学特性的发展过程是否与心理物理学特性相匹配。低频率衰减的侧抑制机制及其发展将在第 5 章进行讨论。

游标视力

游标视力是检测线条中断的能力。在成

人中，游标视力大约是条栅视力的 10 倍：也就是说，相隔 X min 的条栅如果能被辨认，那么 X/10 min 的中断能被辨认。Shimojo 和 Held（1987）研究了 2 个月和 3 个月大的婴儿的游标视力，发现成人的游标视力比条栅视力好，而 11 ～ 12 周龄前婴儿的游标视力比条栅视力差（所用刺激见图 3.13）。因此，在这个年龄段，游标视力的发展要快于条栅视力，期间有一次交叉。

这种快速的变化似乎令人惊讶，但有一种解释。根据 Banks 和 Bennett（1988）的理论预测，随着亮度的增加，游标视力比条栅视力提高得更快。因此，当光感受器吸收光子的百分比随年龄增长而增加时，可以预期婴儿的游标视力比条栅视力提高得更快。此外，处理游标视力的神经元模块位于大脑皮质。当刺激从中心凹移开时，游标视力

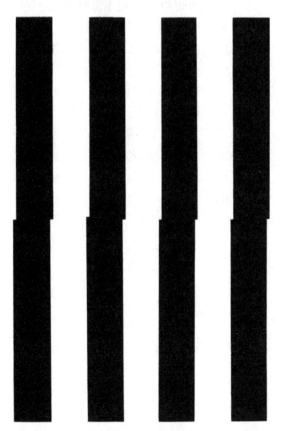

图 3.13　用于测试婴儿游标视力的刺激［Reprinted with permission from Shimojo and Held（1987）］

下降得比条栅视力快。视网膜（Banks 等，1991）和皮质（Levi 等，1985）两种因素均可导致这一结果。婴儿大脑皮质神经元取样不足可能导致游标视力较差（Shimojo 和 Held，1987）。因此，这涉及两个因素：光感受器灵敏度的提高和视觉皮质的成熟，这两个因素都有助于使游标视力比条栅视力提高更快。

Skoczenski 和 Norcia（2002）使用 VEP 测量了大范围年龄段的游标视力和条栅视力。与以前的作者（Carkeet 等，1997）一致，他们的研究表明，在条栅视力达到稳定水平后一段时间内，游标视力继续发展（图 3.14）。为避免运动的干扰，他们使用固定的条栅。另一方面，青少年达到的视力水平比其他研究中看到的要低，这可能是由于 VEP 的使用。无论如何，很明显，在视皮质中有一些过程，使得在条栅视力达到成人水平之后的几年里，游标视力变得更精细。

立体视

深度知觉最精确的线索取决于视差，被

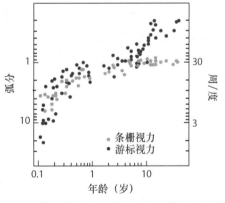

图 3.14　个体条栅视力与游标视力阈值随年龄增长。每位受试者均经过条栅视力与游标视力测试。左纵坐标显示以弧分为单位的视力，右纵坐标显示以周/度为单位的视力。注意在 10 周岁以后，游标视力继续发育，而条栅视力停止发育［Adapted from Skoczenski and Norcia（2002）］

称为立体视。当两幅图像落在双眼视网膜的非对应部分时，就会产生视差。对于比注视点更近的物体，产生的视差称为交叉视差，因为双眼和聚焦点之间的视线互相交叉。相反，对于比注视点更远的物体，产生的视差称为非交叉视差。正如第 2 章所讨论的，在成人视皮质中，有些细胞对交叉视差（近细胞）有反应，有些细胞对非交叉视差（远细胞）有反应。成人的立体视敏度（如游标视力）比条栅视力好约 10 倍：立体视敏度可以检测到几弧秒的视差，而条栅中的线必须相距 1 或 2 弧分才能被看见。因此，在皮质中发生这种（立体视）微调之前，似乎有必要以一定水平的条栅视力的形式对视网膜进行微调。

出于多种原因，立体视的发展受到了广泛关注。立体视可以通过多种技术进行分析。可以检测立体视敏度并用数字表示。此外，它代表了双眼功能微调的发生，并且与许多其他事件相关。

立体视可以用 FPL 和一对直线显示来测量。一个显示屏中直线的排列方式使得对于一个成人来说，一些直线似乎立在其他直线的前面（图 3.15），另一个显示的图像则是平的。当约 16 周大时，婴儿会突然觉得这种具有明显深度的显示变得更加有趣（Held 等，1980 年）。当婴儿做出区分时，便可以测量立体视敏度，几周内，婴儿的立体视敏

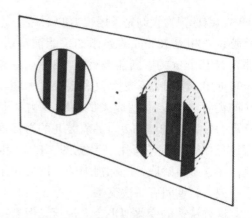

图 3.15 用于测试婴儿立体视的刺激。中央为两支发光二极管，左侧为平面图形，右侧为能够形成交叉视差的图样。虚线表示其立体效果［Reprinted with permission from Held et al.（1980）］

度从超过 80 弧分提高到不到 1 弧分（Birch 等，1982：图 3.16a）。交叉视差比非交叉视差发展得更早（图 3.16b）。

立体视也可以用随机点立体图来测量。其中，显示屏边缘的圆点图案对于左眼和右眼是相同的，在中心的圆点图案也相同，但是具有交叉或非交叉视差。对于成年人，中心看起来会在边缘图案平面的前面或后面。研究人员可以使用计算机在同时保持左 / 右眼的相关性的情况下以随机方式更改各个点（即动态立体图），或者更改中心显示使其似乎在移动。使用移动的随机点立体图对立体视进行 FPL 测量，也表明立体视出现在 3.5 ～ 6 个月大时（Fox 等，1980 年）。使用

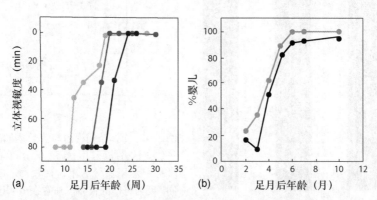

图 3.16 （a）三位受试者的立体视发育。（b）经交叉视差（灰点）与非交叉视差（黑点）测试达到立体视标准的婴儿［Adapted from Birch（1993）］

VEP 在固定和动态随机点立体图中都发现了相似的时程（Braddick 等，1980；Petrig 等，1981）。有趣的是，尽管立体视敏度和游标视力都是高敏度的例子，但游标视力并未显示出 3.5～6 个月大时的快速变化，这表明它们具有不同的机制（Brown，1997）。立体视于最初快速提高后，会缓慢增长，直到达到成人水平。达到成人水平的年龄取决于所使用的刺激和检查程序，但普遍认为 10 岁后几乎没有发育（Birch 和 Hale，1989；Ciner 等，1996；Leat 等，2001）。

为什么在几个月大的时候立体视会突然出现？尽管立体视发生之前视力和会聚运动必须要达到一定的成熟度，但是在立体视发育的整个过程中，条栅视力的提高很小（比较图 3.8 和 3.16），并且在此之前，会聚能力已经发育。此外，在视网膜或眼球运动系统的发育过程中，没有什么可以预测交叉立体视和非交叉立体视发生时间的不同。Schor（1985）认为，单眼视觉的某些因素需要在立体视发生之前得到发展：在成人，小视差在 2.5 周/度以上的空间频率通道中处理，较大的视差通过较低的空间频率通道处理。直到 3 个月大时，这些通道才可能被适当协调。但是撇开 Schor 的论点，立体视的发生与另一个因素之间有最明显的相关性，即与眼优势柱的分离有关。

最近的一篇论文表明，立体视的发生取决于出生后的年龄，而不是怀孕后的年龄（Jando 等，2012）。这种有趣的观察需要与视力以及眼优势柱的发展相关联，以解释在立体视快速发展之前需要具备哪些其他视觉功能。

立体视前和立体视后

Held 等首次指出，立体视功能的开始与两只眼睛向皮质传入的信号会聚到视皮质的独立细胞存在相关性（称为眼优势柱的分离；综述，Held，1993）。这种相关性在人类身上还没有被很好地确定下来，所以我们必须预期第 4 章和第 5 章从猕猴和猫身上提供一些证据。

眼优势柱的分离发生在视皮质的输入层，即第Ⅳ层。出生时，左眼和右眼的传入神经重叠，并经突触连接到第Ⅳ层的相同神经元上。然后，传入神经分离到第Ⅳ层中单独的左眼和右眼柱，经突触连接到单独的神经元上（在不同物种中，该时间点不同）。然后，来自两只眼睛的信号在下一层会聚，可能是第Ⅱ层和第Ⅲ层，或第Ⅴ层和第Ⅵ层。因此，在新生儿和成年人中，初级视皮质内都存在双眼会聚，但是其发生的层和水平是不同的。

用修改后的 FPL 技术和类似于视觉悬崖的装置可以研究猫的立体视（Timney，1981）。小猫会低头看着树脂玻璃面远处的一对显示屏，然后跳到一侧或另一侧。在这个显示屏中有单眼线索和双眼线索，但大多数单眼线索被一个面具隐藏。在 5～6 周龄，由于立体视觉机制，双眼视觉所能检测到的视差迅速提高。同一段时间内，左眼和右眼的传入神经正在分离（LeVay 等，1978）。

我们将在第 9 章中看到，上述分离发生在定向和方向选择性丧失可塑性之后，且在眼优势的连接仍然可塑的时候（Daw，1994）。为了使立体视准确，我们需要协调具有相同定向和方向特异性的信号，在形成视差和立体视时，眼优势可能需要改变。

科学家用 FPL 和随机点立体图研究了猕猴的立体视（O'Dell 等，1991）。立体视发生的平均年龄为 4 周，到 8 周之前有所提高。同样，这是左眼传入神经和右眼传入神经分离的时期（LeVay 等，1980）。

遗憾的是，我们尚无法确定人类外侧膝状体-皮质传入神经分离的时间。在一份初步报告中，Hickey 和 Hitchcock 在一名 6 个月的婴儿中发现了形态良好的柱状结构，而在一名4个月的婴儿中发现了形态不佳的柱状结构（Hickey 和 Peduzzi，1987）。因此，有一个2个月的窗口期，在此期间可能发生传入神经的分离。上述试验表明，立体视功能在3～6个月发生，因此，可以合理推测人类立体视功能的发展与眼优势柱的分离也存在一定的相关性。

从理论上讲，我们有理由认为，在细胞对视差敏感之前，需要双眼协调信号。Sejnowski 等已经建立了所需条件的模型（Berns 等，1993年）。他们的模型显示，如果每只眼睛内部的活动存在相关性，而不是双眼之间的，那么只有单眼细胞发育。如果双眼之间有少量相关性，则只有双眼零视差细胞发育。如果有一个两阶段的模型，从每只眼睛内部的相关性开始，然后包括双眼之间的相关性，该模型会产生对零视差敏感的双眼细胞和对非零视差有选择性的单眼细胞。因此，该模型支持了立体视发展需要两个阶段的观点。

当在三个不同的物种中发现立体视发育和眼优势分离之间的相似关系时，表明了一个重要的普遍的发育过程。这一观察结果促使 Held 等去寻找在立体视前和立体视后时期可能发生变化的其他特性（Held，1993）。

立体视建立前后

双眼叠加的两个方面在立体视建立前后有所不同。来自左眼和右眼的信号对瞳孔的影响在成人身上互相叠加。通过遮住左眼，观察右眼瞳孔的大小，以及通过观察左眼睁开时瞳孔是否缩小，可以观察到这个现象。在婴儿3个月大时，从左眼发出的信号开始对右眼瞳孔的大小产生影响，这种影响一直持续到6个月大时达到成年时的叠加（Birch 和 Held，1983；图3.17）。

来自左眼和右眼的信号对视力的影响也可以在成人身上叠加。当双眼都被照亮时，视力大约提高约1.4倍。这种形式的双眼叠加出现在立体视形成后，但未出现在立体视形成前（Birch 和 Swanson，1992）。

虽然这两种形式的双眼叠加与立体视的发生有关，但其机制尚不清楚。根据信噪比理论，当两个信号有不同的噪声源时，将它们相加可提高可检测性，但如果它们有共同的噪声形式，则不提高可检测性。Birch 等用这一点来解释他们的发现。然而，视觉系统中的大部分"噪声"来自视网膜，在立体视发生前后，左右眼都有不同的噪声来源。改变的是信号和噪声结合的程度，而不是噪声的性质。无论如何解释，双眼叠加与立体视觉的相关性是最奇妙的。

对于视觉系统的功能来说，比叠加更重要的是会聚运动和眼位的对称性发展。虽然在立体视之前已经出现了会聚运动和眼位的对称性发展，但随着立体视的发生，眼位的对称性发展有一定程度的改善，会聚运动有相当程度的改善。以婴儿跟随玩具到脸前12 cm以内的能力为标准判断，完全会聚出现在8～16周龄（Thorn 等，1994）。根据

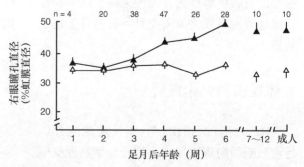

图 3.17　左眼被遮挡（实心三角形）与不被遮挡（空心三角形）时的右眼瞳孔直径。顶部显示每个年龄段接受测试的婴儿数量［Adapted from Birch and Held（1983）］

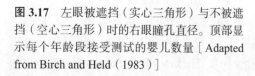

一些观察者的判断，眼位的对称性发展要到12周龄时才能完成。眼位的对称性发展和会聚运动的测量均存在试验误差，这些误差大于当立体视达到1弧分时驱动它们的立体信号。因此，当立体视敏度达到最佳协调水平时，婴儿对物体的聚焦精度似乎有可能超过试验误差的范围。

方位、方向和运动

方位（orientation）辨别在很大程度上取决于所使用的刺激和技术。婴儿如果习惯了一个方位，当两个方位并排展示时，婴儿就可以辨别刺激的方位（Slater 等，1988）。如果测试方位是按顺序一个接一个呈现的，婴儿则辨别不了两个方位。动态刺激和VEP的结果显示出生后有一定的发展（Braddick 等，1986）。这个动态刺激由一个条栅组成，它在一个方位上每秒反转25次（从黑变白，从白变黑），然后在垂直方向上以相同的模式反转。在3周大的时候，每秒三次方位转换会产生明显的反应，在6周大的时候，每秒八次方位转换会产生明显的反应。很明显，婴儿在出生时就有皮质装置来探测方位，但这需要成熟后才能在诸如VEP等粗略的反应中清楚地看到。

轮廓整合测试的是在所有方位的图标显示中检测Gabor图标（Gabor patch）模式的能力（见术语表）。该模式是用不同数量的噪声呈现的，测量的是可以进行辨别时能容忍的噪声数量。在5～14岁，这一任务有显著的改善，但即使在14岁时，它仍然是不成熟的（Hadad 等，2010）。猕猴实验表明，在20周龄视力接近成年水平之前根本无法进行辨别，而在视力达到成年水平后，辨别能力仍在继续提高（Kiorpes 和 Bassin，2003；图3.18）。这显然是一种成熟较晚的现象。检测模式的能力可以与检测一组一起移动的点的能力相比较。无论是猕

猴还是人类，运动通路似乎比形状通路出现得更早（Wattam-Bell 等，2010；Kiorpes 等，2012；图3.19），但成熟较晚（Hadad 等，2011；图3.20）。运动和形状通路在新生儿中相差有多远需要进一步研究。

对方向（direction）的反应在出生时也必定存在，因为新生儿可以检测到生物运动并表现出OKN。为了检测运动方向而产生OKN，需要定向细胞。然而，就像对方位的反应一样，运动反应直到发育较为后期才出现在VEP中。许多不同的刺激和程序已用来衡量运动（movement）反应的发展。2011年的总结显示在图3.20中，该图绘制了7～20岁连贯运动的阈值（Hadad 等，2011）。很少有研究追踪婴儿和儿童的反应并显示整个发育的时程以及在什么年龄发育完成。Giaschi 和 Regan（1997）测量了对字母中的点移动的反应，发现灵敏度在7～8岁时完全发育，但没有对3～4岁之前的年龄进行检测。Manning 等测量了从5岁到成年的速度灵敏度的发展，发现对快速度的灵敏度发展得更早（图3.21）。与成年人相比，4～5个月大时，纹外区域对运动的反应比对形状的反应更强烈（Wattam-Bell 等，

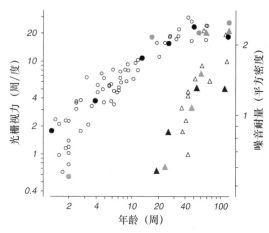

图 3.18 猕猴轮廓整合的发育（三角形）与视力发育（圆形）的比较。不同颜色的图样表示来自不同受试者的数据［Reprinted with permission from Kiorpes and Bassin（2003）］

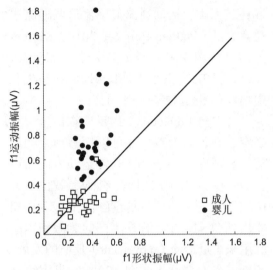

图 3.19 个体成人与婴儿对运动的感知与对形状的感知的关系。每位受试者的数据由接触头皮的许多电极采集［Reprinted with permission from Wattam-Bell et al.（2010）］

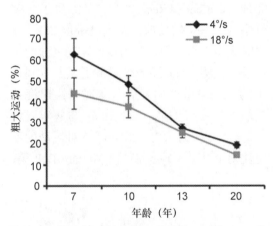

图 3.20 粗大运动的发展。点在以 4°/s 或 18°/s 移动时观察的阈值。直到 13 周岁时，受试者表现才与成人相当（After Hadad et al. 2011）

2010）。另一方面，猕猴的运动和定位是平行发展的（Kiorpes 等，2012）。研究遇到的部分问题是不同的技术和程序适用于不同的年龄。

比较对 OKN 刺激的反应与对优先注视的运动反应是很有趣的（Mason 等，2003）。OKN 反应的阈值在 8 ～ 26 周龄没有变化，但成人水平有显著下降。优先注视反应的阈值在 8 ～ 26 周下降，在 26 周和成年之

间下降幅度较小。所有年龄段 OKN 的阈值低于优先注视。从这些结果可以假设，OKN 反映了皮质下反应，而优先注视反映了皮质反应，两者有不同的机制和不同的发育时程。

适应

成人需要半个多小时来适应非常昏暗的光线，这是由于视杆细胞色素需要很长的时间再生。这种对黑暗的适应可以通过瞳孔直径的变化来测量，也可以通过测量 ERG 标准水平的阈值来测量。婴儿的时间常数与成年人相同（约 400 s）（Hansen 和 Fulton，1986；Fulton 和 Hansen，1987），因此可以得出结论，婴儿视杆细胞色素的动力学与成年人相同。婴儿中视锥细胞色素的动力学尚无研究。

眼球运动的发育

我们已经讨论过眼球运动发育的一些方面，主要是那些与双眼功能发展有关的方面，如聚散运动和注视物体的能力。然而，提供一些进一步的细节是有用的。其他方面，如平稳追踪和扫视运动仍有待讨论。

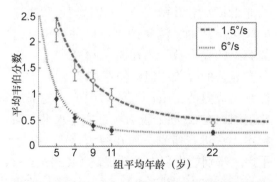

图 3.21 在 1.5°/s 和 6°/s 测量的儿童速度灵敏度发育［Reprinted with permission from Manning et al.（2012）］

注视与再注视

婴儿对细节丰富的图像的注视是短暂的。这可能是意料之中的，因为婴儿对探索感兴趣，而一个丰富细节的图像包含更多的探索。对于带有细节的图像，从注视中的漂移更明显，进行新一次注视的趋势也更明显（Hainline，1993）。随着识别和记忆的发育，这些过程变得更加复杂（Bronson，1982）。但是，在某些情况下，1 个月至 3 ~ 4 个月大的婴儿可能难以将注意力从一个目标上移开，将眼睛移到另一个目标上，这种现象称为黏着注视（Goldberg 等，1997）。

再注视（眼睛漂移后重新注视的动作）在婴儿之间是不同的，在未被引导的成年人中也是如此（Hainline 等，1990）。图 3.22 显示了 3 名婴儿和 3 名成人的测试结果，受试者将目光从初始注视点转向 4 个离初始注视点 7.5°的目标中的 1 个。值得注意的是，其中一名婴儿在 14 周大的时候表现出了与成人相当的表现，并且可能已经进入了立体视时期。

扫视

如果刺激吸引了婴儿的注意力，婴儿的扫视速度几乎与成人一样快（400°/s）（Hainline 等，1984）。当看到填充整个屏幕的纹理时，婴儿扫视是非常成熟的（图 3.23）。对正方形、圆形和三角形等形状的扫视相对不太成熟。对于不太有趣的刺激，婴儿可能会进行一系列扫视，而不是单个大扫视（Aslin 和 Salapatek，1975；Roucoux 等，1983）。扫视速度和幅度的峰值之间存在线性关系，与成年人相似。

婴儿和成人扫视有两个性质上的差异（Hainline，1993）。婴儿发生几次扫视的间隔时间有时少于 200 ms（图 3.23，婴儿 LV）。除阅读外，这种情况很少在成年人中发生。婴儿有时也表现出震荡眼球运动，即

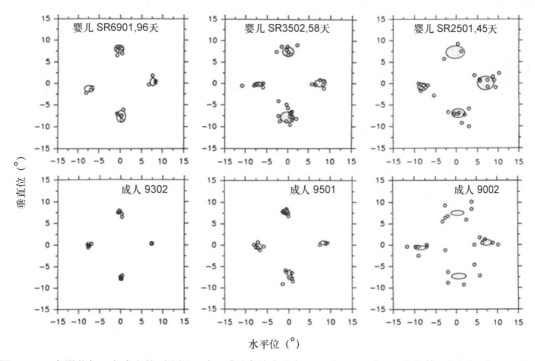

图 3.22 3 名婴儿与 3 名成人的再注视运动。受试者从中央向上、下、左、右 7.5°的物体进行扫视［Reprinted with permission from Hainline et al.（1990）］

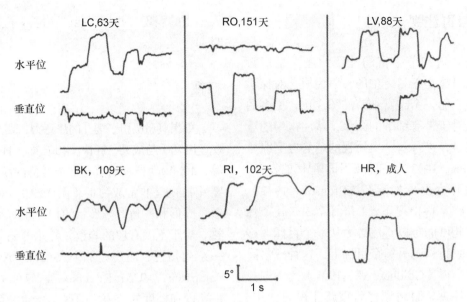

图 3.23 五名婴儿与成人的扫视运动 ［Reprinted with permission from Hainline et al.（1984）］

眼球从物体上跳开，然后又回到物体上（图3.23，婴儿 BK）。只有在病理状态下，成年人才会出现这种情况。

量化来看，4 岁儿童扫视的准确性与成人扫视的准确性一样（Fukushima 等，2000）。停顿时间随着年龄的增长而降低，从 6 岁的305 ms 降低到 12 岁的 230 ms。很少测量1 ～ 4 岁的扫视。因此，扫视运动的机制很早就成熟了，但涉及认知功能的控制直到接近青少年时才成熟。

平滑追踪

平滑追踪运动本质上是对移动目标的注视。事实上，成年人很难做出平滑追踪运动，除非有一个目标。因此，平滑追踪需要有注视和探测运动的能力。

婴儿会随着缓慢移动的目标而表现出平滑追踪运动。可以跟随的最大速度随着年龄的增长而增加（Roucoux 等，1983）。当超过该速度时，婴儿可能仍能跟上，但会同时使用平滑追踪和扫视（Hainline，1993）。结果取决于目标——是否是较大的目标（例如

面部）或无图案的斑点、圆圈或条形，以及是否重复（例如正弦运动刺激）。对于黑暗房间里的小目标，在斜坡刺激下会看到慢速运动混合扫视，而直到 102 天大时才会看到24°/s 的运动（Phillips 等，1997；图 3.24）。在 1 ～ 4 个月大的时候，反应的增加、能跟随的最快速度以及眼球运动的潜伏期都有所改善。很少有关于几个月到几岁大的儿童的平滑追踪运动测量数据发表，但小学生对正弦运动刺激的反应在速度、位置获得和相位方面，仍不等同于成人（Accardo 等，1995）。推测追随正弦运动刺激涉及一些成熟较晚的高级功能。

会聚和调节

如前所述，在 1 月龄时可看到一些会聚运动，在 2 月龄和 3 月龄时更为明显（Aslin 1977）。当一个物体缓慢地向婴儿靠近或远离婴儿时，这些反应就会发生。在最初的两个月中，此反应有一个稳定的加强（Hainline 和 Riddell，1996），在 4 ～ 5 个月，立体视迅速发展时，会聚运动有了显著加强（Mitkin

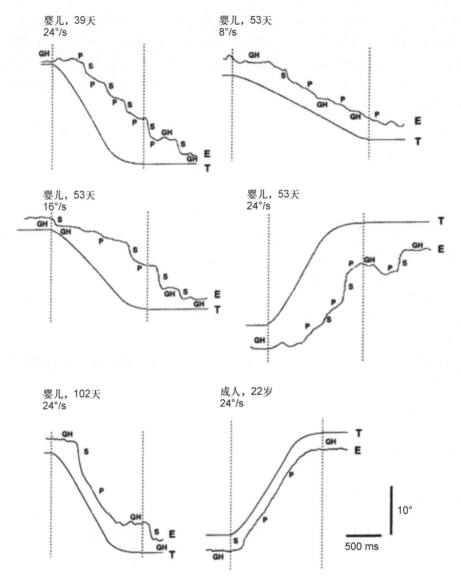

图 3.24　不同年龄婴儿与一名成人对于平滑移动目标的反应。S 表示扫视（定义为大于 40°/s），P 为平滑追踪，GH 为凝视［Reprinted with permission from Phillips et al.（1997）］

和 Orestova，1988）。在各个年龄阶段，会聚可能是由调节和模糊驱动的，随着年龄的增长而增加，但是在立体视开始之前，视差作为一种线索强度如何并不完全清楚（Bharadwaj 和 Candy，2009）。到 4.5 岁时，会聚运动的准确性和峰值速度已达到成年人水平：只有持续时间有待改善，而这种改善会在 8 岁时发生（Yang 和 Kapoula，2004）。

引起成年人会聚运动的另一种刺激是在一只眼睛前面放置一个底朝外的棱镜。棱镜引起辐辏运动，使两只眼睛一起注视正在看的物体。然而，这样的棱镜不会引起婴儿的会聚运动。有可能是婴儿注意到了棱镜的边缘并因此而分心，因为其没有被告知要将视线固定在远处的某个物体上。然而该测试将立体线索用于深度感知，对抗出现的任何单眼线索。因此，在立体视开始之前，婴儿不会对这项测试有反应。

调节是指聚焦不同距离物体的能力。它

可以由模糊、接近和会聚刺激。年幼的婴儿倾向于把注意力集中在近的物体上（Currie 和 Manny，1997）。对其他距离物体的聚焦能力有相当大的可变性。当模糊与距离产生冲突时，反应较差。多大年龄反应达到成人水平因婴儿和实验情况而有相当大的差异（见 Currie 和 Manny 1997 年的表格）。

会聚（C）与调节（A）之间存在联系，因此从远处的物体看向近处的物体，会聚可驱动调节（AC/A），调节可驱动会聚（CA/C）。在 3～6 个月的婴儿中，棱镜刺激的会聚引起的调节反应实际上比成人更大（Bobier 等，2000）。对于所有年龄的婴儿，调节引起的会聚反应在正常的成人范围内（Turner 等，2002）。因此，在双眼视网膜视差的线索出现之前，调节和会聚之间存在显著的联系。

视动性眼球震颤

视动性眼球震颤（OKN）是由覆盖大范围视野的大刺激引起的，可在新生儿中发现。眼睛跟随刺激一段时间，然后以快速扫视样的动作迅速返回。婴儿对向鼻侧方向移动的刺激的跟踪反应优于向颞侧方向移动的刺激（Naegele 和 Held，1982）。这种方向不对称在 5 个月大的时候就消失了。接近阈值时（低对比度），这种不对称性可能持续到 2 岁（Lewis 等，2000）。OKN 至少部分是一种皮质下现象（Distler 和 Hoffmann，2011）。也许在 5 个月建立立体视后，皮质会施加一些控制，使两个方向的反应逐渐相等。

总结

图 3.25 总结了这些不同特性发展的时间进程。

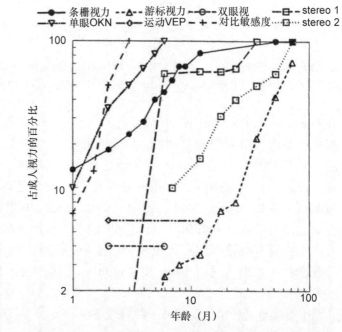

图 3.25 条栅视力、立体视、双眼视、游标视力、单眼 OKN、运动 VEP 和对比敏感度随年龄的变化。立体视由投影纹样和线状立体图（stereo 1）与随机点状立体视卡片（stereo 2）测量。双眼视与 VEP 不显示量化数据，所以水平线表示两者发育的时段［Reprinted with permission from Daw（2003）］

参考文献

Accardo AP, Pensiero S, Da Pozzo S, Perrisutti P (1995) Characteristics of horizontal smooth pursuit eye movements to sinusoidal stimulation in children of primary school age. Vis Res 35:539–548

Adams RJ, Maurer D, Davis M (1986) Newborns' discrimination of chromatic from achromatic stimuli. J Exp Child Psychol 41:267–281

Adams RJ, Courage ML (2002) Using a single test to measure human contrast sensitivity from early childhood to maturity. Vis Res 42:1205–1210

Aslin RN (1977) Development of binocular fixation in human infants. J Exp Child Psychol 23:133–150

Aslin RN, Salapatek P (1975) Saccadic localization of visual targets by the very young human infant. Percept Psychophys 17:293–302

Atkinson J, Braddick OJ, Moar K (1977) Development of contrast sensitivity over the first 3 months of life in the human infant. Vis Res 17:1037–1044

Banks MS (1980) The development of visual accommodation during early infancy. Child Dev 51:646–666

Banks MS, Bennett PJ (1988) Optical and photoreceptor immaturities limit the spatial and chromatic vision of human neonates. J Opt Soc Am A 5:2059–2079

Banks MS, Sekuler AB, Anderson SJ (1991) Peripheral spatial vision: limits imposed by optics, photoreceptors, and receptor pooling. J Opt Soc Am A 8:1775–1787

Beauchemin M, Gonzalez-Frankenberger B, Tremblay J, Vannasing P, Martinez-Montes E, Belin P, Beland R, Francoeur D, Carceller AM, Wallois F, Lassonde M (2011) Mother and stranger: an electrophysiological study of voice processing in newborns. Cereb Cortex 21:1705–1711

Berns GS, Dayan P, Sejnowski TJ (1993) A correlational model for the development of disparity selectivity in visual cortex that depends on prenatal and postnatal phases. Proc Natl Acad Sci U S A 90:8277–8281

Bharadwaj SR, Candy TR (2009) Accommodative and vergence responses to conflicting blur and disparity stimuli during development. J Vis 9(11):4, 1–18

Birch EE (1993) Stereopsis in infants and its developmental relation to visual acuity. In: Simons K (ed) Early visual development, normal and abnormal. Oxford University Press, New York, pp 224–236

Birch EE (2003) Binocular sensory outcomes in accommodative ET. J AAPOS 7:369–373

Birch EE, Hale LA (1989) Operant assessment of stereoacuity. Clin Vis Sci 4:295–300

Birch EE, Held R (1983) The development of binocular summation in human infants. Investig Ophthalmol 24:1103–1107

Birch EE, Swanson WH (1992) Probability summation of acuity in the human infant. Vis Res 32:1999–2003

Birch EE, Gwiazda J, Held R (1982) Stereoacuity development for crossed and uncrossed disparities in human infants. Vis Res 22:507–513

Bobier WR, Guinta A, Kurtz S, Howland HC (2000) Prism induced accommodation in infants 3 to 6 months of age. Vis Res 40:529–537

Braddick OJ, Atkinson J, Julesz B, Kropfl W, Bodis-Wollner I, Raab E (1980) Cortical binocularity in infants. Nature 288:363–365

Braddick OJ, Wattam-Bell J, Atkinson J (1986) Orientation-specific cortical responses develop in early infancy. Nature 320:617–619

Bronson GW (1982) The scanning patterns of human infants: implications for visual learning. Ablex, Norwood, NJ

Brosseau-Lachaine O, Casanova C, Faubert J (2008) Infant sensitivity to radial optic flow fields during the first months of life. J Vis 8(4):5, 1–14

Brown AM (1997) Vernier acuity in human infants: rapid emergence shown in a longitudinal study. Optom Vis Sci 74:732–740

Carkeet A, Levi DM, Manny RE (1997) Development of Vernier acuity in childhood. Optom Vis Sci 74:741–750

Ciner EB, Schanelklitsch E, Herzberg C (1996) Stereoacuity development—6 months to 5 years—a new tool for testing and screening. Optom Vis Sci 73:43–48

Corrow S, Granrud CE, Mathison J, Yonas A (2011) Six-month-old infants perceive the hollow-face illusion. Perception 40:1376–1383

Currie DC, Manny RE (1997) The development of accommodation. Vis Res 37:1525–1533

Daw NW (1994) Mechanisms of plasticity in the visual cortex. Investig Ophthalmol 35:4168–4179

Daw NW (2003) Critical Periods in the Visual System. In: Hopkins B, Johnson SP (eds) Neurobiology of infant vision. Praeger, Westport, CT, pp 43–103

de Heering A, Aljuhanay A, Rossion B, Pascalis O (2012) Early deafness increases the face inversion effect but does not modulate the composite face effect. Front Psychol 3:124

Distler C, Hoffmann KP (2011) Visual pathway for the optokinetic reflex in infant macaque monkeys. J Neurosci 31:17659–17668

Dobson V, Brown AM, Harvey EM, Narter DB (1998) Visual field extent in children 3.5–30 months of age tested with a double-arc LED perimeter. Vis Res 38:2743–2760

Fox R, Aslin RN, Shea SL, Dumais ST (1980) Stereopsis in human infants. Science 207:323–324

Fox R, McDaniel C (1982) The perception of biological motion by human infants. Science 218:486–487

Fukushima J, Hatta T, Fukushima K (2000) Development of voluntary control of saccadic eye movements. I. Age-related changes in normal children. Brain Dev 22:173–180

Fulton AB, Hansen RM (1987) The relationship of retinal sensitivity and rhodopsin in human infants. Vis Res 27:697–704

Germine LT, Duchaine B, Nakayama K (2011) Where cognitive development and aging meet: face learning ability peaks after age 30. Cognition 118:201–210

Ghim H-R (1990) Evidence for perceptual organization in infants: perception of subjective contours by young infants. Infant Behav Dev 13:221–248

Giaschi DE, Regan D (1997) Development of motion-defined figure-ground segregation in preschool and older children, using a letter-identification task. Optom Vis Sci 74:761–767

Gibson JJ (1950) The perception of the visual world. Houghton Mifflin, Boston, MA

Goldberg MC, Maurer D, Lewis TL (1997) Influence of a central stimulus on infants' visual fields. Infant Behav Dev 20:359–370

Hadad BS, Maurer D, Lewis TL (2010) The development of contour interpolation: evidence from subjective contours. J Exp Child Psychol 106:163–176

Hadad BS, Maurer D, Lewis TL (2011) Long trajectory for the development of sensitivity to global and biological motion. Dev Sci 14:1330–1339

Hainline L (1993) Conjugate eye movements of infants. In: Simons K (ed) Early visual development, normal and abnormal. Oxford University Press, New York, pp 47–79

Hainline L, Harris CM, Krinsky S (1990) Variability of refixations in infants. Infant Behav Dev 13:321–342

Hainline L, Riddell PM (1996) Eye alignment and convergence in young children. In: Vital-Durand F, Atkinson J, Braddick OJ (eds) Infant vision. Oxford University Press, New York, pp 221–248

Hainline L, Turkel J, Abramov I, Lemerise E, Harris CM (1984) Characteristics of saccades in human infants. Vis Res 24:1771–1780

Hansen RM, Fulton AB (1986) Pupillary changes during dark adaptation in human infants. Investig Ophthalmol 27:1726–1729

Held R (1993) Two stages in the development of binocular vision and eye alignment. In: Simons K (ed) Early visual development, normal and abnormal. Oxford University Press, New York, pp 250–257

Held R, Birch EE, Gwiazda J (1980) Stereoacuity of human infants. Proc Natl Acad Sci U S A 77:5572–5574

Hickey TL, Peduzzi JD (1987) Structure and development of the visual system. In: Salapatek P, Cohen L (eds) Handbook of infant perception. Academic, Orlando, FL, pp 1–42

Hohmann A, Haase W (1982) Development of visual line acuity in humans. Ophthalmic Res 14:107–112

Howland HC (1993) Early refractive development. In: Simons K (ed) Early visual development, normal and abnormal. Oxford University Press, New York, pp 5–13

Irvine SR (1948) Amblyopia ex anopsia. Observations on retinal inhibition, scotoma, projection, light difference discrimination and visual acuity. Trans Am Ophthalmol Soc 66:527–575

Jando G, Miko-Barath E, Marko K, Hollody K, Torok B, Kovacs I (2012) Early-onset binocularity in preterm infants reveals experience-dependent visual development in humans. Proc Natl Acad Sci U S A 109: 11049–11052

Johansson G (1975) Visual motion perception. Sci Am 232(6):76–88

Johnson SP, Aslin RN (1998) Young infants' perception of illusory contours in dynamic displays. Perception 27:341–353 (see www.pion.co.uk and www.envplan.com)

Katz B, Sireteanu R (1990) The Teller acuity card test: a useful method for the clinical routine? Clinical Vision Sciences 5:307–323

Kellman PJ, Spelke ES (1983) Perception of partly occluded objects in infancy. Cogn Psychol 15:483–524

Kiorpes L, Bassin SA (2003) Development of contour integration in macaque monkeys. Vis Neurosci 20:567–575

Kiorpes L, Price T, Hall-Hero C, Movshon JA (2012) Development of sensitivity to global form and motion in macaque monkeys (Macaca Nemestrina). Vis Res 63:34–42

Leat SJ, St Pierre J, Hassan-Abadi S, Faubert J (2001) The moving dynamic random dot stereosize test: development, age norms and comparison with the frisby, randot, and stereo smile tests. J Pediatr Ophthalmol Strabismus 38:284–294

LeVay S, Stryker MP, Shatz CJ (1978) Ocular dominance columns and their development in layer IV of the cat's visual cortex: a quantitative study. Journal of Comparative Neurology 179:223–244

LeVay S, Wiesel TN, Hubel DH (1980) The development of ocular dominance columns in normal and visually deprived monkeys. J Comp Neurol 191:1–51

Levi DM, Klein SA, Aitsebaomo AP (1985) Vernier acuity, crowding and cortical magnification. Vis Res 25:963–977

Lewis TL (2012) What babies see. Vision Sciences Society: public lecture

Lewis TL, Maurer D, Chung JYY, Holmes-Shannon R, Van Schaik CS (2000) The development of symmetrical OKN in infants: quantification based on OKN acuity for nasalward versus temporalward motion. Vis Res 40:445–453

Lewis TL, Maurer D, Blackburn K (1985) The development of young infants' ability to detect stimuli in the nasal visual field. Vis Res 25:943–950

Manning C, Aagten-Murphy D, Pellicano E (2012) The development of speed discrimination abilities. Vis Res 70:27–33

Mason AJS, Braddick OJ, Wattam-Bell J (2003) Motion coherence thresholds in infants—different tasks identify at least two distinct motion systems. Vis Res 43:1149–1157

Maurer D, Salapatek P (1976) Developmental changes in the scanning of faces by young infants. Child Dev 47:523–527

Mitkin A, Orestova E (1988) Development of binocular vision in early ontogenesis. Psychol Beitr 30:65–74

Mondloch CJ, Le Grand R, Maurer D (2002) Configural face processing develops more slowly than featural face processing. Perception 31(5):553–566

Naegele JR, Held R (1982) The postnatal development of monocular optokinetic nystagmus in infants. Vis Res 22(3):341–346

Norcia AM, Tyler CW (1985) Spatial frequency sweep VEP: visual acuity during the first year of life. Vis Res 25:1399–1408

Norcia AM, Tyler CW, Hamer RD (1990) Development of contrast sensitivity in the human infant. Vis Res 30:1475–1486

O'Dell CD, Quick MW, Boothe RG (1991) The development of stereoacuity in infant rhesus monkeys. Investig Ophthalmol 32:1044

Otsuka Y, Yamazaki Y, Konishi Y, Kanazawa S, Yamaguchi MK, Spehar B (2008) The perception of illusory transparent surfaces in infancy: early emergence of sensitivity to static pictorial cues. J Vis 8(16): 6, 1–12

Pascalis O, de Schoenen S, Morton J, Deruelle C, Fabre-Grenet M (1995) Mother's face recognition by neonates: a replication and an extension. Infant Behav Dev 18:79–85

Pavlova M, Krageloh-Mann I, Sokolov A, Birbaumer N (2001) Recognition of point-light biological motion displays by young children. Perception 30(8): 925–933

Petrig B, Julesz B, Kropfl W, Baumgartner G, Anliker M (1981) Development of stereopsis and cortical binocularity in human infants: electrophysiological evidence. Science 213:1402–1405

Phillips JO, Finocchio DV, Ong L, Fuchs AF (1997) Smooth pursuit in 1- to 4-month-old human infants. Vis Res 37:3009–3020

Roucoux A, Culee C, Roucoux M (1983) Development of fixation and pursuit eye movements in human infants. Behav Brain Res 10:133–139

Schor CM (1985) Development of stereopsis depends upon contrast sensitivity and spatial tuning. J Am Optom Assoc 56:628–635

Shimojo S, Held R (1987) Vernier acuity is less than grating acuity in 2- and 3-month-olds. Vis Res 27:77–86

Simion F, Di Giorgio E, Leo I, Bardi L (2011) The processing of social stimuli in early infancy: from faces to biological motion perception. In: Braddick O, Atkinson J, Innocenti GM (eds) Progress in brain research, vol 189. Elsevier, New York, pp 173–193

Simion F, Regolin L, Bulf H (2008) A predisposition for biological motion in the newborn baby. Proc Natl Acad Sci U S A 105:809–813

Simons K (1983) Visual acuity norms in young children. Surv Ophthalmol 28:84–92

Sireteanu R (2000) Development of the visual system in the human infant. In: Kalverboer AF, Gramsbergen A (eds) Handbook of brain and behavior in human development. Kluwer, Dordrecht, pp 629–652

Skoczenski AM, Norcia AM (2002) Late maturation of visual hyperacuity. Psychol Sci 13:537–541

Slater AM, Morison V, Somers M (1988) Orientation discrimination and cortical function in the human newborn. Perception 17:597–602

Sugita Y (2009) Innate face processing. Curr Opin Neurobiol 19(1):39–44

Teller DY (1977) The forced-choice preferential looking procedure: a psychophysical technique for use with human infants. Infant Behav Dev 2:135–153

Teller DY (1997) First glances: the vision of infants. Investig Ophthalmol Vis Sci 38:2183–2203

Teller DY, Bornstein MH (1987) Infant color vision and color perception. In: Salapatek P, Cohen L (eds) Handbook of infant perception. Academic, Orlando, FL

Thorn F, Gwiazda J, Cruz A, Bauer J, Held R (1994) The development of eye alignment, sensory binocularity and convergence in young infants. Investig Ophthalmol 35:544–553

Timney BN (1981) Development of binocular depth perception in kittens. Investig Ophthalmol 21:493–496

Tsuruhara A, Sawada T, Kanazawa S, Yamaguchi MK, Corrow S, Yonas A (2010) The development of the ability of infants to utilize static cues to create and access representations of object shape. J Vis 10(12):2

Turner JE, Horwood AM, Houston SM, Riddell PM (2002) Development of the AC/A ratio over the first year of life. Vis Res 42:2521–2532

Walk RD, Gibson EJ (1961) A comparative and analytical study of visual depth perception. Psychol Monogr 75(15):1–44

Wattam-Bell J, Birtles D, Nystrom P, von Hofsten C, Rosander K, Anker S, Atkinson J, Braddick O (2010) Reorganization of global form and motion processing during human visual development. Current Biol 20:411–415

Wilson HR (1988) Development of spatiotemporal mechanisms in the human infant. Vis Res 28:611–628

Yang Q, Kapoula Z (2004) Saccade-vergence dynamics and interaction in children and in adults. Exp Brain Res 156:212–223

Yonas A, Granrud CE (1985) The development of sensitivity to kinetic, binocular and pictorial depth information in human infants. In: Ingle D, Lee D, Jeannerod RM (eds) Brain mechanisms and spatial vision. Martinus Nijhoff Press, Amsterdam

Yuodelis C, Hendrickson AE (1986) A qualitative and quantitative analysis of the human fovea during development. Vis Res 26:847–855

4　视觉系统的解剖发育

摘要

视觉系统发育初期，神经连接建立之前的几个事件是由基因和分子操控的。这些事件包括：细胞的传代和迁移，细胞轴突向靶区的投射，地形投射的形成，靶区终末的一般组织构成，神经纤维在视交叉处的相交，大脑皮质区域的位置，大脑皮质细胞色素氧化酶斑点的形成。这些事件大部分都在出生前形成。之后发生的事件则由电活动控制，发生在神经联系建立之后，且大部分情况下，在眼睛睁开后发生。这些事件包括核团内地形图的细化、大脑皮质柱状结构的细化，以及外侧膝状体核内各层的形成。某些视觉发育是由分子线索和电活动共同影响，包括大脑皮质的特异性（包括传入连接、传出连接、皮质内连接的特异性）和细胞色素氧化酶斑点周围"风车"的形成。因为视觉系统非常复杂，所以各式各样的线索能合作产生这样一个详细明确且有条理的系统是非常令人吃惊的。

神经系统的发育复杂又神奇（见 http://youtu.be/FugrcVhi2tg）。整个神经系统有近 1000 亿个神经元，每个神经元都有自己的功能。神经系统各部分的细胞都在同一个时间段内产生，在同一时间投射至不同方向。为了找到它们通往正确的核团、核内正确细胞的方向，这上千亿个投射将会穿过很长的距离，路过许多其他的纤维。

神经系统的发育包含一系列有序步骤。首先细胞形成，然后迁移到合适但往往较远的地方。细胞会形成用于接收信息的树突和用于传出信息的轴突，轴突有时甚至是在细胞移动过程中形成。轴突会找到正确的靶点组织，并在靶点核团形成规则的结构模式。对于成熟的生命体来说，大脑产生的细胞数量比其使用的细胞数量要多，因为一些投射到错误核团的神经元可能会丢失。细胞与其靶点组织之间建立连接，然后通过树突修剪、轴突终末收缩、新终末生长和突触成熟的过程来细化连接（Sanes 和 Yamagata，2009）。

Sperry（1963）在他著名的、以早期胚胎学家的许多观察发现为基础的化学亲和性猜想中提出，神经发育最初的步骤是由化学或分子因素控制的。分子线索通过吸引和排斥的机制，引导神经纤维去向靶点组织，并规避不合适的地方。这些机制在突触连接建立、感觉输入和动作输出存在之前操控神经发育。这之后的步骤受神经系统细胞之间的电活动影响，这可能是内在固有的，也可能是由感觉输入所支配。电活动管理神经连接的强度和分布，从而使其一致地、正确地对感觉信息进行定量分析和对运动进行控制。综上，我们可以定义神经系统发育的两个阶段：第一阶段，遗传因素提供分子指令；第二阶段，局部环境因素控制神经连接的完善。在第二个阶段，系统被称为是可变的或"可塑性的"，人们将神经系统的这个特性形容为"依靠经验的可塑性（experience-dependent plasticity）"，将依赖感官信息的活动形容为"依靠感官的可塑性（sensory-dependent plasticity）"。

视觉系统的发育和可塑性被广泛研究。在本书中，我们将重点研究哺乳动物的视觉系统，这样本书第 3 章所提到的解剖学、生理学、心理物理学的特征和人类视觉才能最好地联系起来，两者的视觉系统最为相似。另外，两栖动物的视网膜发育和顶盖发育之间的联系也经过了大量研究。其中一些工作将在后文地形投射部分讨论。

哺乳动物视觉系统的三个主要感觉区域（视网膜、丘脑中的外侧膝状体核和视皮质）的细胞是在几个互相重叠的时间段发育的。例如，猕猴视网膜中的细胞是在胎龄 30 ～ 120 日（E30 ～ E120）发育的，外侧膝状体核中的细胞是在 E36 ～ E43 发育的，而大脑皮质中的细胞是在 E40 ～ E90 发育的（Rakic，1992）。视网膜细胞产生所需时间较长，是因为其中的细胞生殖要经历一个梯度（gradient）：视网膜中心凹的细胞先产生，外围部分的细胞后产生（LaVail 等，1991）。因此，视觉系统中传入通路的各个结构是并行发育，而非循序发育。

视网膜及其投射的发育

在视网膜中，神经节细胞、水平细胞、无长突细胞、视锥细胞并行发育，在这之后，视杆细胞、双极细胞、Muller 细胞再进行发育（Marquardt 和 Gruss，2002）。本书主要讨论中枢神经系统，即神经节细胞的发育及其轴突向外侧膝状体核、上丘以及视皮质的投射。因此，有关视网膜发育的讨论将会比较简短。

在猫出生时，神经节细胞在视网膜内丛状层的 a、b 两亚层中均分支成网状，并有着 ON-OFF 反应。在之后的 2 周，大部分神经节细胞树突的分支相互分离，存在于 a 层或 b 层中（Maslim 和 Stone，1988），并且其反应变作 OFF 或 ON。如果视网膜被浸泡在可以阻止这些不成熟的视网膜所有电反应的 2- 氨基 -4 磷酰基丁酸中，上述分离过程将不会出现（Bodnarenko 和 Chalupa，1993）。如果将小鼠在黑暗中养大，那么这种分离也不会发生（Tian 和 Copenhagen，2003）。还没有研究发现其他神经节细胞的特征在这些情况下受到影响。ON-OFF 反应发生的变化将会在外侧膝状体核和视皮质内细胞的反应中被清晰地反映出来。

神经节细胞的轴突必须经过视网膜表面到达视乳头，然后离开视网膜到达视交叉。第一批生成的神经节细胞位于视网膜中央，靠近视乳头，硫酸软骨素引导它们去往视乳头（Brittis 等，1992）。随后在视网膜更外围部分生成的神经节细胞由该硫酸软骨素环集中引导，然后与先前通过 L1 免疫球蛋白分子作用生成的神经节细胞轴突形成束（Brittis 等，1995）。它们还会被 netrin 吸引到视乳头（Deiner 等，1997）并被神经信号导向分子（semaphorin guidance molecule）Sema 5A 从视神经边缘排斥（Oster 等，2003）。由此，吸引和排斥的共同作用引导视网膜神经节细胞的轴突穿过视网膜，进入视神经。

有 20 余种无长突细胞和 20 余种神经节细胞，均可以通过遗传标记区分（Cherry 等，2009；Kay 等，2011）。特定无长突细胞和神经节细胞之间的连接发生在视网膜内丛状层中的一组亚层中（见第 2 章）。这种分层是由名为 sidekick（Sdk）和 Dscam 的免疫球蛋白分子介导的（Yamagata 和 Sanes，2008；图 4.1）。最终，每种神经节细胞和无长突细胞在视网膜上间隔规则排列，而不是无序排列。星爆无长突细胞（starburst amacrines）的排列过程则是名为 MEG 的排斥性分子作用的结果（Kay 等，2012；图 4.2）。

视交叉

两眼向前看的动物拥有双眼视。为了形成双眼视，处理对侧视野的神经节细胞轴突穿过视交叉投射到大脑另一侧，而处理同侧视野的神经节细胞轴突向大脑的同侧投射。因此，左侧外侧膝状体核与视皮质由左眼颞侧视网膜和右眼鼻侧视网膜得到信息，产生右侧视野中的双眼视信息；右侧外侧膝状体核与视皮质信息正好相反。灵长类动物向同

侧投射的视网膜神经节细胞轴突占总数的一半。这个比例在猫、雪貂、啮齿动物中逐渐减少。在小鼠中，品种不同，这个比例为 5% 或更少。

视网膜神经节细胞的轴突由名为 slit 的细胞外基质分子引导向视交叉。名为 robo 的轴突生长锥受体则对所有视网膜神经节细胞轴突有抑制作用（Erskine 等，2000）。slit 分子分布于视交叉周围、通往视交叉的部分视神经周围以及远离视交叉的视束周围（Erskine 等，2000）。小鼠 slit1 和 slit2 的双突变体显示在真正的交叉之前有一个较大的额外交叉，轴突伸入对侧视神经，朝向相反的视网膜，轴突延伸到交叉的背侧和侧面（Plump 等，2002；图 4.3）。因此，slit 可以引导神经节细胞的轴突进入、穿过并离开视交叉，但无法区分向同侧投射的轴突和向对侧投射的轴突。

向同侧投射与向对侧投射的轴突在视交

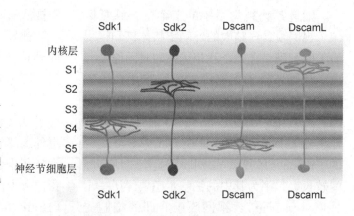

图 4.1 无长突细胞（上）与神经节细胞（下）在视网膜内丛状层的亚层（S1 ～ S5，中间）通过两种细胞表达的分子的对应而形成连接［Reprinted with permission from Sanes and Yamagata（2009）］

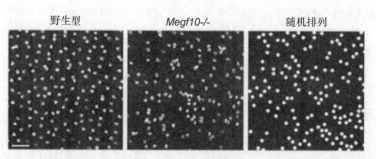

图 4.2 星爆无长突细胞因排斥性分子 Megf10 在视网膜中均匀分布（左图）。对比 Megf10 敲除（中图）与随机排列（右图），可见 Megf10 的效果［Reprinted with permission from Kay et al.（2012）］

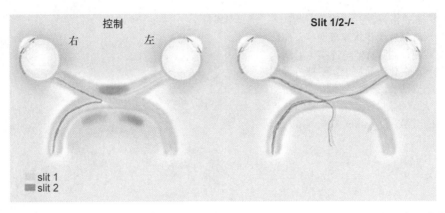

图 4.3　视交叉处的 slit 分子与附近的视觉通路。如缺少 slit 分子，一些神经纤维会形成异常通路［Reprinted with permission from Plump et al.（2002）］（见彩图）

叉中线附近一层呈栅栏状的神经胶质细胞中分岔（Marcus 等，1995）。这些神经胶质最中间的部分表达一种叫作 ephrin B2 的配体。小鼠腹颞侧视网膜的轴突向同侧投射，由于具有受体 EphB1，且该受体被 ephrinB2 拮抗，因此这些轴突不会跨过中线（Williams 等，2003）。不同物种中，向对侧投射的轴突百分比不同，ephrin B 的表达量和在发育中适宜的表达时间也不尽相同（Nakagawa 等，2000）。另外，在腹颞侧视网膜中还表达一种转录因子——锌指蛋白（zinc finger protein）zic2，与不同物种的双眼视程度相关，其缺失导致同侧投射失败（Herrera 等，2003）。另一种转录因子 Isl2 仅在对侧投射的视网膜神经节细胞中被发现（Pak 等，2004）。多项研究表明，它抑制了涉及 zic2 和 ephrin B2 的同侧寻路程序。

还有一些分子也参与引导视网膜神经节细胞轴突去往其靶组织的过程。下丘脑和上丘脑中富含 Tenascin 和 neurocan 两种体外抑制视网膜轴突生长的细胞外分子，而视网膜轴突则通常回避去到这些地方（Tuttle 等，1998）。缺乏 netrin 或其受体 DCC 的小鼠表现出下丘脑中视网膜神经节细胞轴突路线异常（Deiner 和 Sretavan，1999）。似乎许多分子都参与控制视网膜神经节细胞轴突远离不合适的区域（例如上丘脑和下丘

脑），投向通常投射的区域（例如外侧膝状体核和上丘）。

白化病动物视交叉处的异常

有些基因缺陷会影响视交叉处纤维生长的路线。例如，患白化病的动物和人在颞侧视网膜中紧贴垂直经线的位置有一组呈带状的、本应向对侧投射的视网膜神经节细胞，实际却向同侧投射（Guillery，1974；图 4.4）。这个现象导致了两个问题：①视野中两块带状的、分别位于垂直经线两侧的区域内的信息被左右脑同时处理，产生重复信息。②因为在带状区域内左眼的神经节细胞投射至一个半脑，而另一只眼的对应神经节细胞投射至另一个半脑，因而缺乏双眼协调。因此，一些白化病患者能够拥有立体视是非常令人惊讶的（Apkarian 和 Reits，1989；Guo 等，1989）。有假设称这些患者的胼胝体弥补了视交叉处的缺陷。

有关猫的研究显示，白化病患者的视觉系统有两种方法可以处理上述信息复制现象。在第一种情况中，接受来自视网膜的异常投射的外侧膝状体细胞向大脑皮质通常接受这一部分信息的位置进行投射，但来自此投射的信息在大脑皮质被抑制（Guillery，1974）。拥有这类投射模式的猫被称作中西

图 **4.4** 暹罗猫的错误连接。在正常猫中，鼻侧视网膜与对侧外侧膝状体核连接，而颞侧视网膜与同侧外侧膝状体核连接（上图）。在暹罗猫与其他白化病动物中，一部分颞侧视网膜投射至对侧外侧膝状体核（下图）。因此，去往大脑一侧与另一侧投射的分界线在中心凹偏颞侧（Adapted from Guillery 1974）

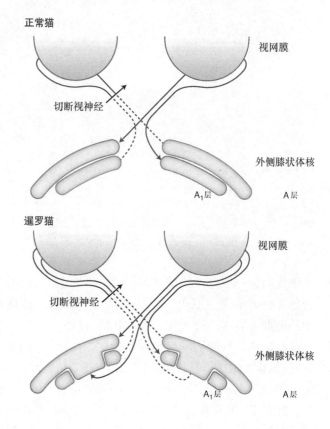

部猫（Midwestern），因为它们最初是由在美国威斯康星州工作的研究者发现的。因为投射被抑制，所以它们无法在一只眼睛闭上时看见同侧视野。大脑补偿这种信息复制的另一种方式是为这份来自颞侧视网膜的异常投射在皮质上创造一块新的部分，于是每个大脑皮质都拥有视野中央区域的详细地图。拥有这类投射模式的猫被称作波士顿猫（Boston），因为它们最初是由在这个城市工作的研究者发现的。

fMRI 研究发现，人类既不表现出中西部模式，也不表示出波士顿模式（Hoffmann 等，2003）。来自颞侧视网膜的信息没有被大量抑制，大脑内的解剖形态也没有重新排列。在初级视皮质和纹状皮质中都是这样。相对于中西部模式，没有信息抑制现象，作者将它称作"真实白化病"（true albino）模式。相似的试验结果在四位白化病患者身上得到验证。白化病患者类型多样，而关于这种模式是否在所有患者身上适用，还需要进行更多的研究。尽管如此，在大部分白化病患者中，只刺激一只眼睛时，都能发现两个半脑间视觉诱发电位的不对称性（Creel 等，1974；Guo 等，1989）。

眼皮肤白化病患者（皮肤缺乏色素）和眼白化病患者（皮肤有色素，但眼睛缺乏色素）均存在视交叉处投射异常。许多研究表示，导致投射异常的重要因素是视网膜色素上皮细胞中的黑色素缺失而非视交叉本身的缺陷（LaVail 等，1978；Marcus 等，1996）。这清晰地指向以下结论：视网膜中色素的缺乏影响视网膜神经节细胞表达导向因子，例如 EphB1 和 zic2，而这些导向因子决定哪些视网膜神经节细胞轴突通过视交叉，哪些不通过，或是哪些轴突会在修饰过程中被消除。这个过程如何发生尚不清楚，是一个亟待解决的问题。

外侧膝状体核的发育

外侧膝状体核为层状结构。猫的外侧膝状体核主要有三层（上面两层在图 4.5 中显示），灵长类动物的外侧膝状体核有六层（图 2.8）。在发育初，层状结构并不明显，每只眼睛的投射末端都穿过整个外侧膝状体再分叉（Rakic，1976；Sretavan 和 Shatz，1986）。随着发育过程推进，右眼的神经末梢从一些层中缩减，而在另一些层中延伸，左眼也是如此（图 4.5），从而形成分层。如果没有神经元电活动，这个分层过程，以及第 2 章中讨论过的分离出单独的开（ON）、关（OFF）通路的过程，都不会发生（Shatz 和 Stryker，1988）。正常小猫外侧膝状体中单个细胞对刺激开始或停止时做出反应。但生长过程中，如果小猫视网膜电信息输入过少，其外侧膝状体中单个细胞既会在刺激开始时也会在刺激停止时做出反应（Dubin 等，1986）。在雪貂的大脑中，除了 ON、OFF 亚层以外，还有一个额外的亚层，而如果雪貂的视网膜没有接收到电信号，这个亚层也不会出现（Cramer 和 Sur，1997）。有趣的是，在猕猴的外侧膝状体中，即使单独针对左眼或右眼的特异层还没有形成，M 通路中的神经节细胞轴突在一开始就可以找到去往正确层（下两层）的通路，P 通路中的神经节细胞轴突（上四层）也一样（Meissirel 等，1997）。研究已经发现大细胞层或小细胞层富集各种分子，被认为与分层结构的形成相关（详见 Murray 等，2008）。因此，在外侧膝状体核分层形成过程，既包括分子线索，又包括依靠活动的线索。

外侧膝状体核分层在猫和猕猴中形成于产前，在雪貂中形成于产后睁眼前。这时，感光细胞还没有发育。因此产生疑问：电活动是哪里来的？它如何导致左眼信息输入与右眼信息输入的分离，以及 ON 输入与 OFF 输入的分离？

其基本机制基于 Hebb（1949）的假说。通俗来讲，这个假说是："同时放电的细胞是相连的"。如果相邻的左眼细胞同时放电，那么它们会刺激邻近的外侧膝状体细胞，对右眼来说也是类似的。如果左眼细胞和右眼细胞在不同时候放电，那么它们会刺激不同的外侧膝状体细胞。

视网膜中有一个机制是专门用来做这件事的（见第 5 章）。在外侧膝状体核分层时，视网膜中有一波波正在放电的神经节细胞在视网膜内向各个方向移动（Meister 等，1991），并传播到整个视觉系统（Ackman 等，2012）。左眼视网膜的电波和右眼视网膜的电波行进方向互相独立。在这些电波穿过视网膜时，促使邻近的神经节细胞一起放电，而更远的神经节细胞则不放电。这些波

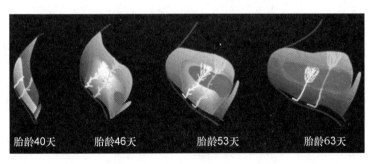

图 4.5 猫的外侧膝状体核中关于眼睛的层的形成。绿色为异侧层，红色为同侧层，紫色为两者重叠的层。黄色为来自异侧视网膜的轴突终端，白色为来自同侧视网膜的轴突终端。随着发育的进行，不同来源的终端被局限于特定的层（Figure courtesy of Carla Shatz）（见彩图）

的传播被认为是通过胆碱能无长突细胞进行的，胆碱能无长突细胞为一个区域内的许多神经节细胞提供共同的输入（Feller 等，1996）。因此，缺少乙酰胆碱受体 β2 亚单位的小鼠由于不能引起邻近神经节细胞的电活动（McLaughlin 等，2003b），其视网膜-膝状体分层就不存在（Rossi 等，2001）。此外，小鼠中在眼睛睁开前的一段时间里，其视网膜神经节细胞的活动可通过光遗传刺激诱导，双眼视网膜的同步激活会减弱分层，而异步激活则会增强分层（观察上丘，而不是外侧膝状体（Zhang 等，2012）。

视网膜投射地形

视网膜、外侧膝状体核及上丘之间的连接，以及从外侧膝状体核到视皮质的连接，都具有特定的地形图。这些地形图的形成在上丘及其同系物（低等脊椎动物的视顶盖）中得到了最仔细的研究。这是一个二维投射，视网膜中的颞-鼻轴投射到上丘的前-后轴，视网膜的背-腹轴投射到上丘的外-内侧轴。青蛙、鱼类的投射与小鼠、大鼠的投射不同。前者视网膜和顶盖在生命中不断生长，连接不断移动和重排。而后者投射则不会发生上述过程。我们将集中讨论哺乳动物，尤其是啮齿动物的情况。

视网膜神经节细胞轴突从其前端进入上丘脑（综述见 McLaughlin 等，2003a）。它们并不是最初就长到上丘脑的正确位置。一开始，它们会越过上丘的两侧，延伸到更远处（图 4.6 左侧）。然后，在正确的位置进行精细化分支，并消除过长的轴突，最终产生正确合适的连接（图 4.6 右侧，见 http://youtu.be/hLs3m6nIJ1E）。

许多分子梯度和机制一起作用影响地形图的发育。最容易理解的是受体酪氨酸激酶分子、Eph 分子及其配体 ephrin，它们连接起来向细胞的突触后和突触前发送信号（Feldheim 和 O'Leary，2010）。ephrin 分成两类：ephrin A，通过糖磷酰肌醇键固定在膜上并结合 EphA 受体；ephrin B，它有一个跨膜区，并和 EphB 受体结合。EphB 在视网膜中从腹侧到背侧形成梯度表达，上丘脑中从中部到侧面形成梯度表达（图 4.6）。EphB2 和 EphB3 的双突变体会导致沿中间外侧轴的投射中出现错误（Hindges 等，2003）。EphA 的表达在视网膜内从颞侧到鼻侧形成梯度，ephrin A 的表达在上丘脑中从后部到前部形成梯度。ephrin B 的表达情况没有 ephrin-A 那么清晰，因为 ephrin A2

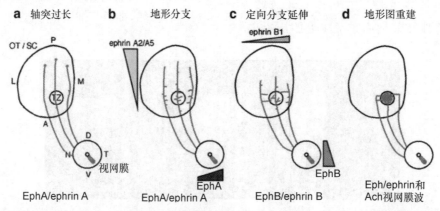

图 4.6 顶盖中的 ephrin 梯度（上图）和视网膜中的 Eph 梯度（下图）。初始投射（最左侧）在电活动介导下，从左往右经历不同的阶段，最后终末神经末梢逐渐回退到终末区（TZ）［Reprinted with permission from O'Leary and McLaughlin（2005）］

和 ephrin A5 双突变体表现出投射异常的地方是在前后轴，中间外侧轴上的异常则较少（Feldheim 等，2000）。分子梯度的根本机制取决于轴突末梢对梯度的反应：在低浓度处具备吸力，而在高浓度处具备斥力（Hansen 等，2004）。

大部分关于投射地形的研究集中在上丘脑，而不是外侧膝状体核。对外侧膝状体核的研究发现一个有趣的现象，在该核团中，左右眼分别有其对应的层，且从垂直中线到周边，一层叠一层排列。视网膜中是否有两个梯度，一只眼睛的梯度从中央到颞侧，另一只眼睛的梯度从中央到鼻侧，两者投射在外侧膝状体核内成为一个梯度？还是说，视网膜中只有一个从颞侧到鼻侧的梯度，投射到外侧膝状体核中两个对立的梯度上，一个梯度与左眼的层相关，另一个梯度与右眼的

层相关？第一个解释似乎更加正确：视网膜中有两个 EphA 梯度，而外侧膝状体核中有一个 ephrin A 梯度（Huberman 等，2005）。在同侧投射小于等于 5% 的物种中，可能没有注意到视网膜中存在双梯度。基因突变的小鼠研究中也发现一个有趣的问题：从视网膜到上丘脑和从 V1 到上丘脑的投射并不匹配。因此，小鼠视觉系统的发育分为两个阶段：首先，通过 ephrin 梯度建立视网膜-丘脑地形投射，然后通过类似的电活动模式匹配大脑皮质-丘脑的投射（Triplett 等，2009；图 4.7）。

ephrin 参与将同侧投射的视神经纤维离开视交叉，并投射到外侧膝状体核和上丘。如下文所述，它们还参与了皮质区域轮廓的描绘。此外，ephrin A2 和 ephrin A5 定义了视觉丘脑和听觉丘脑之间的明显边

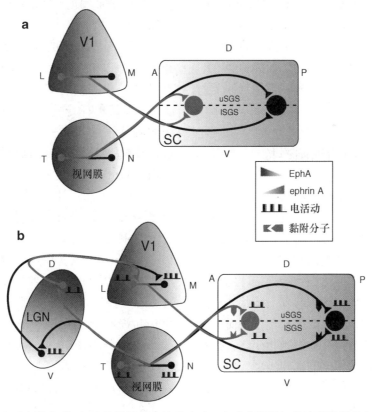

图 4.7　视网膜-上丘和视皮质-上丘的投射对应关系（a）。实验表明最初的地形投射是由黏附分子梯度引导的，也受同步电活动影响（b）[Reprinted with permission from Triplett et al.（2009）]。LGN，外侧膝状体；SC，上丘；uSGS，上层灰层；lSGS，下层灰层（见彩图）

界（Lyckman 等，2001）。这就引出一个问题：是什么支配着 ephrin 的表达，从而使其在正确的时间、正确的地点完成这些多重功能？有多种转录因子起作用（例如，Vax2 突变使 EphA5、EphB2、EphB3、ephrin B1 和 ephrin B2 梯度消失；Mui 等，2002），McLaughlin 等（2003a）对此进行了总结。但证据太复杂，无法进行这样的简单回顾。

ephrin 梯度和其他分子将视网膜轴突引导至上丘正确位置，电活动在这个过程中也起了显著作用。上丘脑被 N- 甲基 -D- 天冬氨酸谷氨酸受体拮抗剂处理后的大鼠，其视网膜神经节细胞末梢分支比起对照组分布更广（Simon 等，1992）。另外，乙酰胆碱受体 β2 亚单位突变的小鼠在 P0 ～ P8 也具有分布较广的神经末梢，但没有上述电活动，也和邻近的神经节细胞没有关联的电活动（McLaughlin 等，2003b；Dhande 等，2011）。显然，ephrin 足以做到将神经节细胞末梢引导至正确的位置，但投射地形的最终细化可能是受电活动控制。相邻神经节细胞之间对应的电活动可使神经末梢延伸至上丘附近。

整体地形投射中的细胞连接

在整体地形投射中，特定的细胞类型与另一些特定的细胞类型形成突触。一些情况下，不同层次的细胞形成突触，例如视网膜内丛状层的亚层和外侧膝状体核层。某些情况下，层间可以形成更细致的连接，例如视网膜具有瞬时反应的细胞与外侧膝状体核中具有瞬时反应的细胞形成突触连接，而反应持久的细胞则会与持久的细胞相连。新技术通过遗传标记显示特定的细胞类型，使我们能够研究这些细胞的投射。例如，可以标记四种不同类型的视网膜神经节细胞，并研究它们向上丘的投射（Kim 等，2010；Kay 等，2011）。随着这些技术的发展，有望阐明特定细胞类型发育的方方面面。

视皮质及皮质投射的发育

视皮质定位受到分子因素的影响。特别是转换因子 Emx2、Pax6、Coup-TFI 和 Sp8。图 4.8a 是分子梯度示意图。图 4.8b 中通过基因敲除或改变某个基因的方式展示了不同初级感觉和运动区域在皮质的定位变化。比如，Emx2 的超表达会导致其对应的视皮质扩张（Hamasaki 等，2004）；Emx2 突变时，其视皮质会萎缩并向后移动；Pax6 突变时，其视皮质则会向前移动（Bishop 等，2000）。还有其他转换因子会在视皮质中以梯度的形式表达，但它们彼此互相作用的方式还有待深度理解，并且未来一定会有更多转换因子被发现（O'Leary 和 Nakagawa，2002）。

尽管这些分子的梯度会影响皮质感觉和运动区域的定位，但它们并没有明确标记不同区域之间的边界。视皮质由 ephrin 和 OCC1 等其他标记物（Yamasori，2011）更为明确地描绘。这一点在猕猴身上最为明显，猕猴的纹状体和纹状体外皮质之间有一条由 ephrin 表达产生的清晰的分界线。在胎龄 65 天（E65）时（传入神经接触皮质板之前），在未来将成为视皮质的区域中可发现 EphA6 和 EphA7（Donoghue 和 Rakic，1999）。EphA3 也是在这个时期在视皮质中发现的，但它只存在于纹外皮质中。在 E115 时（传入神经接触皮质板之后），ephrin A5 和 EphA7 在纹状皮质中被找到，并有着非常清晰的分界（Sestan 等，2001）。在丘脑中，也可找到有着清晰分界的不同的 Eph 和 ephrin（Sestan 等，2001）。遗憾的是，突变实验在猕猴身上无法实现，所以我们还不知道丘脑 Eph 对于大脑皮质特定的投射影响有多准确。但很明显的是，不仅仅是用

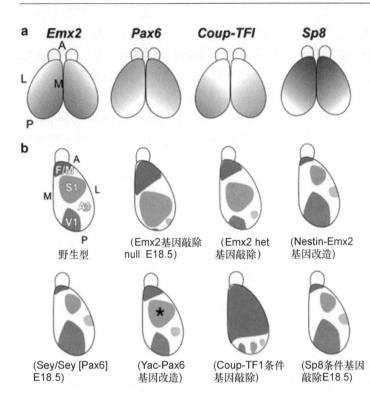

图 4.8　a 图为影响小鼠质初级感觉和运动区域形成的梯度。b 图解释如何通过敲除或超表达一个基因来改变这两个区域的位置［Reprinted with permission from O'Leary and Sahara（2008）］（见彩图）

于确定大脑皮质区域大致位置的梯度，大脑皮质的定位也在丘脑传入神经延伸至大脑皮质之前就已经被标记。

一个有意思的问题是：分子梯度如何在皮质区域之间形成清晰的边界？理论上，如果两种相反的分子梯度（如 Emx2 和 Pax6）相互作用，影响同一细胞内的其他分子，这是可能的。实际上，这种机制尚不清楚。在研究出完整的机制之前，似乎有可能会发现更多的分子来标记皮质的特定区域，甚至可能比 ephrin 更清晰。

膝状体投射的发育

从外侧膝状体向视皮质的投射与从视皮质向外侧膝状体的投射在同一时间长出，并在中途相遇（Lopez-Bendito 和 Molnar，2003）。这两组投射可能会在它们后半个移行过程中充当彼此的支架——这一概念被称为"握手假设"。从外侧膝状体向视皮质的投射可能影响视皮质的结构。例如，当猕猴双眼被摘除，在区域 17 附近会出现一个新的、不同于初级视皮质和次级视皮质的细胞结构的区域（Rakic 等，1991）。许多分子因素可以影响投射的路线。举一个例子，当 Emx2 发生突变，两组投射都是异常的（Lopez-Bendito 和 Molnar，2003）。在早期发育的过程中，电活动也对外侧膝状体向视皮质的投射产生影响：颅内注射河豚毒素会导致皮下区域的投射显著增加，而这个区域是正常投射会规避的（Catalano 和 Shatz，1998）。总而言之，分子的影响和电活动都会影响这些投射的发展。

视皮质的分层

视皮质神经元细胞的生成模式对视皮质的组织构架有重要影响。视皮质神经元由位于皮质最深处的"脑室区"的干细胞发展而来，新生的神经元从该区域移行，最终形成皮质层（图 4.9，见 http://youtu.be/jeSh9t4aMa4）。早期生成的神经元是暂时存活的，最终会死亡。一些细胞会移行至第Ⅰ层，一些移行到下方的白质并形成第Ⅵ层（Marin-Padilla，1971；Rakic，1977；Luskin 和 Shatz，1985；Kostovic 和 Rakic，1990）。第Ⅰ层的细胞叫作 Cajal-Retzius 细胞，第Ⅵ层以下的细胞叫作基底细胞（subplate cell）。皮质本身是在这些短暂的细胞之后以由内而外的方式生成的。如图 4.1 所示，首先生成最内层，即第Ⅵ层，然后是第Ⅴ层、第Ⅳ层、第Ⅲ层，最后生成最外层，即第Ⅱ层（Rakic，1974；Luskin 和 Shatz，1985）。因

为细胞是在第Ⅵ层以下的脑室区产生的，这样发育的结果是细胞在移行到最终位置时，会经过更低的层。整个过程相当缓慢。

在细胞穿过各层时，它们与神经胶质细胞紧密对立。这些神经胶质细胞被称为放射状胶质细胞，它们引导新生神经元离开脑室区（Rakic，1972；图 4.10）。这些放射状细胞非常特殊，因为它们也会生成神经元（Noctor 等，2001）。当新生的神经元变成熟，其大部分轴突和树突都在大脑皮质中呈放射状分布。实际上，早在之前提到过

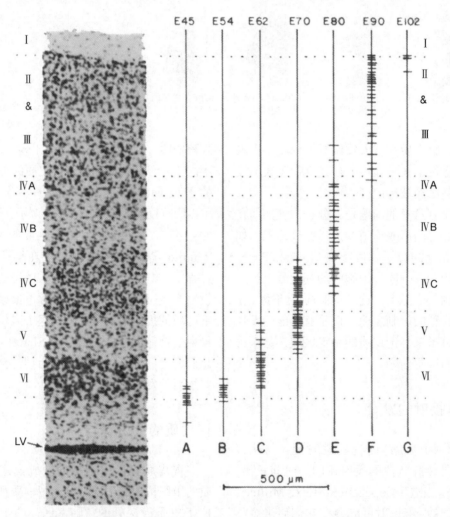

图 4.9　猴子视皮质中不同层次神经元的产生时间。左侧为各层神经元示意图，右侧为胚胎发育过程中神经元的产生时间示意图。每条线代表一种神经元，该神经元在所示胎龄用 ³H 胸腺嘧啶核苷标记，其位置在出生后的 2～5 个月内确定。最终进入白质（LV）的神经元是基底神经元的残余部分 [Modified with permission from Rakic（1974）]

的生理学证据出现之前，当 Lorente de No（1938）发现这样的结构时，他就已经提出大脑皮质细胞呈柱状排列。细胞在发育过程中的放射状迁移似乎与皮质的柱状结构相关，但具体机制还不确定。有意思的是，由同一细胞复制（克隆）而来的细胞会发展成为有着同一朝向选择性的细胞。这在第 5 章"有相似感受野的细胞群"部分会提到（Li 等，2012）。

基底细胞的作用

皮质下基底细胞在传入纤维的寻路中起着重要作用。从外侧膝状体核发出的轴突通过基底向大脑皮质生长（Rakic，1976；Shatz 和 Luskin，1986）。当轴突触及大致正确的位置时，它们会在基底层停止一段时间。Rakic（1977）称之为"等待期"。对于灵长类动物，其大脑生长十分缓慢，这段"等待期"可能会持续好几周。在这期间，外侧膝状体的轴突会与基底细胞建立连接。基底细胞与大脑皮质第Ⅳ层产生连接。因此，基底细胞被外侧膝状体核单突触刺激，而第Ⅳ层皮质细胞被多突触刺激（Friauf 等，1990）。在猫的视觉系统中，第Ⅳ层的连接在一开始是多突触的，外侧膝状体细胞在出生后才长至第Ⅳ层（Shatz 和 Luskin，1986），而第Ⅳ层的连接在出生后 21 天以内会变为单突触的（Friauf 和 Shatz，1991；图 4.11）。如果基底细胞被去除，外侧膝状体纤维会越过它们的正确地点，最终去到别的地方（Ghosh 等，1990；图 4.12）。因此，基底细胞可能包含管理传入纤维的正确定位的分子线索。这可能是它们的主要作用，因为很多基底细胞都在外侧膝状体核纤维与其接触之后不久死亡（Chun 和 Shatz，1989；Kostovic 和 Rakic，1990）。

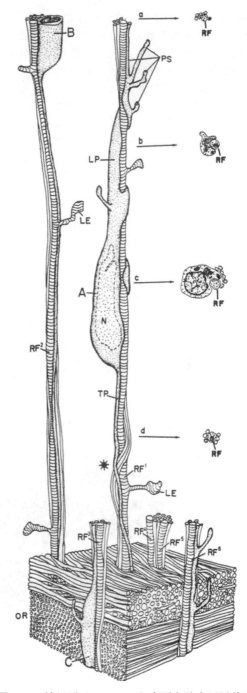

图 4.10　神经元（A、B、C）自下方脑室区迁移至上方表层。神经元与放射状胶质细胞（RF）密切联系。神经元 A 有其前导突起（LP）、伪足（PS）与后端突起（TP）。右侧显示四个不同阶段的平面图。在所有阶段，神经元都与放射状胶质细胞密切接触。OR，视放射；LE，层状扩展［Reprinted with permission from Rakic（1972）］

图 **4.11** 猫出生前外侧膝状体与基底间的单突触连接，以及出生后外侧膝状体与视皮质第Ⅳ层的单突触连接。图示不同年龄段刺激外侧膝状体导致的基底与视皮质第Ⅳ层的延时反应。2 ms 的延时表示单突触输入，大于等于 4 ms 表示双突触输入。在 P0 ～ P21（出生后 0 ～ 21 天），与视皮质第Ⅳ层的连接变为单突触［Reprinted with permission from Friauf and Shatz（1991）］

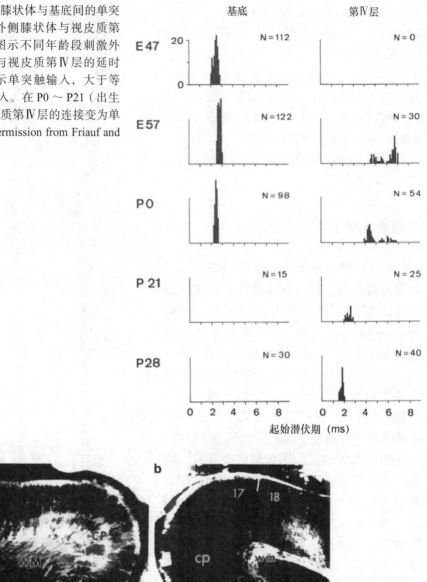

图 **4.12** 如基底缺失，外侧膝状体轴突不会在皮质进行分布。（**a**）外侧膝状体轴突于 P2（出生后 2 天）在皮质进行分布。（**b**）在基底损伤后，外侧膝状体轴突于 P5（出生后 5 天）经过皮质但不进行分布［Reprinted with permission from Ghosh et al.（1990）］

GABA 细胞的迁移

锥体细胞是一群顺着放射状神经胶质细胞以放射状形式迁移穿过大脑皮质的细胞，它们以谷氨酸盐为神经递质向皮质以外或皮质内的其他层投射。以 GABA 为递质的细胞迁移路线不同。它们在神经节隆起处产生，然后沿切线方向移动，穿过皮质到达最终位置（Anderson 等，1997；Lavdas 等，1999）。以谷氨酸盐为递质的神经元以地形图结构接收传入纤维并发出传出纤维。以 GABA 为递质的神经元是局部回路神经元，负责调整感受野特性，因此，它们的位置相对以谷氨酸盐为递质的神经元来说没有那么重要，但两者不同的迁移模式都具有一定的意义。

视皮质各层之间连接的发育

视皮质内各层的结构也是由分子线索控制的。传入纤维进入第Ⅳ层，传出纤维从第Ⅵ层投射回外侧膝状体，上丘的传出神经来自第Ⅴ层。当将皮质和外侧膝状体或上丘切片放入培养皿中时，这种特异性得以保留（Yamamoto 等，1989；Blakemore 和 Molnar，1990；Novak 和 Bolz，1993；图 4.13）。外侧膝状体核的切片放在皮质软脑膜表面，而不是白质下，来自它的纤维仍然会生长到第Ⅳ层。这强烈表明有分子线索吸引传入纤维。我们的"老朋友"ephrin 再次参与其中——ephrin A5 在第Ⅳ层表达。并且，当 ephrin A5 被敲除后，该层内由丘脑来的神经终末会减少；反之，当 ephrin A5 过度表达，终末会增多（Mann 等，2002）。

有一种名为 reeler 的基因变异小鼠，其视皮质各层的结构被打乱（Caviness，1976）。第Ⅵ层的多形态细胞被发现长在了软脑膜的下方。锥体细胞位于倒置的位置，本该长在第Ⅴ层的大细胞长在了第Ⅱ、Ⅲ层的小细胞之上。即使长在了错误的层中，这些细胞依然做了正确的连接，并有着正确的感受野特性（Lemmon 和 Pearlman，1981）。这也表示了第Ⅴ层细胞有其固有的因素，第Ⅱ、Ⅲ层也有另一种固有的因素，使它们能够识别自己的目标，而不依赖于它们是否位于皮质的正常或异常位置。

皮质中，一层到另一层的连接在形成的时间上也有一定的特异性。在灵长类动物中，生长中的刺状神经元可以在不在ⅣC层建立分支的情况下就对准浅层和深层，而第Ⅵ层的锥体神经元可以在不在第Ⅴ层建立分支的情况下就对准ⅣC层。也有一些瞬时分支——ⅣCβ 神经元可能会在 4B 建立分支，也有一些暂时的投射去往基底（Callaway，1998）。其中一些分支在电活动的影响下被消除（Butler 等，2001）。因此，电活动依赖性线索在某些情况下与分子线索一样发挥作用。

有着相似特性的细胞群的发育

如在第 2 章中所描述的，拥有相似的感受野特性的大脑皮质细胞会聚集在一起。被左右眼分别驱动的细胞群叫作眼优势柱。针对某一个方位的细胞聚集在一起为朝向柱，

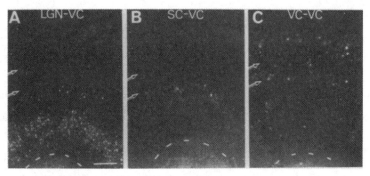

图 4.13　将原本相互可以连接的视皮质切片放置在一起共同培养，依然可以产生正确的连接。在皮质靶点进行标记，这些标记逆行到源头细胞。当视皮质与外侧膝状体（LGN-VC）共培养时，视皮质第Ⅳ层中的细胞被标注（**A**）；当视皮质与上丘（SC-VC）共培养，视皮质第Ⅴ层中的细胞被标注（**B**）；当视皮质与视皮质共培养（VC-VC），视皮质第Ⅱ层中的细胞被标注（**C**）。箭头标注视皮质第Ⅳ层。[Reprinted from Progress in Neurobiology，Toyama et al. Copyright（1993），with permission from Elsevier]

至少在灵长类动物中，这些朝向柱位于斑点（blobs）周围。这些斑点中有着密集的针对颜色但不针对特定朝向的细胞群。电活动和分子线索都会影响这些柱的发育。在啮齿动物中，不同于柱状，针对朝向的细胞区域是以"椒盐"形式分布的，但有着相似特定朝向的细胞是由同一类细胞复制而来的（Ohtsuki 等，2012）。

眼优势柱的形成

眼优势柱出现在发育早期——猕猴出生前已经开始发育（Rakic，1976；Horton 和 Hocking，1996），猫是眼睛睁开几天后（Crair 等，2001），白鼬是眼睛睁开前 2 周（Crowley 和 Katz，2000）。很显然，眼优势柱的形成并不需要视觉经验，并且形成的阶段早于它们可以被单眼视觉剥夺影响的阶段（Katz 和 Crowley，2002）。眼优势柱的发育还可能会受到早期使用 epibatidine（Huberman 等，2006）消除电活动的影响，以及后期使用河豚毒素（Stryker 和 Harris，1986）的影响，这表明电活动在该形成过程中起着重要作用。分子线索是否会驱动优势柱的形成是一个悬而未决的问题，目前还没有发现这种分子线索。

斑点和"风车"的形成

在猕猴中，初级视皮质中的细胞色素氧化酶斑点（blob）在出生之前就存在（Horton 和 Hocking，1996）；在猫中，它于 2 周大、眼睛睁开不久后出现（Murphy 等，2001）。之后密度会增加，并且间隔随着皮质变大而增加。控制朝向敏感性的"风车"（pinwheel）在同一时间发育，与此同时，在猫中，同侧眼和异侧眼发育出不同的输入连接（Crair 等，1998）。异侧眼的输入通路在 7 ~ 14 天的这段时间迅速发育，而同侧眼的输入通路在 14 ~ 21 天发育，有些直到 28 天才成熟（Crair 等，1998）。黑暗中抚养与在缺乏有图案的视觉刺激情况下抚养的雪貂有显著区别：前者中"风车"发育，后者中几乎缺失（White 等，2001；详见 www.visual-development.net）。这与细胞色素氧化酶斑点的发育相反。在没有任何视觉信息的情况下，细胞色素氧化酶斑点依然存在。

侧方连接的发育

成人的视皮质中，处理相似特征的柱与柱之间会形成侧方连接，例如处理左眼优势的不同柱之间、处理水平朝向的不同柱之间等。起初，这些连接比较分散（Luhmann 等，1986；Callaway 和 Katz，1990），更加精细的连接依赖与视觉经验的积累。正如研究中发现，通过缝合双眼来阻止对视网膜的刺激，这时的柱状连接精细化过程被干扰（Callaway 和 Katz，1991）。

柱的大小也随其感受野的变化而变化。有趣的是，这在 V1 和 V2 之间以及左右半球之间也是相互协调的（Kaschube 等，2009）。也就是说，一个在 V1 中的宽柱与 V2 中的宽柱，以及另一个半脑中的宽柱相连接。

分化过程中发生的其他事件

在新生神经元找到它们的最终位置，并形成连接之后，神经系统中还会发生一系列事件。一是一些细胞的死亡，二是轴突终末的修饰或消除或新轴突的生长，三是树突的分化，四是突触的形成和减少。这些都发生在视觉系统的发育过程中。据推测，早期失明的人视皮质较厚的原因可能是视觉过程修剪和收回失败（Jiang 等，2009）。

记录最完全的细胞丧失发生在视网膜神经节细胞到外侧膝状体核细胞之间。猕猴胎龄 80 ～ 120 天，其视网膜细胞丧失最为显著（Rakic 和 Riley，1983a），猫则是胎龄 39 ～ 53 天（Ng 和 Stone，1982；Williams 等，1986）。这种丧失由基因决定，与电活动没有关系（Friedman 和 Shatz，1990）。在运动系统中，细胞丧失的目的非常清晰：使运动神经元的数量与肌肉的数量相对应。在视觉系统中，细胞丧失的目的并不十分清楚。猕猴视网膜细胞丧失与外侧膝状体核分层同时发生（图 4.14）。但取出一只眼睛后，细胞丧失减少，这暗示细胞丧失与外侧膝状体核处末梢的减少存在联系（Rakic 和 Riley，1983b）。然而，外侧膝状体核内的细胞丧失在胎龄 48 天开始，这是在视网膜神经到达外侧膝状体之前，在外侧膝状体开始分层之前，也是在与大脑皮质的连接建立之前（Williams 和 Rakic，1988）。因此，传入神经与目标之间对应似乎无法解释细胞丧失的目的。

轴突末端的修剪贯穿整个视觉发育过程。正是凭借着这个机制，眼优势柱得以在大脑皮质中形成，特定眼的层得以在外侧膝状体核中形成。起初，视网膜神经节细胞的旁支延伸至外侧膝状体各个层（图 4.5）。在错误层的旁支最终会收回（Sretavan 和 Shatz，1986）。类似地，起初，在第 IV 层视皮质中的外侧膝状体细胞末端会广泛生长，然后部分旁支会丧失，于是在成人的视皮质中会有旁支和沿轴突的空白区域交替（LeVay 和 Stryker，1979）。这些交替区域是成熟视觉系统中眼优势柱形成的基础。类似地，通往 V2 的投射是源自 V1 细胞群。在新生的小猫中，这些起源的细胞分布在密度一致的带中，细胞群于 2 ～ 3 周形成，而这是依靠轴突回撤，有可能同时也是依靠更深层的细胞死亡形成的（Price 和 Blakemore，1985）。

处理左侧视野的右侧视皮质与处理右侧视野的左侧视皮质经由胼胝体连接。所以，胼胝体主要处理将视野拆分成左右两半的垂直经线。胼胝体的投射也是在发育早期广泛分布，之后回撤。在猫中，起初，大部分视野的连接是穿过中线的；之后，这个区域被限制在垂直经线（Innocenti，1981），即

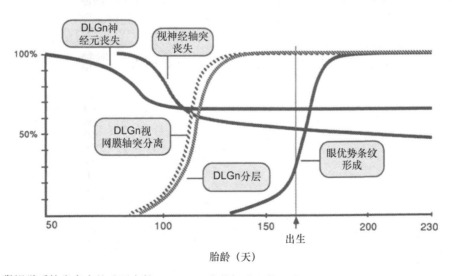

图 4.14　猴视觉系统发育中的重要事件。DLGn，背外侧膝状体核［Reprinted with permission from Williams and Rakic（1988）］

使这些起初广泛分布的末端不通过皮质去往其正常地点。在灵长类动物中，胼胝体的神经与次级视皮质连接，而不与初级视皮质连接。但同样的回撤过程和一些轴突的减少依然会发生（Dehay 等，1988；LaMantia 和 Rakic，1990）。

正常情况下，从视网膜向外侧膝状体核的投射不同于视网膜向上丘的投射。在成年猫中，负责精细视力的 X 细胞（也称为 β 细胞）会投射向外侧膝状体核，但不会投射向上丘。然而，在胎龄 38 ～ 43 天的这段时间，其中的一些细胞也投射向上丘（Ramoa 等，1989）。在成年猫，不起作用的投射通过一个过程被消除，这个过程必须包括轴突到上丘的消除，因为它发生在细胞死亡期结束后。

视皮质传出神经连接也会精雕细琢。成人第 V 层细胞投射至上丘。在发育过程中，它们同时会投射向脊髓，脊髓是运动皮质第 V 层细胞的天然靶点。这个过程具有分子特异性，因为它们不会投射到小脑或沿途经过的大脑的许多其他部分；同时还有目标特异性，这是在初始投射完成后通过修剪实现的。最终，去往视皮质的细胞将会丧失其去往脊髓的投射（Stanfield 和 O'Leary，1985）。

细胞的树突和轴突一样，是由一个分支、回撤的过程发育起来的。树突最初生长后的发育分为三个阶段（Lund 等，1977）：首先，树突长出毛发状突起，而轴突仍在分化；然后所有细胞在树突上生长出一组密集的棘，包括那些成年后没有棘的细胞。然后棘回撤，直到达到成年阶段（图 4.15）。这些阶段在不同细胞中发生的时间可能不同，但在所有神经元中大致发生的顺序相同（Meyer 和 Ferres-Torres，1984）。

从过度生产细胞、轴突、树突可以推断出，突触产生的数量也比成年后留下的数量要多。大脑皮质中最初的突触出现在第 I 层与基底，当然，细胞体上的突触会随着细胞的消失而消失（Molliver 等，1973）。在猫出生后 8 ～ 37 天，突触的数量会急剧增加（Cragg，1975）。出生时，突触数量只有巅峰时期突触数量的 1%；出生后 4 ～ 8 周时，突触数量到达巅峰，之后在所有层中均减少（Winfield，1983）。突触数量也可能会在 4 ～ 6 周达到巅峰，但目前还没有一个很好的标记工具来精准测量巅峰阶段。猕猴身上也有类似的情况（Bourgeois 和 Rakic，1993），在出生后早期，突触发生爆炸性增加，随后在已知的关键时期接近尾声时，突触密度趋于稳定，然后从青春期到成年早期，突触丧失。

根据这些过程发生的时间可以推断，除了细胞的丧失以外，似乎所有这些过程

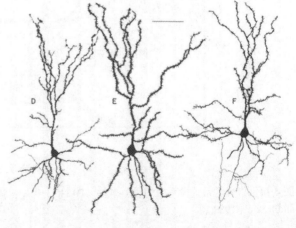

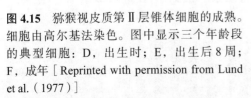

图 4.15 猕猴视皮质第 II 层锥体细胞的成熟。细胞由高尔基法染色。图中显示三个年龄段的典型细胞：D，出生时；E，出生后 8 周；F，成年［Reprinted with permission from Lund et al.（1977）］

都与感觉依赖性可塑性有关。轴突末端的修剪和树突的分化都是出生后发生的事件，它们在眼睛睁开之后与生理的变化同时发生。突触数量的巅峰与视觉系统被外界感知影响最大的阶段同时发生。在给出有关感觉依赖性可塑性细节之后，我们将会讨论上述过程是如何参与其中的。

参考文献

Ackman JB, Burbridge TJ, Crair MC (2012) Retinal waves coordinate patterned activity throughout the developing visual system. Nature 490:219–225

Anderson SA, Eisenstat DD, Shi L, Rubenstein JLR (1997) Interneuron migration from basal forebrain to neocortex: dependence on Dlx genes. Science 278:474–478

Apkarian P, Reits D (1989) Global stereopsis in human albinos. Vis Res 29:1359–1370

Bishop KM, Goudreau G, O'Leary DM (2000) Regulation of area identity in the mammalian neocortex by Emx2 and Pax6. Science 288:344–349

Blakemore C, Molnar Z (1990) Factors involved in the establishment of specific interconnections between thalamus and cerebral cortex. Cold Spring Harb Symp Quant Biol 55:491–504

Bodnarenko SR, Chalupa LM (1993) Stratification of ON and OFF ganglion cell dendrites depends on glutamate-mediated afferent activity in the developing retina. Nature 364:144–146

Bourgeois JP, Rakic P (1993) Changes of synaptic density in the primary visual cortex of the macaque monkey from fetal to adult stage. J Neurosci 13:2801–2820

Brittis PA, Canning DR, Silver J (1992) Chondroitin sulfate as a regulator of neuronal patterning in the retina. Science 255:733–736

Brittis PA, Lemmon V, Rutishauser U, Silver J (1995) Unique changes of ganglion cell growth cone behavior following cell adhesion molecule perturbations: a time-lapse study of the living retina. Mol Cell Neurosci 6:433–449

Butler AK, Dantzker JL, Shah RB, Callaway EM (2001) Development of visual cortical axons: layer-specific effects of extrinsic influences and activity blockade. J Comp Neurol 430:321–331

Callaway EM (1998) Local circuits in primary visual cortex of the macaque monkey. Annu Rev Neurosci 21:47–74

Callaway EM, Katz LC (1990) Emergence and refinement of clustered horizontal connections in cat striate cortex. J Neurosci 10:1134–1153

Callaway EM, Katz LC (1991) Effects of binocular deprivation on the development of clustered horizontal connections in cat striate cortex. Proc Natl Acad Sci U S A 88:745–749

Catalano SM, Shatz CJ (1998) Activity-dependent cortical target selection by thalamic axons. Science 281:559–562

Caviness VS (1976) Patterns of cell and fiber distribution in the neocortex of the reeler mutant mouse. J Comp Neurol 170:435–448

Cherry TJ, Trimarchi JM, Stadler MB, Cepko CL (2009) Development and diversification of retinal amacrine interneurons at single cell resolution. Proc Natl Acad Sci U S A 106:9495–9500

Chun JM, Shatz CJ (1989) Interstitial cells of the adult neocortical white matter are the remnant of the early generated subplate neuron population. J Comp Neurol 282:555–569

Cragg BG (1975) The development of synapses in the visual system of the cat. J Comp Neurol 160:147–166

Crair MC, Gillespie DC, Stryker MP (1998) The role of visual experience in the development of columns in cat visual cortex. Science 279:566–570

Crair MC, Horton JC, Antonini A, Stryker MP (2001) Emergence of ocular dominance columns in cat visual cortex by 2 weeks of age. J Comp Neurol 430:235–249

Cramer KS, Sur M (1997) Blockade of afferent impulse activity disrupts on/off sublamination in the ferret lateral geniculate nucleus. Dev Brain Res 98:287–290

Creel D, Witkop CJ, King RA (1974) Asymmetric visually evoked potentials in human albinos: evidence for visual system anomalies. Investig Ophthalmol 13:430–440

Crowley JC, Katz LC (2000) Early development of ocular dominance columns. Science 290:1321–1325

de No L (1938) Cerebral cortex: architectonics, intracortical connections. In: Fulton JF (ed) Physiology of the nervous system. Oxford University Press, New York, pp 288–313

Dehay C, Kennedy H, Bullier J, Berland M (1988) Absence of interhemispheric connections of area 17 during development in the monkey. Nature 331:348–350

Deiner MS, Sretavan DW (1999) Altered midline axon pathways and ectopic neurons in the developing hypothalamus of netrin-1- and DCC-deficient mice. J Neurosci 19:9900–9912

Deiner MS, Kennedy TE, Fazeli A, Serafini T, Tessier-Lavigne M, Sretavan DW (1997) Netrin-1 and DCC mediate axon guidance locally at the optic disc: loss of function leads to optic nerve hypoplasia. Neuron 19:575–589

Dhande OS, Hua EW, Guh E, Yeh J, Bhatt S, Zhang Y, Ruthazer ES, Feller MB, Crair MC (2011) Development of single retinofugal axon arbors in normal and beta2 knock-out mice. J Neurosci 31:3384–3399

Donoghue MJ, Rakic P (1999) Molecular evidence for the early specification of presumptive functional domains in the embryonic primate cerebral cortex. J Neurosci 19:5967–5979

Dubin MW, Stark LA, Archer SM (1986) A role for action-potential activity in the development of neuronal connections in the kitten retinogeniculate pathway. J Neurosci 6:1021–1036

Erskine L, Williams SE, Brose K, Kidd K, Rachel RA,

Goodman CS, Tessier-Lavigne M, Mason CA (2000) Retinal ganglion cell axon guidance in the mouse optic chiasm: expression and function of robos and slits. J Neurosci 20:4975–4982

Feldheim DA, O'Leary DD (2010) Visual map development: bidirectional signaling, bifunctional guidance molecules, and competition. Cold Spring Harb Perspect Biol 2(11):1

Feldheim DA, Kim YI, Bergemann AD, Frisen J, Barbacid M, Flanagan JG (2000) Genetic analysis of ephrin-A2 and ephrin-A5 shows their requirement in multiple aspects of retinocollicular mapping. Neuron 25: 563–574

Feller MB, Wellis DP, Stellwagen D, Werblin FS, Shatz CJ (1996) Requirement for cholinergic synaptic transmission in the propagation of spontaneous retinal waves. Science 272:1182–1187

Friauf E, Shatz CJ (1991) Changing patterns of synaptic input to subplate and cortical plate during development of visual cortex. J Neurophysiol 66:2059–2071

Friauf E, McConnell SK, Shatz CJ (1990) Functional synaptic circuits in the subplate during fetal and early postnatal development of cat visual cortex. J Neurosci 10:2601–2613

Friedman S, Shatz CJ (1990) The effects of prenatal intracranial infusion of tetrodotoxin on naturally occurring retinal ganglion cell death and optic nerve ultrastructure. Eur J Neurosci 2:243–253

Ghosh A, Antonini A, McConnell SK, Shatz CJ (1990) Requirement for subplate neurons in the formation of thalamocortical connections. Nature 347:179–181

Guillery RW (1974) Visual pathways in albinos. Sci Am 230(5):44–54

Guo S, Reinecke RD, Fendick M, Calhoun JH (1989) Visual pathway abnormalities in albinism and infantile nystagmus: VECPs and stereoacuity measurements. J Pediatr Ophthalmol Strabismus 26:97–104

Hamasaki T, Leingartner A, Ringstedt T, O'Leary DM (2004) EMX2 regulates sizes and positioning of the primary sensory and motor areas in neocortex by direct specification of cortical progenitors. Neuron 43:359–372

Hansen MJ, Dallal GE, Flanagan JG (2004) Retinal axon response to Ephrin-As shows a graded, concentration-dependent transition from growth promotion to inhibition. Neuron 42:717–730

Hebb DO (1949) The organization of behaviour. Wiley, New York

Herrera E, Brown L, Arruga J, Rachel RA, Dolen G, Mikoshiba K, Brown S, Mason CA (2003) Zic2 patterns binocular vision by specifying the uncrossed retinal projection. Cell 114:545–557

Hindges R, McLaughlin T, Genoud N, Henkemeyer M, O'Leary DM (2003) EphB forward signaling controls directional branch extension and arborization required for dorsal-ventral retinotopic mapping. Neuron 35: 475–487

Hoffmann MB, Tolhurst DJ, Moore AT, Morland AB (2003) Organization of the visual cortex in human albinism. J Neurosci 23:8921–8930

Horton JC, Hocking DR (1996) An adult-like pattern of ocular dominance columns in striate cortex of newborn monkeys prior to visual experience. J Neurosci 16: 1791–1807

Huberman AD, Murray KD, Warland DK, Feldheim DA, Chapman B (2005) Ephrin-As mediate targeting of eye-specific projections to the lateral geniculate nucleus. Nat Neurosci 8:1013–1021

Huberman AD, Speeer CM, Chapman B (2006) Spontaneous retinal activity mediates development of ocular dominance columns and binocular receptive fields in V1. Neuron 52:247–254

Innocenti GM (1981) Growth and reshaping of axons in the establishment of visual callosal connections. Science 212:824–827

Jiang J, Zhu W, Shi F, Liu Y, Li J, Qin W, Li K, Yu C, Jiang T (2009) Thick visual cortex in the early blind. J Neurosci 29:2205–2211

Kaschube M, Schnabel M, Wolf F, Lowel S (2009) Interareal coordination of columnar architectures during visual cortical development. Proc Natl Acad Sci U S A 106:17205–17210

Katz LC, Crowley JC (2002) Development of cortical circuits: lessons from ocular dominance columns. Nat Neurosci Rev 3:34–42

Kay JN, De la Huerta I, Kim IJ, Zhang Y, Yamagata M, Chu MW, Meister M, Sanes JR (2011) Retinal ganglion cells with distinct directional preferences differ in molecular identity, structure, and central projections. J Neurosci 31:7753–7762

Kay JN, Chu MW, Sanes JR (2012) MEGF10 and MEGF11 mediate homotypic interactions required for mosaic spacing of retinal neurons. Nature 483: 465–469

Kim IJ, Zhang Y, Meister M, Sanes JR (2010) Laminar restriction of retinal ganglion cell dendrites and axons: subtype-specific developmental patterns revealed with transgenic markers. J Neurosci 30:1452–1462

Kostovic I, Rakic P (1990) Developmental history of the transient subplate zone in the visual and somatosensory cortex of the macaque monkey and human brain. J Comp Neurol 297:441–470

LaMantia AS, Rakic P (1990) Axon overproduction and elimination in the corpus callosum of the developing rhesus monkey. J Neurosci 10:2156–2175

LaVail JH, Nixon RA, Sidman RL (1978) Genetic control of retinal ganglion cell projections. J Comp Neurol 182:399–422

LaVail MM, Rapaport DH, Rakic P (1991) Cytogenesis in the monkey retina. J Comp Neurol 309:86–114

Lavdas AA, Grigoriou M, Pachnis V, Parnavelas JG (1999) The medial ganglionic eminence gives rise to a population of early neurons in the developing cerebral cortex. J Neurosci 19:7881–7888

Lemmon V, Pearlman AL (1981) Does laminar position determine the receptive field properties of cortical neurons? A study of corticotectal cells in area 17 of the normal mouse and the reeler mutant. J Neurosci 1:83–93

LeVay S, Stryker MP (1979) The development of ocular dominance columns in the cat. Soc Neurosci Symposia 4:83–98

Li Y, Lu H, Cheng PL, Ge S, Xu H, Shi SH, Dan Y (2012) Clonally related visual cortical neurons show similar stimulus feature selectivity. Nature 486:118–121

Lopez-Bendito G, Molnar Z (2003) Thalamocortical development: how are we going to get there? Nat Neurosci Rev 4:276–289

Luhmann HJ, Millan LM, Singer W (1986) Development of horizontal intrinsic connections in cat striate cortex. Exp Brain Res 63:443–448

Lund JS, Boothe RG, Lund RD (1977) Development of neurons in the visual cortex (area 17) of the monkey (Macaca nemestrina): a Golgi study from fetal day 127 to postnatal maturity. J Comp Neurol 176: 149–187

Luskin MB, Shatz CJ (1985) Neurogenesis of the cat's primary visual cortex. J Comp Neurol 242:611–631

Lyckman AW, Jhaveri S, Feldheim DA, Vanderhaeghen P, Flanagan JG, Sur M (2001) Enhanced plasticity of ret-inothalamic projections in an ephrin A2/A5 double mutant. J Neurosci 21:7684–7690

Mann F, Peuckert C, Dehner F, Zhou R, Bolz J (2002) Ephrins regulate the formation of terminal axonal arbors during the development of thalamocortical projections. Development 129:3945–3955

Marcus RC, Blazeski R, Godemont P, Mason CA (1995) Retinal axon divergence in the optic chiasm: uncrossed axons diverge from crossed axons within a midline glial specialization. J Neurosci 15:3716–3729

Marcus RC, Wang LC, Mason CA (1996) Retinal axon divergence in the optic chiasm: midline cells are unaf-fected by the albino mutation. Development 122: 859–868

Marin-Padilla M (1971) Early prenatal ontogenesis of the cerebral cortex (neocortex) of the cat (Felix domestica). A Golgi study. I. The primordial neocortical organiza-tion. Zeitschrift Anatomie Entwicklungsgeschungen 134:117–145

Marquardt T, Gruss P (2002) Generating neuronal diver-sity in the retina: one for nearly all. Trends Neurosci 25:32–38

Maslim J, Stone J (1988) Time course of stratification of the dendritic fields of ganglion cells in the retina of the cat. Dev Brain Res 44:87–93

McLaughlin T, Hindges R, O'Leary DM (2003a) Regulation of axial patterning of the retina and its topo-graphic mapping in the brain. Curr Opin Neurobiol 13:57–69

McLaughlin T, Torborg CL, Feller MB, O'Leary DJ (2003b) Retinotopic map refinement requires sponta-neous retinal waves during a brief critical period of development. Neuron 40:1147–1160

Meissirel C, Wikler KC, Chalupa LM, Rakic P (1997) Early divergence of magnocellular and parvocellular functional subsystems in the embryonic primate visual system. Proc Natl Acad Sci U S A 94:5900–5905

Meister M, Wong RL, Baylor DA, Shatz CJ (1991) Synchronous bursts of action potentials in ganglion cells of the developing mammalian retina. Science 252:939–943

Meyer G, Ferres-Torres R (1984) Postnatal maturation of nonpyramidal neurons in the visual cortex of the cat. J Comp Neurol 228:226–244

Molliver ME, Kostovic I, Van der Loos HV (1973) The development of synapses in cerebral cortex of the human fetus. Brain Res 50:403–407

Mui SH, Hindges R, O'Leary DM, Lemke G, Bertuzzi S (2002) The homeodomain protein Vax2 patterns the dorsoventral and nasotemporal axes of the eye. Development 129:797–804

Murphy KM, Duffy KR, Jones DG, Mitchell DM (2001) Development of cytochrome oxidase blobs in visual cortex of normal and visually deprived cats. Cereb Cortex 11:122–135

Murray KD, Rubin CM, Jones EG, Chalupa LM (2008) Molecular correlates of laminar differences in the macaque dorsal lateral geniculate nucleus. J Neurosci 28:12010–12022

Nakagawa S, Brennan C, Johnson KG, Shewan D, Harris WA, Holt CE (2000) Ephrin-B regulates the ipsilateral routing of retinal axons at the optic chiasm. Neuron 25:599–610

Ng AY, Stone J (1982) The optic nerve of the cat: appear-ance and loss of axons during normal development. Dev Brain Res 5:263–271

Noctor SC, Flint AC, Weissman TA, Dammerman RS, Kriegstein AR (2001) Neurons derived from radial glial cells establish radial units in neocortex. Nature 409(6821):714–720

Novak N, Bolz J (1993) Formation of specific efferent connections in organotypic slice cultures from rat visual cortex cocultured with lateral geniculate nucleus and superior colliculus. Eur J Neurosci 5:15–24

O'Leary DD, McLaughlin T (2005) Mechanisms of reti-notopic map development: Ephs, ephrins, and sponta-neous correlated retinal activity. Prog Brain Res 147:43–65

O'Leary DM, Nakagawa Y (2002) Patterning centers, regulatory genes and extrinsic mechanisms controlling arealization of the neocortex. Curr Opin Neurobiol 12:14–25

O'Leary DD, Sahara S (2008) Genetic regulation of areal-ization of the neocortex. Curr Opin Neurobiol 18: 90–100

Ohtsuki G, Nishiyama M, Yoshida T, Murakami T, Histed M, Lois C, Ohki K (2012) Similarity of visual selec-tivity among clonally related neurons in visual cortex. Neuron 75:65–72

Oster SF, Bodeker MO, He F, Sretavan DW (2003) Invariant Sema5A inhibition serves as an ensheathing function during optic nerve development. Development 130:775–784

Pak W, Hindges R, Lim YS, Pfaff SL, O'Leary DM (2004) Magnitude of binocular vision controlled by islet-2 repression of a genetic program that specifies laterality of retinal axon pathfinding. Cell 119: 567–578

Plump AS, Erskine L, Sabatier C, Brose K, Epstein CJ, Goodman CS, Mason CA (2002) Slit1 and Slit 2 cooperate to prevent premature crossing of retinal axons in the mouse visual system. Neuron 33:219–232

Price DJ, Blakemore C (1985) Regressive events in the postnatal development of association projections in the visual cortex. Nature 316:721–724

Rakic P (1972) Mode of cell migration to the superficial layers of fetal monkey neocortex. J Comp Neurol

145:61–83

Rakic P (1974) Neurons in rhesus monkey cortex: systematic relation between time of origin and eventual disposition. Science 183:425–427

Rakic P (1976) Prenatal genesis of connections subserving ocular dominance in the rhesus monkey. Nature 261:467–471

Rakic P (1977) Prenatal development of the visual system in rhesus monkey. Philos Trans R Soc Lond B Biol Sci 278:245–260

Rakic P (1992) An overview development of the primate visual system: from photoreceptors to cortical modules. In: Lent R (ed) The visual system from genesis to maturity. Birkhauser, Boston, pp 1–17

Rakic P, Riley KP (1983a) Regulation of axon number in primate optic nerve by prenatal binocular competition. Nature 305:135–137

Rakic P, Riley KP (1983b) Overproduction and elimination of retinal axons in the fetal rhesus monkey. Science 219:1441–1444

Rakic P, Suner I, Williams RW (1991) A novel cytoarchitectonic area induced experimentally within the primate visual cortex. Proc Natl Acad Sci U S A 88:2082–2087

Ramoa AS, Campbell G, Shatz CJ (1989) Retinal ganglion β cells project transiently to the superior colliculus during development. Proc Natl Acad Sci U S A 86:2061–2065

Rossi FM, Pizzorusso T, Porciatti V, Marubiio LM, Maffei L, Changeux JP (2001) Requirement of the nicotinic acetylcholine receptor beta-2 for the anatomical and functional development of the visual system. Proc Natl Acad Sci U S A 98:6453–6458

Sanes JR, Yamagata M (2009) Many paths to synaptic specificity. Annu Rev Cell Dev Biol 25:161–195

Sestan N, Rakic P, Donoghue MJ (2001) Independent parcellation of the embryonic visual cortex and thalamus revealed by combinatorial Eph/ephrin gene expression. Curr Biol 11:39–43

Shatz CJ, Luskin MB (1986) The relationship between the geniculocortical afferents and their cortical target cells during development of the cat's primary visual cortex. J Neurosci 6:3655–3668

Shatz CJ, Stryker MP (1988) Prenatal tetrodotoxin infusion blocks segregation of retinogeniculate afferents. Science 242:87–89

Simon DK, Prusky GT, O'Leary DM, Constantine-Paton M (1992) N-methyl-D-aspartate receptor antagonists disrupt the formation of a mammalian neural map. Proc Natl Acad Sci U S A 89:10593–10597

Sperry RW (1963) Chemoaffinity in the orderly growth of nerve fiber patterns and connections. Proc Natl Acad Sci U S A 50:703–710

Sretavan DW, Shatz CJ (1986) Prenatal development of retinal ganglion cell axons: segregation into eye-specific layers within the cat's lateral geniculate nucleus. J Neurosci 6:234–251

Stanfield BB, O'Leary DM (1985) The transient corticospinal projection from the occipital cortex during the postnatal development of the rat. J Comp Neurol 238:236–248

Stryker MP, Harris WA (1986) Binocular impulse blockade prevents the formation of ocular dominance columns in cat visual cortex. J Neurosci 6:2117–2133

Tian N, Copenhagen DR (2003) Visual stimulation is required for refinement of ON and OFF pathways in postnatal retina. Neuron 39:85–96

Toyama K, Komatsu Y, Yamamoto N, Kurotani T (1993) In vitro studies of visual cortical development and plasticity. Prog Neurobiol 41:543–563

Triplett JW, Owens MT, Yamada J, Lemke G, Cang J, Stryker MP, Feldheim DA (2009) Retinal input instructs alignment of visual topographic maps. Cell 139:175–185

Tuttle R, Braisted JE, Richards LJ, O'Leary DM (1998) Retinal axon guidance by region-specific cues in diencephalon. Development 125:791–801

White LE, Coppola DM, Fitzpatrick D (2001) The contribution of sensory experience to the maturation of orientation selectivity in ferret visual cortex. Nature 411:1049–1052

Williams RW, Rakic P (1988) Elimination of neurons from the rhesus monkey's lateral geniculate nucleus during development. J Comp Neurol 272:424–436

Williams RW, Bastiani MJ, Lia B, Chalupa LM (1986) Growth cones, dying axons and developmental fluctuations in the fiber population of the cat's optic nerve. J Comp Neurol 246:32–69

Williams SE, Mann F, Erskine L, Sakurai T, Wei S, Rossi DJ, Gale NW, Holt CE, Mason CA, Henkemeyer M (2003) Ephrin-B2 and EphB1 mediate retinal axon divergence at the optic chiasm. Neuron 39:919–935

Winfield DA (1983) The postnatal development of synapses in the different laminae of the visual cortex in the normal kitten and in kittens with eyelid suture. Dev Brain Res 9:155–169

Yamagata M, Sanes JR (2008) Dscam and Sidekick proteins direct lamina-specific synaptic connections in vertebrate retina. Nature 451:465–469

Yamamori T (2011) Selective gene expression in regions of primate neocortex: implications for cortical specialization. Prog Neurobiol 94:201–222

Yamamoto N, Kurotani T, Toyama K (1989) Neural connections between the lateral geniulate nucleus and visual cortex in vitro. Science 245:192–194

Zhang J, Ackman JB, Xu HP, Crair MC (2012) Visual map development depends on the temporal pattern of binocular activity in mice. Nat Neurosci 15:298–307

5   感受野特性的发育

摘要

视觉系统的一些组织结构出生时就已经存在。出生后前 4 周，视觉发育十分显著，同一时间段突触数量大幅度增加；之后 3 个月，视觉特征进一步发育完善。尽管这是猫的发育时间曲线，不适用于灵长类动物，但两者视觉发育事件的大体顺序相同。出生时，朝向柱就已经存在，但朝向柱内各个细胞的选择性在出生后才发育。一方面，某些细胞在出生时就已经对运动的方向产生反应，另一方面，从两眼至皮质的输入信息出生时是重叠的，而在出生后才分离到特定的眼优势柱中。视差敏感性与优势眼分离同时发育。随着持久细胞中心感受野变小，眼球变大，视力也随之提高；与运动相关的细胞，其时间特性改善，运动敏感性提高。因此，生理特性的发育与心理物理特性的发育是一致的。除了立体视觉外，大多数视觉特性在出生时就存在，出生后发生实质性细化和调整。

视觉系统中大部分细胞的生理特性都是在出生后发育的。在眼睛睁开的时候，细胞的连接还没有完全形成，并且所有高等哺乳动物的视觉性能在刚开始都不确定。只有通过运用视觉功能，才能分析视觉信息并对其做出反应，很显然这是一个学习的过程。核心的问题是：哪些特性发育起来了？这些发育发生在视觉系统中的哪个部分？这些发育在什么时间发生？视觉学习有关键期吗？

大部分有关感受野特性发育的研究以猫和雪貂为样本。选择这些动物，是因为用它们可以最好地将感受野特性和解剖上的变化进行对应。然而，它们不能很好地参与行为实验。猴子能在行为实验中给出更精确的结果，但有关猴子的感受野特性发育的论文不是很多。所以，本章将主要介绍猫和雪貂的实验结果，并尽可能提供来自猴子的证明。

最初有关感受野特性发育的实验是由第 1 章中提到的"先天和后天"的争论引出的。一开始，科学家们的观点有些极端。Hubel 和 Wiesel（1963）惊讶于小猫的细胞对经过其感受野的条状图形的朝向有反应，相似朝向敏感性的细胞其位置也相近，并且在小猫中双眼各自的输入会聚至一个细胞的机制与成年猫双眼视是一致的。对他们来说，能区分大脑皮质细胞与外侧膝状体细胞的关键特征是朝向敏感性，所以他们强调，

"许多成年猫大脑皮质中丰富的视觉结构在还没有视觉经验的小猫中就已经存在"。他们惊讶是因为，根据行为测量，小猫眼睛刚睁开时的视力较差，对物体的躲避直到第 14 天才发生；对运动物体的追随（平滑追踪）和视觉定位在第 20～25 天才发生（Windle，1930）。另一方面，Pettigrew（1974）发现针对视差，细胞的选择性在开始的几周内有显著提升，因此他强调感受野在出生后发育。从不同角度来看，Hubel、Wiesel 和 Pettigrew 都是正确的，视皮质细胞的特性和位置在出生时的确已经有一个组成，而这些特性将通过视觉经验得到改进。

大部分有关视觉系统中感受野特性的实验都是在麻醉、失去行动能力的动物中进行。这保证了眼睛不会动，并且可以通过多次展示同一个刺激获取可靠的反应。视觉系统内单个细胞被微电极隔离开来，然后把刺激投放在动物前面的屏幕上。因为细胞的反应可能会根据物体的长、宽、移动的方向和速度、颜色、空间频率、视差的不同而变化，并且一些特性会相互作用，例如运动和深度，所以想要完全了解感受野特性需要很多次实验。在 1950—1974 年，有三项重要的研究探索了猫视网膜神经节细胞的特性，每一项都提供了一个新的分类标准。1968 年以来，有三项重要的研究探索了猕猴初级视皮质中细胞的特性，其间几年中的研究又增加了许多细节。我们现在似乎已经了解了视网膜，在初级视皮质内也将会有一些新发现，接下来，我们需要进行更多相关实验来探索细胞在更高级的视觉区域内的特性。

所有研究小猫视皮质细胞感受野的科学家都表明，这些细胞反应不是很灵敏。细胞会适应，因此刺激需要相隔几秒钟才能产生最佳反应，即使这样，反应也比成年猫要明显少很多。小猫身体状况的仔细监测要通过关注心率、血压和二氧化碳的排出，其中任何一项恶化都会导致大脑皮质细胞反应准确

性的进一步降低。然而，在良好监测下，小猫受到的麻醉影响并不会导致特定感受野的缺失，因为当同一只动物在相同状况下时，有针对刺激的朝向和运动方向的感受野的细胞和不特定负责这些特性的细胞相隔很近（Van Hooser 等，2012）。

在研究猫的视觉系统时，需着重注意的一点是，猫睁眼时光学介质是不清晰的。在晶状体后表面有一层玻璃体膜（Thorn 等，1976），16 日龄时，视网膜上的图像明显模糊，30 日龄时略微模糊（Bonds 和 Freeman，1978）。然而，由于光学畸变的性质，对于很多任务来说，这个影响不是非常显著。这一点在猕猴身上不用关注，因为它们出生时眼睛内的光学介质都是清晰的。

最后，需要强调的是，只靠一个实验不可能描述一个特定细胞感受野的所有特性。采用年幼的动物进行研究时尤其如此。因此科学家倾向于关注细胞感受野的一个特性并进行彻底的研究。当在实验中用一个新的、改进的刺激来解决同一个问题时，得出的结论也会不一样。

视网膜和外侧膝状体核的发育

从解剖学角度看，视网膜、外侧膝状体核和视皮质是平行发育的。所以，大脑皮质内细胞特性的成熟将取决于系统内较低水平细胞特性的成熟。

通过对比敏感度曲线，我们可以在猴子的行为反应和视觉系统各级细胞的反应之间做出有趣的对比。对比敏感度在猴子出生后的 1 年内发育（Boothe 等，1988）。当视力改善时，对比敏感度在所有空间频率上升，并且曲线的峰值移至更高的空间频率，这与人类是一样的（图 5.1）。

Jacobs 和 Blakemore（1988）利用光感受器的距离间隔计算了猴子理论上空间分

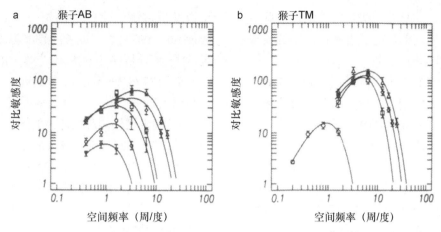

图 5.1 两只猴子对比敏感度的发育。不同年龄段对比敏感度曲线。a. 猴子 AB 的数据：10 周（▽），11 周（○），14 周（×），15 周（□），26 周（◇），38 周（△），条栅模式是垂直的，观察距离 10 周为 30 cm，38 周为 120 cm。b. 猴子 TM 的数据：5 周（○），12 周（□），20 周（◇），32 周（△），条栅模式是垂直的，观察距离 5 周为 15 cm，其余为 120 cm

辨率的极限。其被称作奈奎斯特（Nyauist）极限，在 1 周大时是 8 ～ 10 周 / 度，到成年时提升至 40 ～ 50 周 / 度（图 5.2）。其原因和第 3 章中讨论到的人的原因一样——光感受器变得彼此更靠近，以及眼球变大。在 1 周龄时，外侧膝状体核中大多数选择性神经元的条栅敏感度比奈奎斯特极限差 2 倍（Blakemore 和 Vital-Durand，1986），在 1 岁左右接近奈奎斯特极限。在 10 周至 1 岁

大的时间里，大脑皮质的神经元比外侧膝状体核神经元差一点。在 1 周大时，行为测试得出的视力比外侧膝状体核和大脑皮质的神经元差 1 倍，在 12 周大时两者差不多。Kiorpes 和 Movshon（2004）做了一个类似的分析并得出了不一样的结论——他们发现光感受器的变化只在前 4 周发生，而大部分行为上的变化在 4 周后发生。不管怎样，有一些东西降低了光感受器和外侧膝状体核之

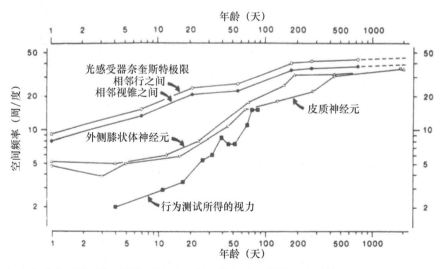

图 5.2 在行为实验中测量了猴子的视力发育，并与外侧膝状体核和皮质神经元的性能以及基于光感受器间距的视力的理论极限进行比较 [Reprinted with permission from Jacobs and Blakemore（1988）]

间的性能，并且有一些东西更多地降低了皮质和行为之间的性能，直到各水平的表现在1岁左右时趋于一致。

降低性能的线索可以从猫中得出，因为猫的细胞解剖和生理之间关系更清晰。对猫来说，在研究生理时，视网膜中负责细节的细胞被称作 X 细胞，在研究解剖时，这些细胞被叫作 β 细胞（Boycott 和 Wassle，1974）。单个细胞的最佳空间频率与其感受野中心的大小相关，并随着细胞与视网膜中心的距离而变化（Cleland 等，1979；图5.3）。在出生后的 2 周，根据生理测量，没有细胞拥有小的感受野中心，而这与视力差是一致的（Tootle，1993）。然而，根据解剖测量，小猫中的 β 细胞是很小的，比成年猫要小（Rusoff 和 Dubin，1978）。所以，在这个年龄，细胞感受野生理上的大小比解剖上的要大，这可能是由视网膜横向兴奋性连接的会聚导致的。

外侧膝状体核内，β 细胞终末轴突在3 ～ 12 周发生收缩（Sur 等，1984）。相应地，外侧膝状体核中 X 细胞的空间分辨率在 3 ～ 16 周发育，与行为测试和皮质视觉诱发反应测试出的结果相一致（Ikeda 和Tremain，1978）。产生视网膜细胞周边感受野的侧方抑制在 4 ～ 5 周成熟（Rusoff 和Dubin，1977；Hamasaki 和 Flynn，1977），这和感受野中心的发育时间相平行（Tootle，1993）。发生在外侧膝状体核的侧方抑制在 4周时尚未成熟（Tootle 和 Friedlander，1986），之后才逐渐成熟。随着这两个水平的侧方抑制发育，与对比敏感度曲线峰值处的对比敏感度（低频衰减）相比，低频时的对比敏感度也相应增加。

Y 细胞主要负责对运动的探知。在外侧膝状体中测量的时间分辨率在 2 ～ 8 周显著提升，并在之后继续改善（Wilson 等，1982）。3 周大的小猫中，很难分辨出 X 细胞和 Y 细胞（Rusoff 和 Dubin，1977；Daniels等，1978）。但是它们结构上的对应物——α 细胞和 β 细胞，可以在这个年龄根据解剖学标准相互区分（Tootle，1993）。因此，X 细胞和 Y 细胞之间的区别是由解剖结构建立之后形成的突触机制产生。随着年龄增长，外侧膝状体 Y 细胞的空间分辨率会降低（Tootle 和 Friedlander，1989），这可能

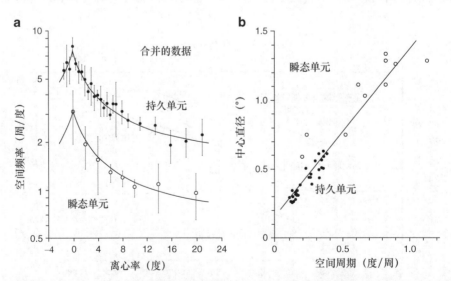

图5.3 **a.** 检测单个神经节细胞对移动的条栅的反应可以检测到的最高空间频率。X（持久）细胞和 Y（瞬态）细胞的空间频率为纵坐标，横坐标为与中心凹之间的距离（离心率）。**b.** 可检测到的最高空间频率与感受野中心的直径呈线性相关，测量时用一条光带缓慢地穿过感受野 [Adapted from Cleland et al.（1979）]

是因为来自视网膜的 α 细胞于 3 ～ 12 周在外侧膝状体的终末丛扩张（Sur 等，1984）。当这些发生的时候，细胞的感受野（在雪貂中研究得出）从大而不规则变得小而圆形对称（Tavazoie 和 Reid，2000；图 5.4）。

总之，视力和对比敏感度曲线中低频衰减的发育取决于光感受器以外的信息处理以及光感受器的发育，正如对人类的预测（Banks 和 Bennett，1988）。视网膜细胞生理特性的变化以及它们在外侧膝状体末端分支的大小都会导致视力的变化。视网膜和外侧膝状体的侧方抑制机制的变化也会影响低频衰减。Jacobs 和 Blakemore（1988）的对比研究还表明大脑皮质内存在其他可能有影响的因素，但这些因素尚未明确。

初级视皮质的发育

猫视皮质细胞的特性依赖于视网膜和外侧膝状体核的特性，例如空间和时间分辨率，并与视网膜及外侧膝状体核的细胞平行发育。其表现为空间频率选择性增加（Derrington 和 Fuchs，1981）和感受野中心减小（Braastad 和 Heggelund，1985）。此外，对最佳空间频率刺激的对比敏感度显著提高。在 2 周龄时可以检测到不超过 50% 的对比度，而在 8 周龄时可以检测到 1% 的对比度（Derrington 和 Fuchs，1981）。

对视觉刺激有反应的皮质细胞比例也会随着年龄增长而增加，这与视网膜和外侧膝状体核中细胞的情况一样。然而，在年幼的动物中，第 Ⅱ、Ⅲ、Ⅴ 层中能找到比其他层中更多的无反应的细胞（Albus 和 Wolf，1984）。出现这种区别的部分原因是第 Ⅱ、Ⅲ 层细胞在解剖上是最后发育的，部分原因是第 Ⅳ 层和第 Ⅵ 层是直接从外侧膝状体核获得输入信息的两层，所以最先得到视觉信息。

与外侧膝状体核不同，视皮质的显著生

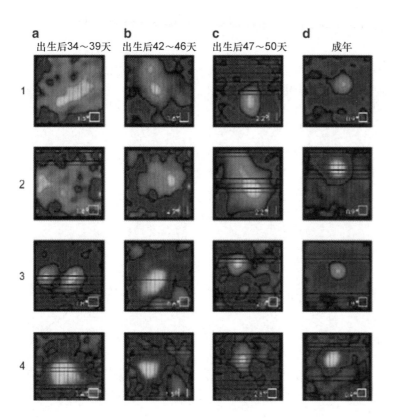

图 5.4 雪貂外侧膝状体核细胞感受野的发育。红色代表被光激发的区域，蓝色代表被黑暗激发的区域。感受野随着年龄的增长而收缩并呈圆形对称［Reprinted with permission from Tavazoie and Reid（2000）］（见彩图）

理特征是对运动方向和朝向的选择性，ON 和 OFF 输入会聚到单个细胞，左眼和右眼输入会聚到单个细胞，以及对于双眼细胞接收到刺激的不一致的选择性。因为刺激的复杂性，人们会预期这些特征同视网膜和外侧膝状体核在不同时间点发育，但实际上它们基本上是平行发育的。

在最年幼的动物中发现了一些对刺激的运动方向做出反应的细胞（Hubel 和 Wiesel，1963；Pettigrew，1974；Blakemore 和 Van Sluyters，1975；图 5.5）。当考虑到刺激的朝向特异性时，情况变得复杂。对于那些对静止刺激做出反应的细胞来说，情况

很清楚：研究人员展现多个不同朝向的刺激，然后测试对一个朝向的反应（最佳朝向）是否比别的朝向大。然而，这个实验并不总是适用于年幼的动物，因为人们发现有些相当迟钝的细胞常常对移动的刺激清楚地做出反应，而对静止的刺激则完全不清楚（Hubel 和 Wiesel，1963；Albus 和 Wolf，1984）。

当细胞对静止刺激没有明显反应时，科学家测量了刺激远离最佳朝向运动时细胞的反应如何变化。根据运动方向的角度对反应的定量测量称为朝向调谐曲线（图 5.6）。朝向调谐曲线可以表示对一个点的运动产生的

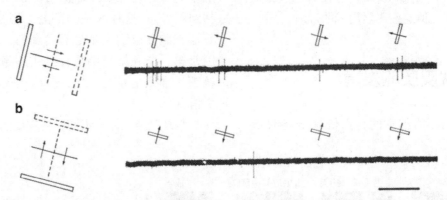

图 5.5　视皮质中对运动方向做出反应的细胞。这只 8 天大的小猫之前没有视觉经验，将 1°×5° 的光带以 5°/s 的速度穿过细胞的感受野。左边显示的是相对于感受野中心的光带图。右边显示的是一系列动作电位，上面显示的是刺激的运动。细胞对从 4 点移动到 10 点再返回的光带产生反应，而对从 7 点移动到 1 点再返回的光带无反应［Reprinted with permission from Hubel and Wiesel（1963）］

图 5.6　复杂细胞对不同长度的光带产生的朝向调谐曲线。曲线随着光带变长［从 1°（短）到 4°（长）］而变得更尖［Reprinted with permission from Henry et al.（1974）］

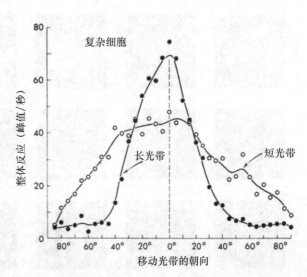

反应，也可以测量对一个长条形的运动产生的反应。如果条形的曲线比点的曲线窄，则意味着细胞对条形比对点更具有特异性。因此，细胞被认为对刺激的朝向和运动方向都有特异性。毫无疑问，在 2 ～ 5 周龄，朝向调谐曲线会变窄（Bonds，1979；图 5.7）。另一个更为省时的测量方法是将一组细胞对最佳朝向及运动方向的反应和与其垂直的运动方向的反应进行比较。对与其最佳朝向垂直的长条形只有少量反应或无反应的细胞（朝向选择性细胞）的数量随年龄增长而显著增加（Blakemore 和 Van Sluyters，1975；图 5.8）。

　　猫早期的光学介质混浊使发育状况变得复杂，但这个因素并没有反驳朝向选择性在眼睛睁开后不久就存在的观点。然而，它可能使朝向选择性随年龄的增长的测量变得复杂。在雪貂中，眼内的光学介质从眼睛睁开时就是清晰的，因而可以更清晰地检测到朝向选择性的成熟过程

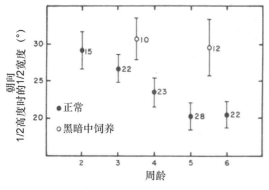

图 5.7　猫视皮质朝向特异性的发育。为了获得朝向调谐曲线（图 5.6 为该曲线的示例），记录下刺激在不同方向运动通过感受野的反应，并且记录在反应下降到峰值反应的一半时的角度。上图显示了这个角度与峰值反应角度的距离，这些点是通过取两个方向之间的角度的一半（1/2 宽度）来计算的，此时反应下降到峰值的一半高度（1/2 高度）。朝向特异性从 2 周龄时的 30° 下降到 5 ～ 6 周龄时的 20°。请注意，如果动物在黑暗中饲养，朝向特异性仍然不成熟［Reprinted with permission from Bonds（1979）］

（Chapman 和 Stryker，1993）。

　　虽然单个细胞对朝向的选择性随着年龄增长而提高，但朝向选择性的组织结构是出生时构建的（图 5.9）。猫（Hubel 和 Wiesel，1963）和猴子中（Wiesel 和 Hubel，1974），对相似朝向做出反应的细胞彼此靠近。

　　使用 2- 脱氧葡萄糖技术也可以看到朝向选择性的发育成熟。2- 脱氧葡萄糖被活性细胞吸收，但不被代谢，因此可用作细胞活性的标志物。为了测试朝向选择性，用特定方向的移动条纹刺激动物，然后分析其皮质中细胞吸收的 ^{3}H-2- 脱氧葡萄糖。在成年动物中，有细胞斑块，显示朝向柱。在 21 日龄之前，斑块仅出现在第Ⅳ层（Thompson 等，1983）。在 21 ～ 35 日龄，斑块成熟。随着生理技术展示的朝向调整变得更紧密，解剖技术展示的朝向柱也变得更加清晰。

　　另一种技术是光学成像。雪貂在出生时朝向选择性尚未形成，因为在朝向选择性发育的过程中，雪貂比猫出生更早。通过光学成像测量到的朝向选择性比通过单细胞记录到的约滞后 4 天（Chapman 等，1999；图 5.10），之后方向选择性开始发育（Li 等，2006）。在猫的实验中，当刺激对侧眼睛时，出生后 14 天即可以观察到朝向图（orientation map）的轮廓，但刺激同侧眼时，还观察不到朝向图的轮廓。之后，出生后 4 ～ 5 周时，朝向图轮廓逐渐更加清晰（Crair 等，1998）。双眼的朝向选择性逐渐发育一致（Wang 等，2010）。有趣的是，年幼的动物如果一只眼睛闭上，朝向图就就会丧失，如果闭合的眼睛重新睁开，而睁开的眼睛闭上（反向缝合），则新睁开的眼睛和原来睁开的眼睛的朝向图是一样的（Kim 和 Bonhoeffer，1994）。据推测，朝向选择性依赖于皮质内连接，而不依赖于传入输入。这一点得到以下事实的支持：皮质内连接的发育与朝向选择性的发育一致（Nelson 和 Katz，1995），而发育过程中抑制的扩大

图 **5.8** 猫视皮质不同类型细胞发育与年龄的关系。实心符号代表正常猫的数据，空心符号代表双眼视觉剥夺猫的数据。图中可以看出，在 1～4 周龄时，朝向选择性细胞（orientation selective cell）大量增加，而非朝向选择性细胞和对视觉刺激无反应的细胞均减少。双眼视觉剥夺使皮质处于不成熟状态。朝向选择性细胞对垂直于最佳朝向的条带运动几乎没有反应。朝向偏好细胞（orientation bias cell）对最佳朝向的反应比垂直方向的反应大得多［Reprinted with permission from Blakemore and Van Sluyters（1975）］

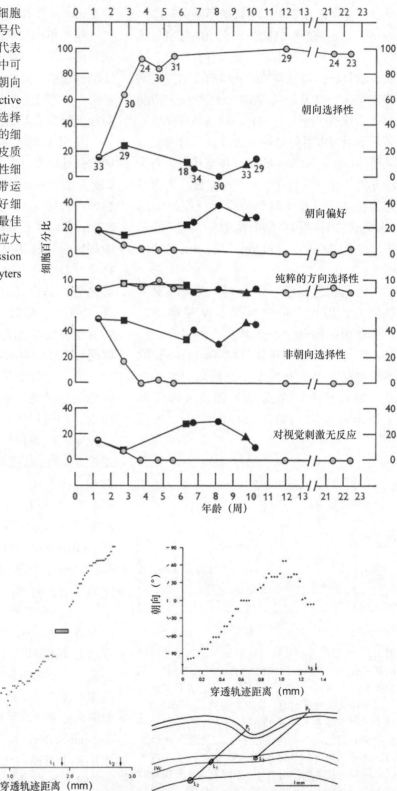

图 **5.9** 图中显示一只 17 天大并且没有视觉经验的恒河猴视皮质的两次电极穿透。电极以倾斜角度穿透，细胞朝向呈现规律的变化。穿透轨迹图在下方重建［Reprinted with permission from Wiesel and Hubel（1974）］

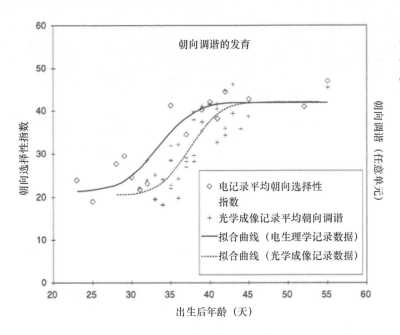

朝向调谐的发育

电记录平均朝向选择性
指数

光学成像记录平均朝向调谐

拟合曲线（电生理学记录数据）

拟合曲线（光学成像记录数据）

朝向选择性指数

朝向调谐（任意单元）

出生后年龄（天）

图 5.10　光学成像和电生理学评估朝向调谐的发育［Reprinted with permission from Chapman et al.（1999）］

与朝向选择性的增加一致（Li 等，2012）。然而由于观察小鼠后发现的物种差异，目前尚不清楚这些不同的观察结果是否具有普遍性（Rochefort 等，2011；见 www.visual-development.net）。

一个以雪貂为样本的研究比较了雪貂朝向选择性的发育和其他感受野特性的发育，比如 ON 和 OFF 反应的区分，感受野是圆形的还是被拉长的，以及反应是由 ON 还是 OFF 模式主导的（McKay 等，2001）。朝向选择性在第 4 ～ 8 周增强，与此同时，细胞变得更趋向于 ON-OFF 而不是单单 ON 或 OFF，ON 和 OFF 的区域隔开，并且感受野变得更长。很明显，类似成人的朝向调谐反映了感受野结构的质变。猫出生后的第 1 年，朝向图和空间频率图同时加强（Tani 等，2012），这与猕猴实验形成对比。猕猴实验表明，朝向调整、方向选择性和边缘抑制从出生至成年是一直不变的（Kiorpes 和 Movshon，2004）。这种差别是因为猕猴在一个更迟的发育阶段出生。

从解剖学上看，人们可能会认为，双眼会聚在出生后会发生极大变化。如第 3 章所述，来自外侧膝状体并结束在初级视皮质

第Ⅳ层的神经在 3 周龄时是重叠的，而在之后的几周会分离到特定的眼中（LeVay 等，1978）。因此，10 ～ 17 天动物第Ⅳ层中的穿透轨迹显示出大量双眼细胞，而成年动物记录到类似的现象，由一只眼睛驱动的细胞跳跃到由另一只眼睛驱动的细胞。然而，成年动物中，双眼细胞会聚到其他层。正是因为有部分细胞来自各层，所以眼优势不是非常明显（Hubel 和 Wiesel，1963；Albus 和 Wolf，1984；Stryker 和 Harris，1986）。

早期有关视皮质发育的研究有一项是围绕猫的视差选择性（Pettigrew，1974）。这是一个很好的主题，鉴于观察到依赖视差的立体深度觉在出生后发展较晚。Pettigrew 以长方形的光带为刺激（图 5.11）测量发现，随着年龄增长，视差选择性显著增强。Freeman 和 Ohzawa（1992）的研究中，利用条栅作为视觉刺激，发现视差选择性很可能是随着细胞空间频率选择性的增强而增强的。在猕猴中，出生后不久就可以找到对视差敏感的细胞，而这比在 8 周大时根据行为测试得出立体视要提前几周（Chino 等，1997）。这些神经元空间频率的反应似乎限制了它们对精细的立体视反应的能力

图 5.11　猫视皮质视差敏感性的发育。细线表示自发活动，圆圈表示对不同程度视差的反应（有时是抑制）［Adapted from Pettigrew（1974）］

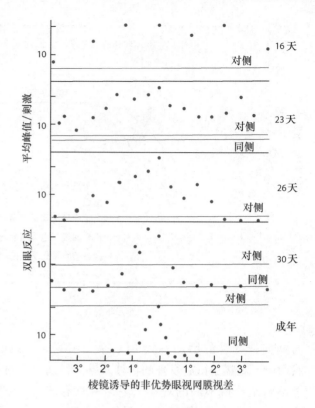

（Maruko 等，2008）。此外，对于被正、负视差激活或抑制的细胞，比注视点近或远的物体做出反应的细胞，以及被特定视差抑制的细胞，我们对其发育情况一无所知。遗憾的是，行为观察表明，比起大部分视觉系统的其他属性，立体视启动更快。

大脑皮质其他有关视力的部分

猫的区域 17 投射到三个主要区域：区域 18、19 和大脑侧裂上回。有关区域 18（Blakemore 和 Price，1987；Milleret 等，1988）和大脑侧裂上回（Price 等，1988）的研究给出的结果与区域 17 相近，尽管朝向图和空间频率选择性有所不同（Tani 等，2012）。

在灵长类动物中，有几个识别特定物体（比如脸部）的区域，由于脸部对灵长类动物的重要性，这些区域比其他纹外区域受到更多的关注。这些区域包括梭状回面孔区（FFA）、侧枕叶区（LOC），以及与许多区域相联系的海马旁回（PPA）（Golarai 等，2007）。在 FFA 中被脸部激活的区域和在 PPA 中被激活的区域从幼儿时期（7～11岁）到青少年时期（12～16岁）再到成年（18～35岁）不断成长（Golarai 等，2007），并且 FFA 大小的增加与面部识别记忆成正相关（Golarai 等，2010）。因此，在初级视皮质中，对面部的反应发育所花时间远远长于对朝向、方向和眼优势反应的发育，以及次级视皮质中整体的朝向和方向信息处理的发育。

在缺乏光和神经活动环境中的发育

在这一领域的早期，"先天和后天"的争论引发了这样一个问题：在缺乏光的环境中，视皮质细胞的感受野特性会是什么样的？它们会成熟还是不能成熟，还是会退化？

最早的实验是将动物的两只眼睛缝合，让它们在光线下生长，这个实验条件被称作双眼视觉剥夺（Wiesel 和 Hubel，1965；Pettigrew，1974；Singer 和 Tretter，1976）。研究发现感受野并不成熟，即对刺激的朝向和运动方向没有特异性（图 5.8）。但光也能通过闭合的眼睑到达视网膜，其视皮质细胞可以探测到刺激的运动方向（Spear 等，1978），所以缝合双眼眼睑不涉及完全的视觉剥夺。

为了避免视觉系统受到任何刺激，更好的操作方式是在完全黑暗环境中饲养动物。这样，大部分细胞的感受野发育不成熟，对朝向和运动方向没有特异性（Blakemore 和 Van Sluyters，1975；Buisseret 和 Imbert，1976；Cynader 等，1976；Bonds，1979；图 5.7）。对比敏感度低，到 3 周龄，最佳空间频率的敏感度才提高，且之后就不再提高（Derrington，1984）。朝向特异性细胞大部分由单眼控制（Blakemore 和 Van Sluyters，1975；Leventhal 和 Hirsch，1980），只有很少细胞显示出方向偏好，而那些有方向偏好的细胞大多很少有柱状组织（van Hooser

等，2012）。

很少有实验直接比较黑暗中饲养和双眼视觉剥夺的影响。黑暗中饲养的动物眼优势柱状图是正常的，而双眼视剥夺的动物眼优势柱状图显示有更多的单眼细胞（Mower 等，1981）。双眼视觉剥夺动物的视网膜可以探测到亮的物体运动（详见上文），但是它们眼位不正（Sherman，1972）。因此，经过双眼的刺激不一致，就像斜视中一样（详见第 7 章），而这有可能导致双眼细胞缺失。此外，双眼视觉剥夺的动物有很多不被任何视觉刺激驱动的细胞，而在黑暗中饲养的动物有很多可以被任何朝向和运动方向驱动的细胞（Mower 等，1981）。雪貂皮质成像显示，在黑暗中饲养的动物存在眼优势柱，而在缝合眼睑的动物中几乎没有（White 等，2001；图 5.12）。因此，虽然两种实验操作方法不同，双眼视觉剥夺有一些视觉刺激，而黑暗饲养没有视觉刺激，但是两种实验的最终结果都是大脑皮质缺少生理正常的细胞。

人们可以比较黑暗中饲养的动物与同龄正常动物的感受野。前者在 3～5 周龄（Buisseret 和 Imbert，1976；Derrington，1984）还会有一些感受野特异性上的提高，

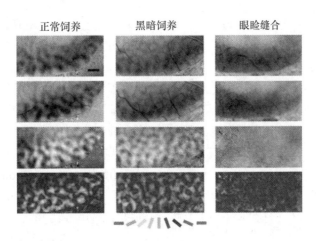

图 5.12 年龄匹配的正常雪貂、黑暗饲养雪貂和双眼眼睑缝合雪貂的朝向图。第一行为水平刺激，第二行为垂直刺激，第三行为差异图，最后一行为用颜色表示的各种朝向。需注意，黑暗饲养减少了朝向组织，眼睑缝合消除了朝向组织［Reprinted with permission from White and Fitzpatrick（2007）］（见彩图）

之后就失去了特异性。这可能就解释了朝向选择性在双眼剥夺后直到 4 周龄还看上去正常的原因（Sherk 和 Stryker，1976）。朝向图也发育到 2～3 周，然后退化（Crair 等，1998；图 5.13）。在有视觉经验之前，雪貂对方向的选择性是缺失的（Li 等，2006）。所以，正如经常发生在生物领域的那样，

"先天和后天"问题的答案不是其中的一个，而是"两者都"。在没有视觉经验的动物中，感受野特性直到 3～5 周仍不断成熟，之后会有部分退化，最终是不成熟的感受野。

对于黑暗中饲养的动物研究比较复杂，黑暗会破坏动物昼夜循环，扰乱激素分泌水平，尤其是褪黑激素和肾上腺激素（Evered 和 Clark，1985）。因此，黑暗中饲养的动物，其皮质在形态上均表现为厚度降低。这种变化究竟是由传入纤维活性的改变导致还是由激素的变化导致尚不清楚。遗憾的是，除了一两个特例（Aoki 和 Siekevitz，1985；Daw，1986），还没有人比较过对视觉系统和其他系统的影响。直接和间接的影响似乎都存在。

是什么机制导致黑暗中饲养的动物细胞感受野失去朝向和方向选择性？比较在光下和在黑暗中饲养的动物，在解剖学上几乎没有区别。皮质表面 1 mm^2 以下的细胞数量保持正常。突触发育有延迟，但影响不大（Winfield，1983）。皮质变薄，反映出神经纤维网数量的减少，但具体是神经纤维网的哪个部分还不清楚（Takacs 等，1992）。阳性结果中发现，黑暗中饲养的动物视皮质的第 II 层和第 IV 层的交界处，锥体细胞的基底树突的范围有所减小（Reid 和 Daw，1995）。

一些人预测有抑制效果的 GABA 系统的生理功能可能会有不同，因为在成年动物中，细胞的朝向和方向选择性至少部分是由这个抑制机制导致的（Sillito，1984）。对称突触（抑制突触）的发育可能会减少或延迟（Winfield，1983；Gabott 等，1986）。然而，在正常和在黑暗中饲养的动物，含 GABA 的细胞的百分比和与 GABA 受体结合的参数是一样的（Mower 等，1988）。不仅如此，GABA 机制在黑暗中饲养的动物中清晰存在（Tanaka 等，1987；Tsumoto 和 Freeman，

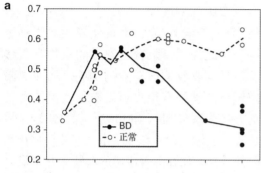

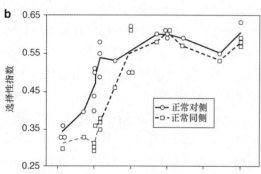

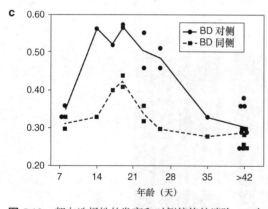

图 5.13　朝向选择性的发育和对侧偏倚的消除。**a.** 在正常和双眼视觉剥夺（BD）条件下饲养的猫对侧眼的朝向选择性随年龄的变化；**b.** 正常猫对侧和同侧眼朝向选择性的发育；**c.** 视觉剥夺猫对侧和同侧眼朝向选择性的发育［Adapted from Crair et al.（1998）］

1987）。所以，尚未发现明确的机制来解释黑暗中饲养动物的生理和功能的变化。

　　除了在黑暗中饲养和双眼眼睑的缝合，还可以利用阻塞钠通道的河豚毒素来消除所有神经活动，从而造成更激烈的剥夺方式。正如在第 4 章中所描述，这阻碍了眼优势柱的形成，也阻碍了朝向选择性的发育（Chapman 和 Stryker，1993）。有意思的是，药物 2- 氨基 -4- 磷酸丁酸（APB）阻断 ON 通道的活性，也阻止了眼优势柱的形成（Chapman 和 Godecke，2000）。因此，在独立的 ON 中心和 OFF 中心视觉通路中的神经活动模式对于朝向选择性的发育也十分必要。

参考文献

Albus K, Wolf W (1984) Early postnatal development of neuronal function in the kitten's visual cortex: a laminar analysis. J Physiol 348:153–185

Aoki C, Siekevitz P (1985) Ontogenetic changes in the cyclic adenosine 3′,5′-monophosphate—stimulable phosphorylation of cat visual cortex proteins, particularly of microtubule-associated protein 2 (MAP 2): effects of normal and dark rearing and of the exposure to light. J Neurosci 5:2465–2483

Banks MS, Bennett PJ (1988) Optical and photoreceptor immaturities limit the spatial and chromatic vision of human neonates. J Opt Soc Am A 5:2059–2079

Blakemore C, Price DJ (1987) The organization and post-natal development of area 18 of the cat's visual cortex. J Physiol 384:263–292

Blakemore C, Van Sluyters RC (1975) Innate and environmental factors in the development of the kittens visual cortex. J Physiol 248:663–716

Blakemore C, Vital-Durand F (1986) Organization and post-natal development of the monkey's lateral geniculate nucleus. J Physiol 380:453–491

Bonds AB (1979) Development of orientation tuning in the visual cortex of kittens. In: Freeman RD (ed) Developmental neurobiology of vision. Plenum, New York, pp 31–41

Bonds AB, Freeman RD (1978) Development of optical quality in the kitten eye. Vis Res 18:391–398

Boothe RG, Kiorpes L, Williams RA, Teller DY (1988) Operant measurements of spatial contrast sensitivity in infant macaque monkeys during normal development. Vis Res 28:387–396

Boycott BB, Wassle H (1974) The morphological type of ganglion cells of the domestic cat's retina. J Physiol 240:397–419

Braastad BO, Heggelund P (1985) Development of spatial receptive field organization and orientation selectivity in kitten striate cortex. J Neurophysiol 53:1158–1178

Buisseret P, Imbert M (1976) Visual cortical cells: their developmental properties in normal and dark-reared kittens. J Physiol 255:511–525

Chapman B, Godecke I (2000) Cortical cell orientation selectivity fails to develop in the absence of ON-center retinal ganglion cell activity. J Neurosci 20:1922–1930

Chapman B, Stryker MP (1993) Development of orientation selectivity in ferret visual cortex and effects of deprivation. J Neurosci 13:5251–5262

Chapman B, Godecke I, Bonhoeffer T (1999) Development of orientation preference in the mammalian visual cortex. J Neurobiol 41:18–24

Chino YM, Smith EL, Hatta S, Cheng H (1997) Postnatal development of binocular disparity sensitivity in neurons of the primate visual cortex. J Neurosci 17:296–307

Cleland BG, Harding TH, Tulunay-Keesey U (1979) Visual resolution and receptive field size: examination of two kinds of cat retinal ganglion cell. Science 205:1015–1017

Crair MC, Gillespie DC, Stryker MP (1998) The role of visual experience in the development of columns in cat visual cortex. Science 279:566–570

Cynader MS, Berman NJ, Hein A (1976) Recovery of function in cat visual cortex following prolonged deprivation. Exp Brain Res 25:139–156

Daniels JD, Pettigrew JD, Norman JL (1978) Development of single-neuron responses in kitten's lateral geniculate nucleus. J Neurophysiol 41:1373–1393

Daw NW (1986) Effect of dark rearing on development of myelination in cat visual cortex. Soc Neurosci Abstr 12:785

Derrington AM (1984) Development of spatial frequency selectivity in striate cortex of vision-deprived cats. Exp Brain Res 55:431–437

Derrington AM, Fuchs AF (1981) The development of spatial-frequency selectivity in kitten striate cortex. J Physiol 316:1–10

Evered D, Clark S (1985) Photoperiodism, melatonin and the pineal. Pitman, London

Freeman RD, Ohzawa I (1992) Development of binocular vision in the kitten's striate cortex. J Neurosci 12:4721–4736

Gabott PA, Somogyi J, Stewart MG, Hamori J (1986) A quantitative investigation of the neuronal composition of the rat dorsal lateral geniculate nucleus using GABA-immunocytochemistry. J Neurosci 19:101–111

Golarai G, Ghahremani DG, Whitfield-Gabrieli S, Reiss A, Eberhardt JL, Gabrieli JD, Grill-Spector K (2007) Differential development of high-level visual cortex correlates with category-specific recognition memory. Nat Neurosci 10:512–522

Golarai G, Liberman A, Yoon JM, Grill-Spector K (2010) Differential development of the ventral visual cortex extends through adolescence. Front Hum Neurosci 3:80

Hamasaki DI, Flynn JT (1977) Physiological properties of retinal ganglion cells of 3-week-old kittens. Vis Res 17:275–284

Henry GL, Dreher B, Bishop PO (1974) Orientation specificity of cells in cat striate cortex. Journal of Neurophysiology 37:1394–1409

Hubel DH, Wiesel TN (1963) Receptive fields of cells in striate cortex of very young, visually inexperienced kittens. J Neurophysiol 26:994–1002

Ikeda H, Tremain KE (1978) The development of spatial resolving power of lateral geniculate neurones in kitten. Exp Brain Res 31:193–206

Jacobs DS, Blakemore C (1988) Factors limiting the postnatal development of visual acuity in the monkey. Vis Res 28:947–958

Kim DS, Bonhoeffer T (1994) Reverse occlusion leads to a precise restoration of orientation preference maps in visual cortex. Nature 370:370–372

Kiorpes L, Movshon JA (2004) Neural limitations on visual development in primates. In: Chalupa LM, Werner JS (eds) The visual neurosciences. MIT Press, Cambridge, MA, pp 158–173

LeVay S, Stryker MP, Shatz CJ (1978) Ocular dominance columns and their development in layer IV of the cat's visual cortex: a quantitative study. J Comp Neurol 179:223–244

Leventhal AG, Hirsch HB (1980) Receptive field properties of different classes of neurons in visual cortex of normal and dark-reared cats. J Neurophysiol 43:1111–1132

Li Y, Fitzpatrick D, White LE (2006) The development of direction selectivity in ferret visual cortex requires early visual experience. Nat Neurosci 9:676–681

Li YT, Ma WP, Pan CJ, Zhang LI, Tao HW (2012) Broadening of cortical inhibition mediates developmental sharpening of orientation selectivity. J Neurosci 32:3981–3991

Maruko I, Zhang B, Tao X, Tong J, Smith EL 3rd, Chino YM (2008) Postnatal development of disparity sensitivity in visual area (V2) of macaque monkeys. J Neurophysiol 100:2486–2495

McKay SM, Smyth D, Akerman CJ, Thompson ID (2001) Changing receptive fields and response properties underlie development of orientation tuning in ferret primary visual cortex. Soc Neurosci Abstr 27:475.413

Milleret C, Gary-Bobo E, Buisseret P (1988) Comparative development of cell properties in cortical area 18 of normal and dark-reared kittens. Exp Brain Res 71:8–20

Mower GD, Berry D, Burchfiel JL, Duffy FH (1981) Comparison of the effects of dark rearing and binocular suture on development and plasticity of cat visual cortex. Brain Res 220:255–267

Mower GD, Rustad R, White WF (1988) Quantitative comparisons of gamma-aminobutyric acid neurons and receptors in the visual cortex of normal and dark-reared cats. J Comp Neurol 272:293–302

Nelson DA, Katz LC (1995) Emergence of functional circuits in ferret visual cortex visualized by optical imaging. Neuron 15:23–34

Pettigrew JD (1974) The effect of visual experience on the development of stimulus specificity by kitten cortical neurones. J Physiol 237:49–74

Price DJ, Zumbroich TJ, Blakemore C (1988) Development of stimulus selectivity and functional organisation in the suprasylvian visual cortex of the cat. Proc R Soc Lond B Biol Sci 233:123–163

Reid SM, Daw NW (1995) Dark-rearing changes microtubule-associated protein 2 (MAP 2) dendrites but not subplate neurons in cat visual cortex. J Comp Neurol 359:38–47

Rochefort NL, Narushima M, Grienberger C, Marandi N, Hill DN, Konnerth A (2011) Development of direction selectivity in mouse cortical neurons. Neuron 71:425–432

Rusoff AC, Dubin MW (1977) Development of receptive field properties of retinal ganglion cells in kittens. J Neurophysiol 40:1188–1198

Rusoff AC, Dubin MW (1978) Kitten ganglion cells: dendritic field size at 3 weeks of age and correlation with receptive field size. Investig Ophthalmol 17:819–821

Sherk H, Stryker MP (1976) Quantitative study of cortical orientation selectivity in visually inexperienced kitten. J Neurophysiol 39:63–70

Sherman SM (1972) Development of interocular alignment in cats. Brain Res 37:187–203

Sillito AM (1984) Functional considerations of the operation of GABAergic inhibitory processes in the visual cortex. In: Jones EG, Peters A (eds) Cerebral cortex. Plenum, New York, pp 91–117

Singer W, Tretter F (1976) Receptive field properties and neuronal connectivity in striate and parastriate cortex of contour-deprived cats. J Neurophysiol 39:613–630

Spear PD, Tong L, Langsetmo A (1978) Striate cortex neurons of binocularly deprived kittens respond to visual stimuli through the closed eyelids. Brain Res 155:141–146

Stryker MP, Harris WA (1986) Binocular impulse blockade prevents the formation of ocular dominance columns in cat visual cortex. J Neurosci 6:2117–2133

Sur M, Weller RE, Sherman SM (1984) Development of X- and Y-cell retinogeniculate terminations in kittens. Nature 310:246–249

Takacs J, Saillour P, Imbert M, Bogner M, Hamori J (1992) Effect of dark rearing on the volume of visual cortex (areas 17 and 18) and the number of visual cortical cells in young kittens. J Neurosci Res 32:449–459

Tanaka K, Freeman RD, Ramoa AS (1987) Dark-reared kittens: GABA sensitivity of cells in the visual cortex. Exp Brain Res 65:673–675

Tani T, Ribot J, O'Hashi K, Tanaka S (2012) Parallel development of orientation maps and spatial frequency selectivity in cat visual cortex. Eur J Neurosci 35:44–55

Tavazoie SF, Reid RC (2000) Diverse receptive fields in the lateral geniculate nucleus during thalamocortical development. Nat Neurosci 3:608–616

Thompson ID, Kossut M, Blakemore C (1983) Development of orientation columns in cat striate cortex revealed by 2 deoxyglucose autoradiography. Nature 301:712–715

Thorn F, Gollender M, Erickson P (1976) The development of the kitten's visual optics. Vis Res 16:1145–1149

Tootle JS (1993) Early postnatal development of visual function in ganglion cells of the cat retina. J Neurophysiol 69:1645–1660

Tootle JS, Friedlander MJ (1986) Postnatal development of receptive field surround inhibition in kitten dorsal lateral geniculate nucleus. J Neurophysiol 56:523–541

Tootle JS, Friedlander MJ (1989) Postnatal development of the spatial contrast sensitivity of X- and Y-cells in the kitten retinogeniculate pathway. J Neurosci 9:1325–1340

Tsumoto T, Freeman RD (1987) Dark-reared cats: responsivity of cortical cells influenced pharmacologically by an inhibitory antagonist. Exp Brain Res 65:666–672

Van Hooser SD, Li Y, Christensson M, Smith GB, White LE, Fitzpatrick D (2012) Initial neighborhood biases and the quality of motion stimulation jointly influence the rapid emergence of direction preference in visual cortex. J Neurosci 32:7258–7266

Wang BS, Sarnaik R, Cang J (2010) Critical period plasticity matches binocular orientation preference in the visual cortex. Neuron 65:246–256

White LE, Fitzpatrick D (2007) Vision and cortical map development. Neuron 56:327–338

White LE, Coppola D, Fitzpatrick D (2001) The contribution of sensory experience to the maturation of orientation selectivity in ferret visual cortex. Nature 411:1049–1052

Wiesel TN, Hubel DH (1965) Comparison of the effects of unilateral and bilateral eye closure on cortical unit responses in kittens. J Neurophysiol 28:1029–1040

Wiesel TN, Hubel DH (1974) Ordered arrangement of orientation columns in monkeys lacking visual experience. J Comp Neurol 158:307–318

Wilson JR, Tessin DE, Sherman SM (1982) Development of the electrophysiological properties of Y-cells in the kitten's medial interlaminar nucleus. J Neurosci 2:562–571

Windle WF (1930) Normal behavioral reactions of kittens correlated with the postnatal development of nerve-fiber density in the spinal cord. J Comp Neurol 50:479–497

Winfield DA (1983) The postnatal development of synapses in the different laminae of the visual cortex in the normal kitten and in kittens with eyelid suture. Dev Brain Res 9:155–169

第二部分
弱视和视觉剥夺的影响

6 视觉输入信号的改变对神经系统的影响

摘要

多种情况都可以导致视觉信号中断而不能传导至视皮质。在感觉层面，如视网膜上图像模糊（白内障），双眼视网膜上图像不等大（屈光参差），视网膜上图像不能聚焦成一个点（散光）以及眼球相对过度增长（近视）。在运动层面，如双眼眼位不正以及双眼视网膜上的信息不匹配（斜视）。正如本书的第一部分视觉系统发育所强调，感觉系统和运动系统相互作用，任何一个系统的不足都会导致另一个系统的缺陷。信号传导的任一环节出错，视皮质的传导通路都将重新链接以弥补原有的缺陷，如果潜在的缺陷得不到治疗，这种新的链接将成为永久性的。

在幼年时期，如果患者存在光学系统缺陷而导致视网膜上成像质量下降，或者存在眼球运动缺陷而阻碍双眼协同处理图像，此时患者的视皮质能够使患者适应视觉问题。遗憾的是，这些缺陷往往十分常见。在这一章中，我们简单介绍人类视觉系统的缺陷。下一章介绍在动物模型中这些缺陷带来的行为学、解剖学和生理学的改变。我们再根据动物模型的发现回归到人类视觉系统的本质，讨论关键期的概念、关键期的变化以及这些变化如何影响治疗。最终，结合动物实验和临床的结果，总结由斜视、屈光参差、散光、近视、白内障等原因造成的视觉系统缺陷引起视力低下的治疗方法。

弱视是通用的临床术语，是由儿童期异常的视觉经验造成的（可参考 http://youtu.be/2tiV5vmHaEg）。希腊语里弱视的直译是"迟钝的视觉"（blunt sight），这是一个很贴切的描述。弱视并不是全盲，而是视皮质信号连接的混乱。这些信号如何重新错误连接取决于缺陷的特质。大部分病例中，弱视患者的视力会下降，但还有其他的影响，病因不同，影响也不同。弱视是如何因人而异的，这是一个有趣的问题，后续将讨论弱视的病因及潜在的解剖和生理机制。

斜视

斜视是眼睛肌肉控制的缺陷，导致眼睛看向不同的方向。眼睛可能向内看（内斜视）、向外看（外斜视）、向上看（上斜视）或向下看（下斜视）。导致斜视的原因有很多，有的是运动缺陷，有的是感觉缺陷

（Von Noorden，1990），包括视网膜上的图像不清晰导致没有良好的注视信号，屈光不正导致眼睛调节和集合的不协调，中枢神经系统对眼球运动的控制不佳以及少见的眼肌麻痹或眼球运动的机械限制。

内斜视是儿童弱视的常见病因之一，往往与远视有关。远视时，当眼睛处于非调节状态，外界的图像聚焦在视网膜的后面（Atkinson，1993）。为了看清楚图像，眼球必须做出调节，此时双眼趋向于集合（图6.1）。这是正常视觉的一种有效机制，当眼睛从远处的物体看向近处的物体时，眼睛须通过调节和集合，保证两眼视线对准该物（集合）并准确对焦（调节）。调节和集合是联动的，因此，远视往往诱发集合。许多儿童出生时处于远视状态，其屈光状态随着眼球增长不断变化。有些儿童眼球天生异

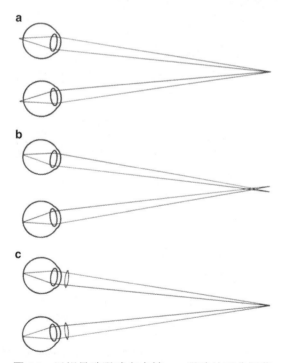

图 6.1 远视导致眼球向内转。**a.** 眼球处于非调节状态，图像聚焦在视网膜后面。**b.** 眼球通过调节试图将图像聚焦在视网膜上，由于调节和集合之间的联动，眼球因为集合而向内转。此时，图像并未聚焦在双眼视网膜上，而是落在双眼视网膜的非对应区。**c.** 这种情况可以通过矫正屈光不正解决

常小，2～3 岁时仍处于高度远视状态，因此可能就会出现内斜视（Ingram 等，1986；Birch 等，2005），与远视相关的异常会聚扰乱了双眼融合的机制。

希波克拉底在 2400 多年前就提出斜视与遗传有关（详见第 1 章），Birch 等在2005 发现了相关基因。对于有斜视亲属且远视度数较高（＞3 D）的儿童，这种遗传相关性更显著。这些儿童患斜视的风险是整个人群的 4～6 倍，如果有人随访有这一特征的儿童，则会在这个群体中发现许多斜视病例（Abrahamsson 等，1999）。斜视还和环境因素有关，比如内斜视和早产以及母亲吸烟史有关（Cotter 等，2011）。

内斜视也可能与正常人调节和集合之间的异常关系有关。对某些人来说，与调节相关的集合过度（称为高 AC/A），因此，当眼睛试图看近处物体时，眼球就会向内转。为了通过双眼融合保证双眼单视，眼睛会通过减少集合量来减少眼球内转。当这种融合机制不够强大，就会导致内斜视（Fawcett 和 Birch，2003）。

有些儿童在 2～6 个月大时出现内斜视（婴儿内斜视），这类内斜视与远视或高AC/A 无关。白化病儿童中内斜视的原因已经明确，但大多数其他病例中仍未知。白化病儿童由于视交叉的纤维错位而导致内斜视（Kinnear 等，1985）。这类患者对侧眼到中枢神经系统的投射大于正常值（见第 4 章），从同侧眼到中枢神经系统的投射小于正常值（Creel 等，1974），这个现象首次在暹罗猫中发现（Guillery，1974）。因此，内斜视患者视皮质中接受双眼信号输入的细胞非常少，这可能是这类患者双眼融合能力差的原因。

鉴于白化病患者纤维错位的情况，我们提出另一个问题：其他内斜视患者视交叉处的纤维是否也可能错位？在大多数情况下，视皮质诱发电位的结果证明视交叉向中枢神经系统的投射是正常的（McCormack，1975，Hoyt 和 Caltrider，1984），但伴有大

斜视度和眼球摆动（眼球震颤）的婴儿内斜视患者除外，这类儿童的视皮质诱发电位不对称，这样的不对称可能（但不总是）代表对侧眼投射的扩大（Ciancia，1994）。某些患者可能还存在其他类型的纤维错位，但现有的仪器无法检测到。不幸的是，到目前为止，只有 VEP 被用于研究这个问题，而该技术只显示了严重的异常。尚未有关于婴儿内斜视患者眼球到中枢神经系统投射的解剖学研究，因此，我们提出的问题尚无定论。最有可能的解释是内斜视儿童存在双眼视功能异常，而不是视网膜投射的错位。

对于难解释的内斜视病例，有多种假说。其中一种认为由于交叉视差形成的立体视早于非交叉视差形成的立体视，从而眼位更趋于形成内斜视（Held，1993）。看近物时，交叉视差能够提供视觉线索，因此，在交叉视差发展和非交叉视差发展的时间间隔期内，眼位更趋于向内会聚。但目前尚未有研究探讨内斜视的儿童，其交叉视差和非交叉视差的发生时间，也没有能证明与正常儿童相比，其在交叉视差发展和非交叉视差发展的时间间隔期内，眼位更趋于向内会聚。

另一个假说涉及眼球运动系统的检测。婴儿内斜视的发生与单眼视动性眼球震颤（monocular optokinetic nystagmus，MOKN）有着密切的关系。把一个有垂直条纹的鼓在受试者眼前向着一个方向（朝鼻侧或朝颞侧）转动，可以诱发出视动性眼球震颤（图6.2）。受试者的眼睛不由自主地跟着鼓转动，然后反向转回来，眼球这样重复摆动。成年人的眼球在两个方向上跟随性一致，正常婴儿在鼓朝鼻侧转动时眼球的跟随性更好（Atkinson，1979；Naegele 和 Held，1982；图6.3），这种差异持续到3～6个月。

大多数患有婴儿内斜视的患者成年后也表现出与婴儿时相同的眼球运动不对称性（Atkinson 和 Braddick，1981），尤其是当内斜视发生于出生到6个月之间。发生

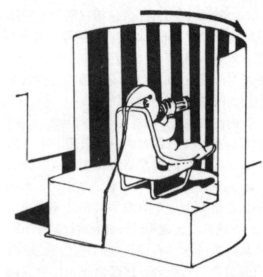

图6.2 婴儿视动性眼球震颤测试仪器。婴儿面对一个半圆屏幕，条纹图案投影到屏幕中，持续朝一个方向转动［Reprinted with permission from Naegele and Held（1982）］

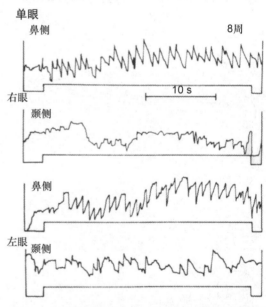

图6.3 8周龄正常婴儿视动性眼球震颤的不对称性。图中的曲线表示眼球跟随鼓的运动轨迹，垂直方向表示扫视状回弹。每只眼睛对朝鼻侧的运动的跟随性优于朝颞侧的运动［Reprinted with permission from Naegele and Held（1982）］

在6～12个月者较少，1岁后更少（Demer 和 Von Noorden，1988）。除了 MOKN 的不对称性外，患者判断目标速度的能力和

平滑追踪眼球运动的启动也存在不对称性（Tychsen 和 Lisberger，1986）。眼球运动异常导致内斜视还是内斜视导致眼球运动异常尚未明确。但明确的是，眼球运动异常的不对称方向与婴儿常见的斜视方向有关：婴儿对向鼻侧的运动感知更好，导致眼球向内转的运动反应更强，因而导致内斜视（Tychsen 和 Lisberger，1986）。

随着双眼协调和融合能力的发育，眼球运动趋向于鼻侧的偏好被克服（Wattam Bell 等，1987）。这也符合各种视觉功能发育的时间进程。在出生时，双眼有注视能力，但眼球倾向于向鼻侧移动。在 4 个月时，这种偏好逐渐消失。在 4 ～ 6 个月时，出现立体视和强烈的聚散运动。然而，还需要更进一步的实验去探寻这些现象产生的原因。

有时眼球在各个方向都出现斜视，并且在各方向有一个恒定的斜视角度（共同性斜视）；有时一只眼睛会出现斜视，另一只眼睛不会（非共同性斜视）。婴儿内斜视在斜视度数小或者不恒定而逐渐向大角度发展时建议接受斜视手术（Fu 等，2007）。对不同的病例会通过不同的治疗方法来避免双眼复

视：出现非共同性斜视时，非注视眼通常会变成弱视，图像被抑制；对于共同性斜视，其结果取决于斜视角（Pasino 和 Mararini，1964；图 6.4）。对于小角度的斜视，一只眼睛可能会变成弱视，当这种情况发生时，通常足以克服双眼复视；对于大角度的斜视，抑制可能是主要机制；对于中等角度斜视，当斜视角在长时间内保持不变，斜视眼可以获得一个新的注视点，这个新的注视点与非斜视眼的中心凹在视皮质的某一层面对应，称为视网膜异常对应。若斜视患者不出现抑制，可能会在 Snellen 视力表上多读出一个字母（Pugh，1962；图 6.5）。

如果斜视眼中旧的视网膜对应点没有被消除或抑制，视网膜异常对应可导致单眼复视。这种情况下来自新注视点的投射会到达处理中央视觉的皮质部分，也会到达处理中央视觉以外区域的皮质部分，后一组投射是在出生时就出现的。但这两组投射共同保留十分罕见。

我们对外斜视的认识比内斜视要少一些，除了有明显病因的病例，比如眼睛内转的肌肉麻痹。一般规律是先天性内斜视最常

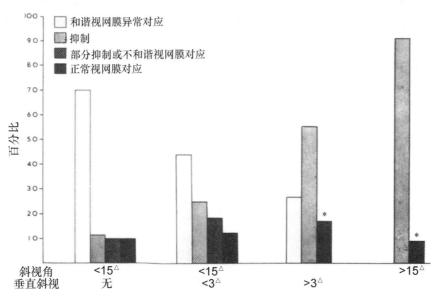

图 6.4　抑制的发生和不同程度的视网膜异常对应 ［Reprinted with permission from Pasino and Maraini（1964）］（译者注：＊条柱为"部分抑制或不和谐视网膜对应"）

利用Snellen视力表检查出的视力

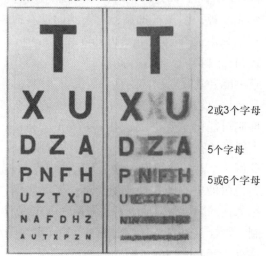

2或3个字母

5个字母

5或6个字母

图 6.5 斜视患者的复视。当问患者在 Snellen 视力表看到了什么时，患者描述从上往下数第二行大字母行出现一个额外的 X，而下面小字母则模糊读不出来 [Reprinted with permission from Pugh（1962）]

见于 2 岁以前，斜视角较大且恒定；调节性内斜视最常见于 2 岁以后，斜视角较小且变化较大；外斜视最常见于老年人，表现为间歇性。在不同类型的外斜视中可以发现复视和各种抑制（Serrano Pedraza 等，2011）。

总之，多种不同的原因导致了不同类型的斜视。双眼融合发育要求在感觉信号和聚散运动之间建立适当的定量关系。正如第 3 章所讨论的，在发育过程中，双眼协调能力和聚散运动之间存在正反馈。这个通路中任何一点的中断都可能导致双眼融合不足和斜视。某些影响因素已经明确，比如眼球过短、集合过度、视交叉处纤维错位，而某些因素仍是推测性的，比如倾向于向鼻侧转动、交叉立体视早于非交叉立体视发育。在绝大多数病例中，究竟是哪个原因干扰了双眼融合和聚散运动的发育尚未明确。

屈光参差

屈光参差是双眼屈光度存在差异，这可

能是由于双眼眼轴长度存在差异。如果这种差异持续到 3 岁或 3 岁以后，就会导致弱视（Abrahamsson 等，1990；von Noorden，1990）。大约 1/3 的病例伴随斜视。屈光参差和斜视的因果关系尚不明确，因为很少有患者在弱视诊断之前有长时间的随访。在某些情况下，屈光参差伴随少量斜视（Helveston 和 Von Noorden，1967）。在这些病例中，双眼图像的不相关很可能导致眼睛看不清目标，因此出现注视不良（融合性发育不良性眼球震颤）和微小角度斜视（Birch，2013）。而在另一些病例中，斜视发生后出现屈光参差（Lepard，1975；图 6.6）。众所周知，有斜视和屈光参差的儿童视力比单纯斜视或单纯屈光参差要差（Flom 和 Bedell，1985）。如果两只眼睛度数相差超过－ 2.0 D 或＋ 1.0 D（图 6.7）屈光参差就会导致弱视、单眼视和立体视丧失，其弱视程度与参差量的大小有关（Weakley，2001）。

散光

散光是眼球的屈光系统存在柱镜成分，通常出现在角膜，此时光线在一条轴上清晰聚焦，在与之垂直的另一条轴上离焦（图 6.8）。大多数婴儿在出生时有散光，出生后 1 年散光减少（Atkinson 等，1980；图 6.9）。1 岁时仍有明显散光的幼儿在屈光矫正后不会出现视觉缺陷（Gwiazda 等，1985）。但是如果散光不矫正，离焦轴的视力就会比聚焦轴差，在后期即使通过屈光矫正，该轴的视力也无法和聚焦轴一样好（Mitchell 等，1973；图 6.10）。在某些情况下，眼睛在大约 7 岁时视力发育到最佳，在这之前如果散光未矫正，可能变成弱视（Held 等，2000）。散光和由此引起的弱视可能有遗传因素。高加索人比中国人容易受影响（Held 等，2000），土著民族中北美印第安人更容

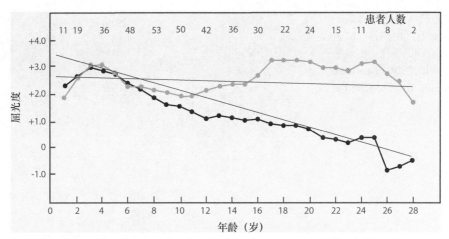

图 6.6　55 例患者注视眼（黑色点线）和弱视眼（灰色点线）的屈光度均值随年龄的变化。弱视眼保持远视。上方数字表示该年龄测量的患者人数［Adapted from Lepard（1975）］

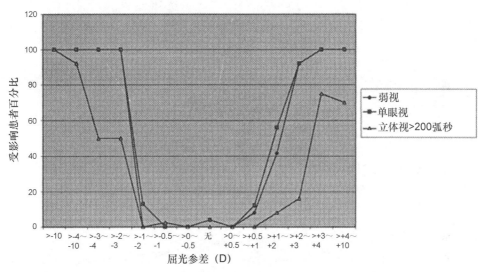

图 6.7　不同球性屈光参差患者中弱视、单眼视和立体视的比较［Reprinted with permission from Weakley（2001）］

易受到影响（Dobson 等，2003），世界各地的土著民族也是如此。

　　双眼高度数的散光会导致双眼弱视，这是严重的临床问题。

白内障和角膜混浊

　　白内障是指眼球内晶状体混浊。大多数双眼病例是遗传的，或由母体感染或辐射引起。多数单眼病例为特发性或外伤性。如果混浊局限于晶状体中心，那通过晶状体边缘的光可以在视网膜上形成局部清晰的像。如果混浊范围在晶状体中心超过 3 mm，那么视网膜上的像就是模糊的，解决办法是把混浊的晶状体取出来。之后眼球的屈光不正可以通过眼镜、人工晶状体植入术或角膜接触镜在特定的距离上矫正，但眼睛失去了调节能力。因此，在单眼白内障病例中，在某些距离会出现屈光参差。根据屈光矫正方式的不同，正常眼和患眼视网膜上像的大小可能存在差异。也可能发生

图 **6.8** 散光眼所看到的物体图像：**a**. 正常眼看到的图像。**b**. 垂直轴散光眼看到的图像。**c**. 水平轴散光眼看到的图像［Reprinted with permission from Mitchell et al. (1973)］

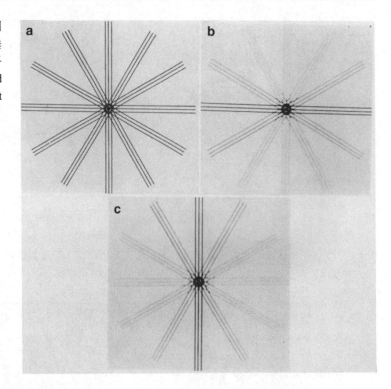

图 **6.9** 婴儿散光，随年龄增长而下降，甚至消失。垂直坐标表示两条散光轴之间的屈光度差异。每一条线代表一个婴儿数月的随访结果［Reprinted with permission from Atkinson et al. (1980)］

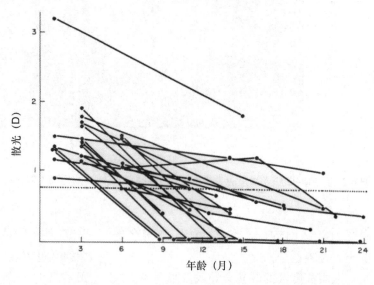

斜视（Birch 等，2012）。人工晶状体植入联合使用角膜接触镜的效果与单独使用角膜接触镜相似，但人工晶状体植入需要进行手术（Lambert，2000）。在所有白内障病例中，白内障引起的神经病变是极难治疗的。只有眼科医生、患者本人及父母坚持不懈地合作，通过视觉训练，提高视觉功能才能取得成功（Jacobson 等，1981；Birch

等，1986；Drummond 等，1989；Maurer 和 Lewis，1993）。角膜混浊和白内障的结果相似（Held 等，2011）。

近视

当眼球太长或眼球屈光力太大时，就

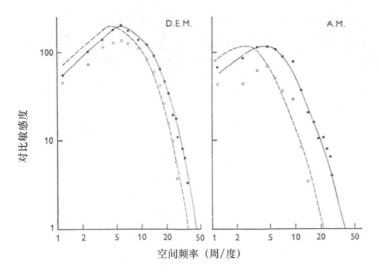

图 6.10　在两名散光造成弱视的患者中，屈光矫正后正常聚焦轴和散光轴对比敏感度的比较。视力值由曲线和水平轴的交叉点读取，受试者 D.E.M.（左图）减少了 1.5 倍，受试者 A.M.（右图）减少了 2 倍［Reprinted with permission from Mitchell and Wilkinson（1974）］

可能发生近视。如果眼球太短，则可能发生远视，但一定度数的远视可通过增加调节补偿。眼球无法通过放松调节来补偿近视（处于最放松的状态时眼球仍相对过长）。因此，婴儿出生时往往是远视的，通过生长发育，眼球达到合适的长度（图 6.6）。

眼球的生长发育受视觉输入信号的控制（见第 13 章）。在出生后 4～5 年里，随着眼球的生长，大多数人能在调节放松的状态下将图像聚焦在视网膜上（Gwiazda 等，1996）。眼球无法缩短，出生时眼球太长的人也许可以通过减缓眼球增长速度来弥补，但出生后几年内眼球就已经比成年人还长的人却无法逆转这一过程。因此，近视人口的比例一直在增加（Curtin，1985）。儿童往往在 7～13 岁发生近视（Gwiazda 等，1996）。高 AC/A（见术语表）导致调节能力降低的儿童更容易患近视（Gwiazda 等，2005）。

近视可能由近距离工作引起，近距离工作指的是持续看近处的物体。Kepler 在 1611 年提出这一观点，Tscherning 在 1882 年强调这一观点，此后被不断证实（Curtin，1985；Owens，1991）。近视的患病率随教育程度的增加而增加：近视的比例从小学到中学再到高中逐步增加，在大学生中最高（Curtin，1985）。也许近视的学生更倾向于成为爱看

书的人而不是足球运动员，但是视觉输入对眼球大小的影响（将在第 13 章中讨论）表明，反过来也是一个确定的因素——大量阅读和近距离工作可能导致近视。

对高度近视患者而言，未矫正的近视会导致所有空间频率对比敏感度显著下降（Fiorentini 和 Maffei，1976；图 6.11）。患

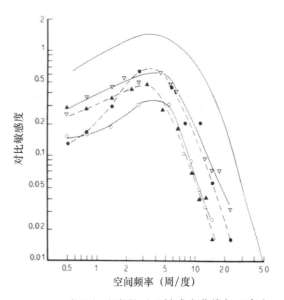

图 6.11　4 名近视患者的对比敏感度曲线与正常人曲线的比较。顶部曲线表示正常成人的对比敏感度。下方曲线表示 4 名近视患者的结果。在所有空间频率下，4 名近视患者的对比敏感度均降低［Reprinted with permission from Fiorentini and Maffei（1976）］

者的视力下降，低空间频率对比敏感度也下降。近视的结果和高度屈光参差的结果相似，这是可以预料的，因为近视和屈光参差都处于相同的条件，除了近视发生在双眼，屈光参差中问题发生在单眼并且一些屈光参差的较差眼是远视而不是近视。

近视既有遗传因素也有环境因素的影响。这是由父母子女和双胞胎研究（Feldkamper 和 Schaeffel，2003）得出的结果。少数近视病例也见于结缔组织疾病，如 Marfan 综合征和 Stickler 综合征。在不同的家系中发现了四个相关基因组，但具体哪一个基因受到了影响是当前的研究方向（Young，2004；见第 13 章）。

参考文献

Abrahamsson M, Andersson AK, Sjostrand J (1990) A longitudinal study of a population based sample of astigmatic children I. Refraction and amblyopia II. The changeability of anisometropia (Fabian). Acta Ophthalmol (Copenh) 68:428–434

Abrahamsson M, Magnusson G, Sjostrand J (1999) Inheritance of strabismus and the gain of using heredity to determine populations at risk of developing strabismus. Acta Ophthalmol Scand 77:653–657

Atkinson J (1979) Development of optokinetic nystagmus in the human infant and monkey infant. In: Freeman RD (ed) Developmental neurobiology of vision. Plenum, New York, pp 277–287

Atkinson J (1993) Infant vision screening: prediction and prevention of strabismus and amblyopia from refractive screening in the Cambridge photorefraction program. In: Simons K (ed) Early visual development, normal and abnormal. Oxford University Press, New York, pp 335–348

Atkinson J, Braddick OJ (1981) Development of optokinetic nystagmus in the human infant and monkey infant. In: Fisher DF, Monty RA, Senders JW (eds) Eye movements: cognition and perception. Erlbaum, Hillside, NJ, pp 53–64

Atkinson J, Braddick OJ, French J (1980) Infant astigmatism: its disappearance with age. Vis Res 20:891–893

Birch EE (2013) Amblyopia and binocular vision. Prog Retin Res 33:67–84

Birch EE, Stager DR, Wright WW (1986) Grating acuity development after early surgery for congenital unilateral cataract. Arch Ophthalmol 104:1783–1787

Birch EE, Fawcett SL, Morale SE, Weakley DR Jr, Wheaton DH (2005) Risk factors for accommodative esotropia among hypermetropic children. Investig

Ophthalmol Vis Sci 46:526–529

Birch EE, Wang J, Felius J, Stager DR Jr, Hertle RW (2012) Fixation control and eye alignment in children treated for dense congenital or developmental cataracts. J AAPOS 16:156–160

Ciancia AO (1994) On infantile esotropia with nystagmus in abduction. Trans ISA Congr 7:1–16

Cotter SA, Varma R, Tarczy-Hornoch K, McKean-Cowdin R, Lin J, Wen G, Wei J, Borchert M, Azen SP, Torres M, Tielsch JM, Friedman DS, Repka MX, Katz J, Ibironke J, Giordano L (2011) Risk factors associated with childhood strabismus: the multi-ethnic pediatric eye disease and Baltimore pediatric eye disease studies. Ophthalmology 118:2251–2261

Creel D, Witkop CJ, King RA (1974) Asymmetric visually evoked potentials in human albinos: evidence for visual system anomalies. Investig Ophthalmol 13:430–440

Curtin BJ (1985) The myopias: basic science and clinical management. Harper & Row, Philadelphia

Demer JL, Von Noorden GK (1988) Optokinetic asymmetry in esotropia. J Pediatr Ophthalmol Strabismus 25:286–292

Dobson V, Igartua I, De la Rosa EJ, de la Villa P (2003) Amblyopia in astigmatic preschool children. Vis Res 43:1081–1090

Drummond GT, Scott WE, Keach RV (1989) Management of monocular congenital cataracts. Arch Ophthalmol 107:45–51

Fawcett SL, Birch EE (2003) Risk factors for abnormal binocular vision after successful realignment of accommodative esotropia. J AAPOS 7:256–262

Feldkamper M, Schaeffel F (2003) Interaction of genes and environment in myopia. In: Wissinger B, Kohl S, Langenbeck U (eds) Genetics in ophthalmology. Karger, Basel, pp 34–49

Fiorentini A, Maffei L (1976) Spatial contrast sensitivity of myopic subjects. Vis Res 16:437–438

Flom MC, Bedell HE (1985) Identifying amblyopia using associated conditions, acuity, and nonacuity features. Am J Optom Physiol Opt 62:153–160

Fu VLN, Stager DR, Birch EE (2007) Progression of intermittent, small-angle, and variable esotropia in infancy. Investig Ophthalmol Vis Sci 48:661–664

Guillery RW (1974) Visual pathways in albinos. Sci Am 230(5):44–54

Gwiazda J, Mohindra I, Brill S, Held R (1985) Infant astigmatism and meridional amblyopia. Vis Res 25:1269–1276

Gwiazda J, Bauer J, Thorn F, Held R (1996) Prediction of myopia in children. In: Vital-Durand F, Atkinson J, Braddick OJ (eds) Infant vision. Oxford University Press, New York, pp 125–134

Gwiazda J, Thorn F, Held R (2005) Accommodation, accommodative convergence, and response AC/A ratios before and at the onset of myopia in children. Optom Vis Sci 82:273–278

Held R (1993) Two stages in the development of binocular vision and eye alignment. In: Simons K (ed) Early visual development, normal and abnormal. Oxford University Press, New York, pp 250–257

Held R, Thorn F, McLellan J, Grice K, Gwiazda J (2000)

Early astigmatism contributes to the oblique effect and creates its Chinese-Caucasian difference. In: Andre J, Owens DA, Harvey LO (eds) Visual perception: the influence of H.W. Leibowitz. American Psychological Association, Washington, DC, pp 81–94

Held R, Ostrovsky Y, de Gelder B, Gandhi T, Ganesh S, Mathur U, Sinha P (2011) The newly sighted fail to match seen with felt. Nat Neurosci 14:551–553

Helveston EM, Von Noorden GK (1967) Microtropia. Arch Ophthalmol 78:272–281

Hoyt CS, Caltrider N (1984) Hemispheric visually-evoked responses in congenital esotropia. J Pediatr Ophthalmol Strabismus 21:19–21

Ingram RM, Walker C, Wilson JM, Arnold PE, Dally S (1986) Prediction of amblyopia and squint by means of refraction at age 1 year. Br J Ophthalmol 70:12–15

Jacobson SG, Mohindra I, Held R (1981) Development of visual acuity in infants with congenital cataracts. Br J Ophthalmol 65:727–735

Kinnear PE, Jay B, Witkop CJ (1985) Albinism. Surv Ophthalmol 30:75–101

Lambert SR (2000) A comparison of grating acuity, strabismus and reoperation outcomes among aphakic and pseudophakic children after unilateral cataract surgery during infancy. J AAPOS 5:70–75

Lepard CW (1975) Comparative changes in the error of refraction between fixing and amblyopic eyes during growth and development. Am J Ophthalmol 80: 485–490

Maurer D, Lewis TL (1993) Visual outcomes after infantile cataract. In: Simons K (ed) Early visual development, normal and abnormal. Oxford University Press, New York, pp 454–484

McCormack EL (1975) Electrophysiological evidence for normal optic nerve projections in normally pigmented squinters. Investig Ophthalmol 14:931–935

Mitchell DE, Wilkinson FE (1974) The effect of early astigmatism on the visual resolution of gratings. J Physiol 243:739–756

Mitchell DE, Freeman RD, Millodot M, Haegerstrom G (1973) Meridional amblyopia: evidence for modification of the human visual system by early visual experience. Vis Res 13:535–558

Naegele JR, Held R (1982) The postnatal development of monocular optokinetic nystagmus in infants. Vis Res 22:341–346

Owens DA (1991) Near work, accommodative tonus, and myopia. In: Grosvenor T, Flom MC (eds) Refractive anomalies. Butterworth-Heinemann, Stoneham, MA, pp 318–344

Pasino L, Maraini G (1964) Importance of natural test conditions in assessing the sensory state of the squinting subject with some clinical considerations on anomalous retinal correspondence. Br J Ophthalmol 48:30–34

Pugh M (1962) Amblyopia and the Retina. Br J Ophthalmol 46:193–211

Serrano-Pedraza I, Manjunath V, Osunkunle O, Clarke MP, Read JC (2011) Visual suppression in intermittent exotropia during binocular alignment. Invest Ophthalmol Vis Sci 52:2352–2364

Tychsen L, Lisberger SG (1986) Maldevelopment of visual motion processing in humans who had strabismus with onset in infancy. J Neurosci 6:2495–2508

Von Noorden GK (1990) Binocular vision and ocular motility. Mosby, St Louis

Wattam-Bell J, Braddick OJ, Atkinson J, Day J (1987) Measures of infant binocularity in a group at risk for strabismus. Clin Vis Sci 1:327–336

Weakley DR (2001) The association between nonstrabismic anisometropia, amblyopia, and subnormal binocularity. Ophthalmology 108:163–171

Young TL (2004) Dissecting the genetics of human high myopia: a molecular biologic approach. Trans Am Ophthalmol Soc 102:43–66

7 屈光系统和运动系统的缺陷带来的生理和解剖变化

摘要

哺乳动物通过视皮质的解剖和生理变化来补偿幼年时期出现的视觉缺陷,在视网膜或外侧膝状体上这一补偿作用很弱。双眼视、朝向选择和方向选择等功能都是视皮质的特性,而不是视网膜或外侧膝状体的特性。尽管视力和对比敏感度是视网膜和外侧膝状体的特性,但视力和对比敏感度的变化机制也经常发生在视皮质。补偿是针对缺损的,单眼剥夺影响眼优势而不是朝向选择,朝向剥夺影响朝向选择而不是眼优势。大脑皮质内的链接发生了重组,被剥夺眼的视觉特征对应的功能柱收缩,而未被剥夺的视觉特征的功能柱扩大。细胞的生理特性也随之改变。通过解剖学和生理学改变产生的补偿是有限的。这对于单眼视、朝向和方向剥夺来说并不重要,因为双眼的功能柱彼此靠近,垂直和水平方向的功能柱以及向左和向右移动的细胞也彼此靠近。然而,当斜视角度较大时,补偿对斜视就很重要,在这种情况下,补偿是通过某种形式的生理抑制而不是通过解剖重组来实现的。

在过去的 40 年里,通过动物实验,我们对各种类型视觉剥夺有了深入的理解。这项开创性的实验由 David Hubel 和 Torsten Wiesel 在 20 世纪 60 年代早期完成,他们在 1981 年因这项工作(Wiesel,1982)和正常动物视觉系统组织方面的工作获得诺贝尔奖。从那时起,这一直是视觉系统研究中最有成效的领域之一,使我们了解了一些生理和解剖上的改变以及这些改变发生的部位。

单眼剥夺

这些生理和解剖改变的研究是通过猫和猴子单眼剥夺完成的。使用动物模拟了单眼白内障,这是人类较少见的一种缺陷,但是它给出了最简单和最清楚的结果,因此在研究基本机制方面是最有用的。大致思路是缝合动物一只眼睑,一段时间后导致只有光感的视力,仅仅让视网膜获得少量图像信息。此时实验动物无法识别图像的形状和形式,但可以识别物体的运动方向(Spear 等,1978)。

猫或猴子出生睁眼后单眼剥夺 3 个月，就会造成严重的弱视（Wiesel 和 Hubel，1963a；Dews 和 Wiesel，1970）。在去除剥夺，打开双眼后，记录视皮质的细胞状态，发现缝合眼能被激活的细胞很少（Wiesel 和 Hubel，1963a；Hubel 和 Wiesel，1977；图 7.1）。缝合眼处于盲的状态，因为眼睑缝合后眼球到视皮质这一通路几乎没有信号输入。

相比之下，缝合眼的视网膜是正常的（Wiesel 和 Hubel，1963b；Sherman 和 Stone，1973），缝合眼中驱动外侧膝状体的细胞的生理特性基本正常（Wiesel 和 Hubel，1963b）。但是，缝合眼外侧膝状体中 X 型细胞（负责精细信息）的突触连接多于正常，Y 型细胞（负责运动信息）的突触连接少于正常（Sur 等，1982）。因此，实验中记录到的 Y 型细胞较少，X 型细胞的空间对比敏感度降低（Sherman，1985）。

主要的改变发生在从外侧膝状体核到视皮质的投射。这些变化可通过在眼睛里放置放射性氨基酸观察到，标记的氨基酸从眼球传输到视皮质的第Ⅳ层。正常情况下，眼的优势柱像斑马一样是条纹状的。当一只眼在幼年被缝合后，缝合眼的优势柱条纹比正常的窄，而未缝合眼的优势柱条纹更宽（Wiesel，1982；图 7.2）。换句话说，视皮质末梢的树状分支（来自缝合眼驱动的外侧膝状体细胞）出现缩小（Tieman，1984）。因此，缝合眼外侧膝状体细胞的终末突触更小，所以细胞也更小（Wiesel 和 Hubel，1963b）。

视皮质也有更进一步的变化。从视皮质第Ⅳ层到其他层的投射也发生改变，以此来加强与未缝合眼的连接，减弱与缝合眼的连接。生理学研究显示第Ⅳ层改变很小，第Ⅱ层、第Ⅲ层、第Ⅴ层和第Ⅵ层改变较大（Shatz 和 Stryker，1978；Mower 等，1985；Daw 等，1992）。有证据表明，第Ⅱ层和第Ⅲ层眼优势柱的变化早于第Ⅳ层（Trachtenberg 等，2000）。解剖学方法显示视网膜上外颗粒层也发生改变（Tumosa 等，1989）。被剥夺眼剩余的细胞缺乏朝向选择性并集中在"风车"（见第 2 章），这可以通过刺激非剥夺眼观察到（Crair 等，1997）。但从 V1 到 V2 的投射并没有改变（Sincich 等，2012）。

眼优势的变化发生在特定的时间。在视觉发育关键期内的高峰期，也就是小猫在 4～6 周大时（见第 9 章），单眼剥夺的第 2 天就会产生眼优势转移。在这个过程中，外

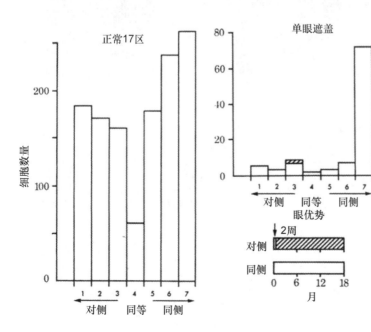

图 7.1　正常猴和单眼剥夺猴的眼优势直方图。直方图数据来源于视皮质细胞样本的电生理结果。每一个细胞的分类根据它是仅由对侧眼驱动（第 1 组）、仅由同侧眼驱动（第 7 组）、由双眼等同驱动（第 4 组），或者介于两者之间（第 2、3、5 和 6 组）。左边的柱状图是幼猴和成年猴视皮质 1256 个细胞的记录结果。右边的柱状图是右眼从 2 周到 18 个月处于缝合状态的猴的视皮质左半球细胞的记录结果［Reprinted with permission from Hubel and Wiesel（1977）］

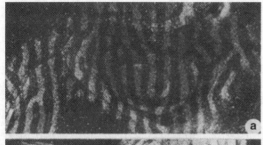

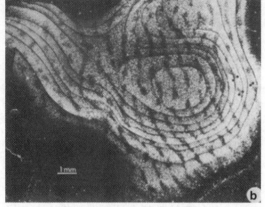

图 7.2 猴视皮质的第Ⅵ层眼优势条纹。放射性示踪剂被注入一只眼睛并传递到大脑皮质，以此表示眼球到视皮质的投射，白点代表示踪剂。**a**. 正常猴；**b**. 单眼视觉剥夺猴的正常眼，白色条纹较宽〔Reprinted with permission from Wiesel（1982）〕

侧膝状体传入神经末梢的树状分支没有改变。在第 1 周，来自剥夺眼的神经末梢的树状分支缩小，随后非剥夺眼的末梢扩大（Antonini 和 Stryker，1996）。这些神经末梢上的突触密度保持不变，因此剥夺眼和第Ⅳ层细胞之间的突触数量随着神经末梢的树状分支的缩小而减少（Silver 和 Stryker，1999）。据推测，某些突触持续存在是眼睛从单眼剥夺的影响中恢复的条件（见下文）。类似的结果也出现在小鼠身上（Coleman 等，2010；图 7.3）。

单眼剥夺的影响包括双眼信号输入的竞争。这种影响不能简单地用剥夺眼失去信号连接来解释，通过比较单眼剥夺和双眼剥夺的结果可以看出这一点。在幼年起就长期单眼剥夺，剥夺眼的视皮质细胞几乎不能被驱动。长期双眼剥夺后，多达 1/3 的细胞可由单眼或双眼驱动，并且这些细胞具有正常的感受野（Wiesel 和 Hubel，1965）。尽管这些双眼剥夺的动物中有相当数量的细胞没有视觉反应，但双眼剥夺并不是两个单眼剥夺的总和。

某种程度上，由于单眼剥夺而发生的连

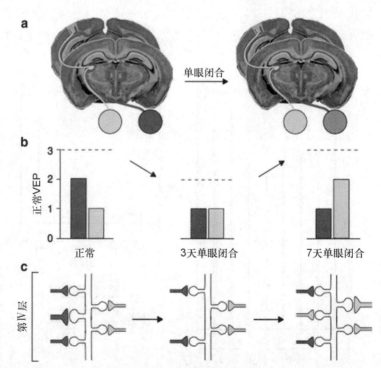

图 7.3 **a**. 对侧眼（蓝色）被剥夺；**b**. 视觉诱发电位显示 3 天内同侧眼的反应减弱，随后反应增强（黄色）；**c**. 第Ⅳ层神经元突触输入的变化反映了这些变化〔Reprinted with permission from Coleman et al.（2011）〕（见彩图）

接重组是发育过程中对变化的一种修正。如第 4 章所述，从外侧膝状体核到视皮质的投射在出生时相互重叠。在立体视形成的时候，它们分离成特有的功能柱，因此每只眼睛神经末梢对应的区域缩小至原来的一半。在单眼剥夺的情况下，剥夺眼的神经末梢会收缩到很小，而正常眼的神经末梢不会收缩。因此，视皮质中很少有细胞能被剥夺眼激活，因为剥夺眼到大脑皮质的输入信号大大减少了。然而，视皮质的实际反应比以上描述的要复杂得多。

从外侧膝状体到视皮质的传入神经分离过程完成后，单眼剥夺的作用仍会持续一段时间。此外，可以遮盖左眼直到几乎所有细胞都被右眼控制，然后打开左眼并遮盖右眼，直到几乎所有细胞都被左眼控制，这一过程被称为反向缝合（Blakemore 和 Van Sluyters，1974；Movshon，1976；图 7.4）。这种恢复更多是由于来自原未被剥夺眼的神经末梢的收缩，而不是来自原被剥夺眼的神经末梢的生长（Antonini 等，1998）。

单眼剥夺后仍然可以有双眼视的恢复，但反向缝合不能恢复双眼视，反向缝合会造成一眼优势转变为另一眼优势，使得双眼驱动的细胞很少。为了完全恢复视力和双眼视觉，需要提高剥夺眼的视力使双眼协同工作，从而恢复双眼视觉，在这个过程中要避免非剥夺眼的视力下降。从猫的行为实验来看，理想的方法是借鉴婴幼儿的临床经验，遮盖非剥夺眼的时间达到 1/2 ～ 3/4（Mitchell 和 MacKinnon，2002；图 7.5）。遗憾的是，借鉴婴幼儿的临床经验，即使是最理想的操作也不一定能产生完美的深度觉（Mitchell 等，1994；Birch 等，2000；最新的治疗方法见第 10 章）。

最后，单眼剥夺会影响投射地图的形成。对侧剥夺会阻碍同侧眼视网膜的精细化，但对侧眼的抑制会加速同侧眼视网膜的精细化（Smith 和 Trachtenberg，2007）。如

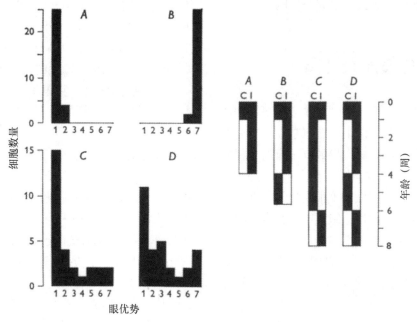

图 7.4 猫单眼剥夺效应的逆转。右图为四只动物通过对侧（C）眼和同侧（I）眼获得视觉体验的眼优势直方图。填充区域表示眼闭合时间。一只眼（同侧眼）闭合至 4 周龄，导致细胞被对侧单眼驱动（直方图 A）。之后，闭合该动物对侧眼 10 天完全逆转了先前对同侧眼的影响（直方图 B），6 周龄时闭合对侧眼也会逆转（直方图 C）。在 6 周龄时打开闭合眼（对侧眼），再次闭合同侧眼 2 周后，再次改变了一些细胞的眼优势（直方图 B 和 D 对比）［Reprinted with permission from Movshon（1976）］

图 7.5　部分时间遮盖对单眼视觉剥夺至 6 周龄小猫剥夺眼（实心圆）和非剥夺眼（空心圆）视力的影响。垂直线连接同一动物的双眼数据。水平虚线代表正常猫的视力范围〔Reprinted with permission from Mitchell and MacKinnon（2002）〕

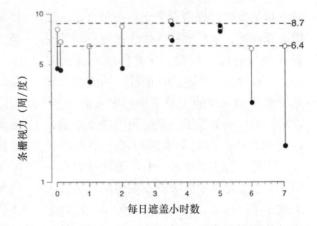

果摘除一只眼，其他地图连接会受到影响（Farley 等，2007），包括朝向选择性、空间频率和地形形态，但它们的结构和空间关系是不同的。

　　总之，单眼剥夺的主要影响发生在视皮质内，涉及双眼信号输入的竞争。如果左眼被缝合，左眼视皮质的神经末梢会收缩，右眼视皮质的神经末梢会扩张，因此经过一段时间后，视皮质细胞几乎完全由右眼驱动，严重情况下可能导致左眼完全失明。

双眼剥夺与先天性盲

　　这个主题在第 5 章 "在缺乏光环境中的发育" 部分提及。但很少有人是在没有光线的环境中长大的，所以导致双眼盲的主要原因是双眼白内障或角膜混浊。由此导致 V1 细胞对朝向和方向失去了很大的特异性，但只要保留这种特异性，组织中仍会有一个相应的柱状结构。

　　对于这些因为晶状体或角膜混浊导致先天性盲的患者，他们的视觉和其他感觉之间的相互作用也发生了改变。通过阅读盲文，听觉和触觉都变得更加敏锐（Merabet 和 Pascual-Leone，2010）。听觉和躯体感觉信号也会传入到视皮质的几个部分（Burton，2003），因此该区域的病变可能会被干扰。

尽管这些解剖联系发生了变化，但先天性盲的患者还是无法将看到的与所感受到的信息相匹配（Held 等，2011）。

视网膜病变

　　局部单眼剥夺的模型在动物研究中有所运用，但在人类中比较罕见，除非人们观看日食，对强烈的太阳光照射缺乏保护。动物中，可以通过破坏一小块视网膜来模拟（Kaas 等，1990）。这是研究从眼球到视皮质的投射变化和信号输入的有效模型。

　　视网膜损伤后，它投射的对应皮质区域（病变投射区）开始没有反应，但在几个小时后，该区域的边缘开始对病变附近视网膜传来的信号产生反应（Gilbert 和 Wiesel，1992）。这被认为是由于激发了皮质的横向抑制连接。这一区域新的连接迅速生成，树突棘也不断破坏（Keck 等，2008），同时伴随着这一区域横向连接的扩张和收缩（Yamahachi 等，2009；图 7.6）。在后续较长的时间内，可能几周到几个月，皮质的病变投射区就会形成。一系列的论文都揭示了这一变化过程，该过程可能是因为屈光系统和运动系统缺陷而导致视皮质生理和解剖变化：第一，信号输入的突然中断（在正常视觉状态下可能不会出现）；第二，可通过树

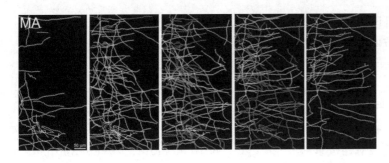

图7.6　病变投射区第一个200 mm 的轴突纤维。灰色表示不变的纤维，黄色表示增加的纤维，红色表示消除的纤维［Reprinted with permission from Yamahachi et al.（2009）］（见彩图）

突棘看到的突触反应的变化；第三，解剖投射的变化（可出现在神经末端）。

双眼局部视觉剥夺也见于人类，可见于视杆细胞单色病（rod monochromat），这是一种非常罕见的遗传缺陷，其三种类型的视锥细胞都有缺陷。对于正常人，视锥细胞将视网膜中心凹区域的信号全部向V1区传递，该区域没有视杆细胞的信号，但fMRI显示，对于视杆细胞单色病患者，该区域也有反应（Baseler 等，2002）。这种情况在黄斑变性（该疾病主要在成人中发病）患者中不太明显。fMRI显示接受黄斑周围区域信号的V1区几乎没有激活（Baseler 等，2011）。这可能代表了物种的差异性——人类信号投射的距离比啮齿动物和猫长得多，也可能代表检测技术的局限性，或者可能代表了儿童和成人视觉系统可塑性的差异。

朝向和方向剥夺

其他形式的视觉剥夺也会造成视皮质的改变。将动物置于同一方向的条纹环境中饲养。如果条纹是垂直的，那么视皮质中倾向垂直方向的细胞比例增加，而倾向水平方向的细胞比例减少（Blakemore 和 Cooper，1970；Hirsch 和 Spinelli，1970；Sengpiel 等，1999；图 7.7）。在水平条纹环境中饲养的动物则相反。

如果环境里条纹或点是朝一个方向移动，则会有其他的变化。当环境刺激向右移动时，倾向于向右移动的细胞比例增加，倾向于向左移动的细胞比例减少（Cynader 等，1975；Daw 和 Wyatt，1976；图 7.8）。当环境刺激向左移动时，倾向于向左移动的细胞

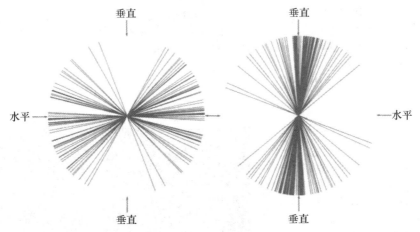

图7.7　极性直方图显示了在水平条纹环境中饲养的猫（左）52 个神经元和在垂直条纹环境中饲养的猫（右）72 个神经元的最佳朝向分布。每一条线代表视皮质中单个细胞的最佳朝向［Reprinted with permission from Blakemore and Cooper（1970）］

比例增加。当眼睛第一次睁开时，方向偏好很弱，但受到运动刺激后，方向偏好会迅速出现（Li 等，2008；Van Hooser 等，2012；图 7.9）。

这些对朝向和方向选择性的影响发生在初级视皮质，在高等哺乳动物中，这些细胞处于最低水平。视皮质内的突触连接重新排列，产生特定的朝向和方向选择性，导致上层细胞中对朝向做出反应的细胞增加（Kreile 等，2011）。这个过程是否涉及轴突改变、树突改变，或者仅仅是突触间信号传递效能的改变还不清楚，因为朝向和方向选择性的突触机制仍然存在争议，但这个过程对皮质细胞生理特性的影响是显而易见的。

单眼屈光不正

我们可以通过在动物眼前放置一个高度数的负透镜造成眼球离焦（屈光不正），

这个负透镜的度数高到眼睛无法通过调节来代偿。将阿托品滴入结膜囊也可使眼球离焦，阿托品麻痹眼睛的调节功能并扩大瞳孔。上述两种方法都模拟了人眼的屈光参差：屈光不正眼的对比敏感度曲线显示中频和高频空间频率下对比敏感度均降低（Eggers 和 Blakemore，1978；Smith 等，1985；图 7.10）。

眼睛屈光不正的生理学和解剖学最仔细的研究来自于单眼阿托品化的灵长类动物。与单眼视觉剥夺一样，主要影响在视皮质（Movshon 等，1987）。阿托品化的眼所驱动的细胞对比敏感度降低，这种效应在第Ⅳ层外的纹状体皮质层最为明显，在第Ⅳ层不明显，在外侧膝状体核未发生。双眼驱动的神经元比例也有所下降，眼优势也小幅度转移向正常眼。

尽管生理学技术没有显示出外侧膝状体的阿托品化作用，但还是存在解剖差异（Hendrickson 等，1978）。阿托品化的眼所

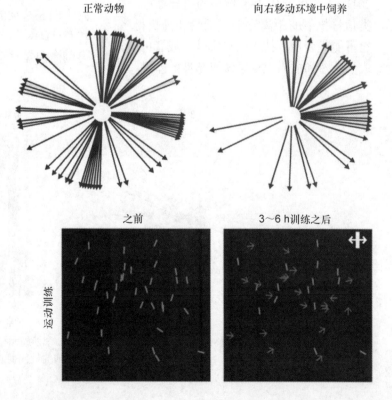

图 7.8 方向选择细胞在正常动物皮质（左）和在向右移动的环境刺激中饲养的动物皮质中方向偏好的分布。每个箭头表示单个细胞移动的方向偏好 [Reprinted with permission from Daw and Wyatt（1976）]

图 7.9 绿色表示在雪貂睁开眼后一些神经元的朝向偏好。几乎没有神经元表现出方向偏好。用垂直移动的视标刺激 3 ~ 6 h 后，红色表示出现方向偏好 [Reprinted with permission from Li et al.（2008）]（见彩图）

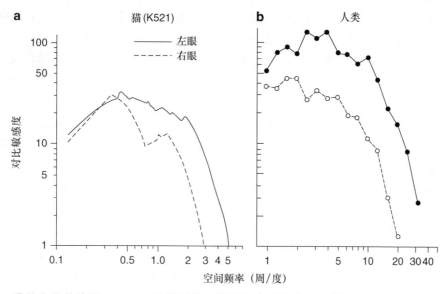

图 7.10　**a**. 猫的右眼前放置 － 12.0 D 透镜饲养，根据视皮质细胞记录结果绘制的平均对比敏感度曲线。**b**. 屈光参差者对比敏感度曲线；实心圆表示正常眼，空心圆表示弱视眼〔Adapted from Eggers and Blakemore（1978）〕

驱动的细胞较小，这种现象见于处理高空间频率的小细胞层，而非主要处理运动的大细胞层。正如预期的那样，影响主要体现在处理精细信息的通路上。这可能是这些细胞的末梢树状分支变小导致细胞体积缩小，因此在外侧膝状体中发现的解剖变化是视皮质变化的反映。

通过标记放射性物质观察眼球信号传输过程，可以看到眼优势柱没有任何缺陷：屈光不正眼和正常眼所占的区域是相似的。然而，通过细胞色素氧化酶染色发现，前者的眼优势柱边界出现苍白带（Horton 和 Hocking，1997），这可能与屈光参差动物中双眼细胞丢失有关（Kiorpes 等，1998）。

因此，单眼视觉剥夺和屈光参差的结果在发生层面非常相似。导致行为缺陷的生理效应主要发生在初级视皮质，在此处来自双眼的信号汇集在一起。然而，行为缺陷比在纹状皮质中的单个细胞中看到的缺陷更大，这表明在系统的更高层次上还存在进一步的缺陷（Kiorpes 等，1998）。

斜视

有几种不同的方法可以产生实验性斜视：切除一部分眼肌（肌肉切除术），切断肌腱（肌腱切断术），眼肌切开后重新连接到另外的部位（眼肌后退术），注入肉毒素麻痹眼肌，在眼前放置棱镜。斜视也会在猫（Distler 和 Hoffmann，1991）和猴子（Kiorpes 和 Boothe，1981）中自然发生，这就为人类斜视研究提供了有用的模型。和人类一样，动物中不同病因的斜视也有不同的结果。例如，肌肉切除术和肌腱切断术产生的双眼效果如同非共同性斜视，斜视角随着眼球转动而变化。而眼肌后退术和在眼前放置棱镜产生的双眼效果如同共同性斜视，斜视角在眼球转动过程中相对恒定。

斜视的主要影响是双眼视功能的丧失。可能是复视（一个物体被认为是在两个不同的方向）、视混淆（两个物体被认为是在同一个方向）、抑制（关闭斜视眼的信号输入）、异常视网膜对应（将斜视眼视网膜上的信号重新分配）和弱视（传统观念指斜视眼的视力丧失，但在本书中更广泛地表示为视觉感知的缺陷）。这些影响在不同的情况下可以不同组合出现。

双眼视功能的丧失是由于视皮质中可被双眼激活的细胞数量减少。Hubel 和 Wiesel 首次在猫中观察到这种现象（1965，图 7.11），并在后续的研究中通过各种治疗方法证实。随着双眼协调能力的丧失，立体深度觉也随之丧失（Crawford 等，1991）。可发现少数双眼细胞倾向于选择水平方向（Singer 等，1979；Cynader 等，1984；图 7.12），这是因为产生的偏移通常是水平方向的。因

此，单个细胞可以被一条穿过双眼的水平线激活，而不是一条垂直线。

弱视的各种生理特性已被挖掘。在自然发生斜视的动物（Kiorpes 和 Boothe，1981）和各种实验造成斜视的动物中观察到视力和对比敏感度均降低（von Noorden 等，1970；von Grunau 和 Singer，1980）。视皮质中由斜视眼驱动的细胞数量也减少了，这取决于被记录的视野部分（Kalil 等，1984），但并不是所有研究者都发现了这一点（Kiorpes 等，1998）。以上两种因素都会导致斜视中发生弱视。

视力和对比敏感度下降的程度取决于

图 7.11 正常猫（a）223 个细胞眼优势和斜视猫 384 个细胞眼优势（b）[Reprinted with permission from Hubel and Wiesel (1965)]

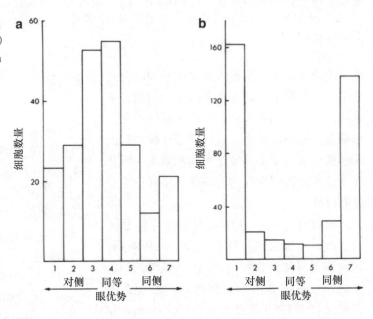

图 7.12 斜视猫视皮质神经元的朝向选择偏好分布。0° 代表细胞倾向于水平方向，90° 代表细胞倾向于垂直方向 [Reprinted with permission from Cynader et al. (1984)]

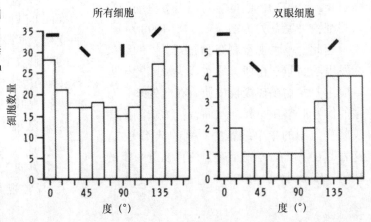

实验性斜视的类型。采用肌腱切断术，猫的视网膜 / 外侧膝状体突触敏锐度略有下降（Chino 等，1994），但在灵长类动物中这类突触几乎没有变化，不过这两类动物病变都主要发生在视皮质（Crewther 和 Crewther，1990）。在肌肉切除术中，外侧膝状体核（Ikeda 和 Wright，1976）的敏锐度下降比肌腱切断术多（Crewther 等，1985）。这两种处理效果基本相同，都造成了双眼视网膜上图像不匹配。但是肌肉切除后失去了来自肌肉感觉末梢的信号输入，所以还有一些额外的影响。

人们在初级视皮质中发现了一些改变。眼优势柱之间边界探测到的标记物发生了改变，那里通常存在双眼神经元，这与斜视猴缺乏双眼神经元一致（Horton 等，1999；Fenstemaker 等，2001）。同一只眼支配区域的水平连接有增加的趋势（Tychsen 等，2004）。朝向功能柱的布局是正常的，它们在眼优势柱之间的边界处是连续的，并以大角度交叉（Lowel 等，1998），但朝向特异性有所降低（Schmidt 等，2004）。视觉诱发电位也下降（Schmidt 等，2004）。正常眼优势柱之间的连接相对于其他连接增强（Roelfsema 等，1994），并在 2 天内有一个快速的解剖学变化过程（Trachtenberg 和 Stryker，2001）。然而，当只有一只眼睛受到刺激时，许多细胞表现为单眼，但当两只眼睛都受到刺激时，它们表现为双眼相互作用，尽管这些细胞的视差调整有所降低（Smith 等，1997）。

除初级视皮质外，其他部位也发生变化。斜视猕猴 V1 区单个细胞的对比敏感度测量结果并不能完全解释在动物身上看到的行为缺陷（Kiorpes 等，1998）。与弱视眼相比，猫 17 区和 18 区的细胞没有对正常眼表现出太大的偏向性，但腹侧通路 21a 区的细胞存在这种偏向性（Schroder 等，2002）。在猕猴中，V2 细胞受到的影响明显大于 V1

细胞，弱视眼驱动眼睛的效果较弱，空间分辨率和方向偏向性低于正常值，双眼抑制增强（Bi 等，2011）。正如预料的那样，猕猴的行为缺陷反映在 MT 神经元的特性上，包括对相干运动的敏感性降低和弱视眼对高速的偏好，但一些运动特性可能发生在视觉系统的更高水平（El-Shamayleh 等，2010）。人类 fMRI 试验表明，斜视性弱视患者的 V1 区和 V1 区以外的区域均受到影响（Barnes 等，2001）。在颞叶皮质，有独立的区域来识别面部和建筑物。弱视眼面部识别相关区域的连接严重分离，而建筑识别相关区域基本保持正常（Lerner 等，2003）。然而，想要清楚哪些缺陷是 V1 变化所致，哪些缺陷是视皮质其他区域的变化所致，还需要做大量工作。

异常视网膜对应多出现于斜视角中等大小且恒定时。据推测，大脑皮质中的轴突可以影响附近的一个新位置，而不是一个远距的新位置。猫的实验发现，异常视网膜对应见于斜视角小于 10°（Grant 和 Berman，1991；图 7.13），这与人类的经验一致（Wong 等，2000）。

初级视皮质（V1）并没有发现异常视网膜反应对应的细胞。这些细胞出现在猫的大脑外侧裂上回（LS），包括一些次级视皮质区域（Grant 和 Berman，1991；Sireteanu 和 Best，1992），也见于 V2 区域（Cynader 等，1984）。初级视皮质的细胞有较小的感受野，而 LS 细胞倾向于有较大的感受野。因此，在正常动物中，LS 中的一个点将接收大面积视网膜的输入，而且皮质内连接不需要很长时间就可以产生异常视网膜对应。小角度斜视的本质是初级视皮质的细胞变成单眼细胞，双眼会聚移到次级视皮质来补偿视网膜对应的缺乏。

如果皮质内连接不够长，双眼图像没有通过异常视网膜对应结合在一起，就会有两个图像到达视皮质，而这两个图像无法对

图 7.13 不同斜视度的猫 LS 区双眼细胞中的视网膜对应。对于正常或先天对应的细胞，视差为 0°。对于产生单个图像的异常对应的细胞群，视差等于斜视度（图中 45° 的斜线）。当斜视度大于 10° 时，异常对应的细胞较少［Reprinted with permission from Grant and Berman（1991）］

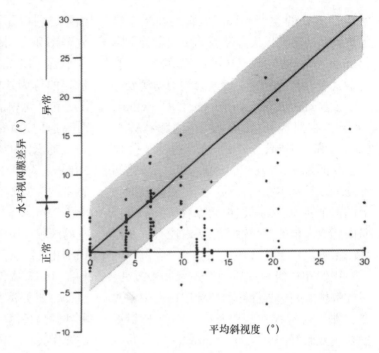

应。此时，一个图像将被抑制，否则将导致复视。图像抑制的机制尚未完全清晰。抑制出现在正常人和弱视患者，两者的机制可能相同。当斜视角度较大且斜视眼中与注视点相对应的图像落在视网膜周边时，所产生的信号会导致斜视眼离焦，离焦图像位于注视眼聚焦图像的上方，这些图像在正常人中会被抑制（Daw，1962）。当斜视角度很小时，结果可能像是一个立体图像。在斜视角度中等的情况下，结果可能是两个不同轮廓的图像聚焦在双眼视网膜上，这导致正常人的双眼竞争，即两个图像的抑制交替进行。

有研究通过刺激非斜视眼来抑制斜视眼皮质的反应（Singer 等，1980；Freeman 和 Tsumoto，1983）。Freeman 和 Tsumoto（1983）指出，外斜视猫抑制出现的频率和强度与正常猫相似，而内斜视猫斜视眼的抑制更彻底，非斜视眼的抑制则弱些。这与临床观察一致，外斜视往往交替注视，内斜视倾向于发展成恒定性，往往变成弱视。当双眼都受到条栅刺激时，除了双眼驱动的细胞外，正常眼对条栅的所有相对朝向的反应都被斜视眼的条栅抑制（Sengpiel 和 Blakemore，1994）。这与正常猫的结果相反，在正常猫中，不同朝向的条栅会产生抑制，但相同朝向的条栅会增强反应。这种差异可能是由于单眼驱动细胞受到所有朝向刺激的抑制而双眼驱动细胞受到某一个不同朝向刺激的抑制，正常猫的双眼驱动细胞较多，斜视猫的单眼驱动细胞较多。无论条栅的相位关系如何，当受到相同朝向条栅的刺激时，复杂细胞都会表现出抑制（Smith 等，1997；图 7.14）。斜视性弱视的抑制机制似乎多种多样，其中一些机制已经在动物实验中研究过，而另一些机制则没有。

斜视对视皮质之间的胼胝体连接也有显著影响（Bui Quoc 等，2011）。猫的单侧会聚性斜视产生不对称的胼胝体连接，这是由于同侧半球的轴突分支延伸到斜视眼，而另一半球的神经末梢数目减少所致。这可能导致斜视患者缺乏双眼协调能力，以及在某些病例中治疗这些双眼视功能缺陷的失败。

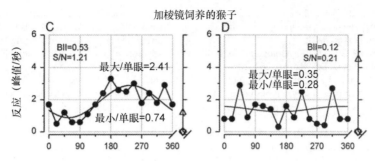

图 7.14 斜视猴细胞对条栅刺激双眼的反应与条栅相位的关系。左图为简单细胞（C），右图为复杂细胞（D）。向上的三角形显示了优势眼对单眼刺激的反应。在细胞 D 的所有相位都可以看到抑制作用[Reprinted with permission from Smith et al.（1997）]

参考文献

Antonini A, Stryker MP (1996) Plasticity of geniculocortical afferents following brief or prolonged monocular occlusion in the cat. J Comp Neurol 369:64–82

Antonini A, Gillespie DC, Crair MC, Stryker MP (1998) Morphology of single geniculocortical afferents and functional recovery of the visual cortex after reverse monocular deprivation in the kitten. J Neurosci 18:9896–9909

Barnes GR, Hess RF, Dumoulin SO, Achtman RL, Pike GB (2001) The cortical deficit in humans with strabismic amblyopia. J Physiol 533:281–297

Baseler HA, Brewer AA, Sharpe LT, Morland AB, Jagle H, Wandell BA (2002) Reorganization of human cortical maps caused by inherited photoreceptor abnormalities. Nat Neurosci 5:364–370

Baseler HA, Gouws A, Haak KV, Racey C, Crossland MD, Tufail A, Rubin GS, Cornelissen FW, Morland AB (2011) Large-scale remapping of visual cortex is absent in adult humans with macular degeneration. Nat Neurosci 14:649–655

Bi H, Zhang B, Tao X, Harwerth RS, Smith EL 3rd, Chino YM (2011) Neuronal responses in visual area V2 (V2) of macaque monkeys with strabismic amblyopia. Cereb Cortex 21:2033–2045

Birch EE, Fawcett S, Stager DR (2000) Why does early surgical alignment improve stereoacuity outcomes in infantile esotropia? J AAPOS 4:10–14

Blakemore C, Cooper GF (1970) Development of the brain depends on the visual environment. Nature 228:477–478

Blakemore C, Van Sluyters RC (1974) Reversal of the physiological effects of monocular deprivation in kittens: further evidence for a sensitive period. J Physiol 237:195–216

Bui Quoc E, Ribot J, Quenech'du N, Doutremer S, Lebas N, Grantyn A, Aushana Y, Milleret C (2011) Asymmetrical interhemispheric connections develop in cat visual cortex after early unilateral convergent strabismus: anatomy, physiology, and mechanisms. Front Neuroanat 5:68

Burton H (2003) Visual cortex activity in early and late blind people. J Neurosci 23:4005–4011

Chino YM, Cheng H, Smith EL, Garraghty PE, Roe AW, Sur M (1994) Early discordant binocular vision disrupts signal transfer in the lateral geniculate nucleus. Proc Natl Acad Sci U S A 91:6938–6942

Coleman JE, Nahmani M, Gavornik JP, Haslinger R, Heynen AJ, Erisir A, Bear MF (2010) Rapid structural remodeling of thalamocortical synapses parallels experience-dependent functional plasticity in mouse primary visual cortex. J Neurosci 30:9670–9682

Crair MC, Ruthazer ES, Gillespie DC, Stryker MP (1997) Ocular dominance peaks at pinwheel center singularities of the orientation map in cat visual cortex. J Neurophysiol 77:3381–3385

Crawford MJ, Pesch TW, Von Noorden GK, Harwerth RS, Smith EL (1991) Bilateral form deprivation in monkeys: electrophysiologic and anatomic consequences. Investig Ophthalmol 32:2328–2336

Crewther DP, Crewther SG (1990) Neural site of strabismic amblyopia in cats: spatial frequency deficit in primary cortical neurons. Exp Brain Res 79:615–622

Crewther SG, Crewther DP, Cleland BG (1985) Convergent strabismic amblyopia in cats. Exp Brain Res 60:1–9

Cynader M, Berman N, Hein A (1975) Cats raised in a one-directional world: effects on receptive fields in visual cortex and superior colliculus. Exp Brain Res 22:267–280

Cynader MS, Gardner JP, Mustari MJ (1984) Effects of neonatally induced strabismus on binocular responses in cat area 18. Exp Brain Res 53:384–399

Daw NW (1962) Why after-images are not seen in normal circumstances. Nature 196:1143–1145

Daw NW, Wyatt HJ (1976) Kittens reared in a unidirectional environment: evidence for a critical period. J Physiol 257:155–170

Daw NW, Fox KD, Sato H, Czepita D (1992) Critical period for monocular deprivation in the cat visual cortex. J Neurophysiol 67:197–202

Dews PD, Wiesel TN (1970) Consequences of monocular deprivation on visual behaviour in kittens. J Physiol 206:437–455

Distler C, Hoffmann KP (1991) Depth perception and cortical physiology in normal and innate microstrabismic cats. Vis Neurosci 6:25–41

Eggers HM, Blakemore C (1978) Physiological basis of anisometropic amblyopia. Science 201:264–266

El-Shamayleh Y, Kiorpes L, Kohn A, Movshon JA (2010) Visual motion processing by neurons in area MT of macaque monkeys with experimental amblyopia. J Neurosci 30:12198–12209

Farley BJ, Yu H, Jin DZ, Sur M (2007) Alteration of visual input results in a coordinated reorganization of multiple visual cortex maps. J Neurosci 27:10299–10310

Fenstemaker SB, Kiorpes L, Movshon JA (2001) Effects of experimental strabismus on the architecture of macaque monkey striate cortex. J Comp Neurol 438:300–317

Freeman RD, Tsumoto T (1983) An electrophysiological comparison of convergent and divergent strabismus in the cat: electrical and visual activation of single cortical cells. J Neurophysiol 49:238–253

Gilbert CD, Wiesel TN (1992) Receptive field dynamics in adult primary visual cortex. Nature 356:150–152

Grant S, Berman NJ (1991) Mechanism of anomalous retinal correspondence: maintenance of binocularity with alteration of receptive-field position in the lateral suprasylvian (LS) visual area of strabismic cats. Vis Neurosci 7:259–281

Held R, Ostrovsky Y, de Gelder B, Gandhi T, Ganesh S, Mathur U, Sinha P (2011) The newly sighted fail to match seen with felt. Nat Neurosci 14:551–553

Hendrickson AE, Wilson JR, Ogren MP (1978) The neuroanatomical organization of pathways between the dorsal lateral geniculate nucleus and visual cortex in Old World and New World primates. J Comp Neurol 182:123–136

Hirsch HB, Spinelli DN (1970) Visual experience modifies distribution of horizontally and vertically oriented receptive fields in cats. Science 168:869–871

Horton JC, Hocking DR (1997) Timing of the critical period for plasticity of ocular dominance columns in macaque striate cortex. J Neurosci 17:3684–3709

Horton JC, Hocking DR, Adams DL (1999) Metabolic mapping of suppression scotomas in striate cortex of macaques with experimental strabismus. J Neurosci 19:7111–7129

Hubel DH, Wiesel TN (1965) Binocular interaction in striate cortex of kittens reared with artificial squint. J Neurophysiol 28:1041–1059

Hubel DH, Wiesel TN (1977) Functional architecture of macaque monkey visual cortex. Proc R Soc Lond B Biol Sci 198:1–59

Ikeda H, Wright MJ (1976) Properties of LGN cells in kittens reared with convergent squint: a neurophysiological demonstration of amblyopia. Exp Brain Res 25:63–77

Kaas JH, Krubitzer LA, Chino YM, Langston AL, Polley EH, Blair N (1990) Reorganization of retinotopic cortical maps in adult mammals after lesions of the retina. Science 248:229–231

Kalil RE, Spear PD, Langsetmo A (1984) Response properties of striate cortex neurons in cats raised with divergent or convergent strabismus. J Neurophysiol 52:514–537

Keck T, Mrsic-Flogel TD, Vaz Afonso M, Eysel UT, Bonhoeffer T, Hubener M (2008) Massive restructuring of neuronal circuits during functional reorganization of adult visual cortex. Nat Neurosci 11:1162–1167

Kiorpes L, Boothe RG (1981) Naturally occurring strabismus in monkeys (Macaca nemestrina). Investig Ophthalmol 20:257–263

Kiorpes L, Kiper DC, O'Keefe LP, Cavanaugh JR, Movshon JA (1998) Neuronal correlates of amblyopia in the visual cortex of macaque monkeys with experimental strabismus and anisometropia. J Neurosci 18:6411–6424

Kreile AK, Bonhoeffer T, Hubener M (2011) Altered visual experience induces instructive changes of orientation preference in mouse visual cortex. J Neurosci 31:13911–13920

Lerner Y, Pianka P, Azmon B, Leiba H, Stolovitch C, Loewenstein A, Harel M, Hendler T, Malach R (2003) Area-specific amblyopic occipitotemporal object effects in human representations. Neuron 40:1023–1029

Li Y, Van Hooser SD, Mazurek M, White LE, Fitzpatrick D (2008) Experience with moving visual stimuli drives the early development of cortical direction selectivity. Nature 456:952–956

Lowel S, Schmidt KE, Kim DS, Wolf W, Hoffsummer F, Singer W, Bonhoeffer T (1998) The layout of orientation and ocular dominance domains in area 17 of strabismic cats. Eur J Neurosci 10:2629–2643

Merabet LB, Pascual-Leone A (2010) Neural reorganization following sensory loss: the opportunity of change. Nat Rev Neurosci 11:44–52

Mitchell DE, MacKinnon S (2002) The present and potential impact of research on animal models for clinical treatment of stimulus deprivation amblyopia. Clin Exp Optom 85:5–18

Mitchell DM, Ptito M, Lepore F (1994) Depth perception in monocularly deprived cats following part-time reverse occlusion. Eur J Neurosci 6:967–972

Movshon JA (1976) Reversal of the physiological effects of monocular deprivation in the kitten's visual cortex. J Physiol 261:125–174

Movshon JA, Eggers HM, Gizzi MS, Hendrickson AE, Kiorpes L (1987) Effects of early unilateral blur on the macaque's visual system III. Physiological observations. J Neurosci 7:1340–1351

Mower GD, Caplan CJ, Christen WG, Duffy FH (1985) Dark rearing prolongs physiological but not anatomical plasticity of the cat visual cortex. J Comp Neurol 235:448–466

Roelfsema PR, Konig P, Engel AK, Sireteanu R, Singer W (1994) Reduced synchronization in the visual cortex of cats with strabismic amblyopia. Eur J Neurosci 6:1645–1655

Schmidt KE, Singer W, Galuske RW (2004) Processing deficits in primary visual cortex of amblyopic cats. J Neurophysiol 91:1661–1671

Schroder JH, Fries P, Roelfsema PR, Singer W, Engel AK (2002) Ocular dominance in extrastriate cortex of strabismic amblyopic cats. Vis Res 42:29–39

Sengpiel F, Blakemore C (1994) Interocular control of

neuronal responsiveness in cat visual cortex. Nature 368:847–850

Sengpiel F, Stawinski P, Bonhoeffer T (1999) Influence of experience on orientation maps in cat visual cortex. Nat Neurosci 2:727–732

Shatz CJ, Stryker MP (1978) Ocular dominance in layer IV of the cat's visual cortex and the effects of monocular deprivation. J Physiol 281:267–283

Sherman SM (1985) Development of retinal projections to the cat's lateral geniculate nucleus. Trends Neurosci 8:350–355

Sherman SM, Stone J (1973) Physiological normality of the retina in visually deprived cats. Brain Res 60:224–230

Silver MA, Stryker MP (1999) Synaptic density in geniculocortical afferents remains constant after monocular deprivation in cat. J Neurosci 19:10829–10842

Sincich LC, Jocson CM, Horton JC (2012) Neuronal projections from V1 to V2 in amblyopia. J Neurosci 32:2648–2656

Singer W, Rauschecker JP, Von Grunau MW (1979) Squint affects striate cortex cells encoding horizontal image movements. Brain Res 170:182–186

Singer W, Von Grunau MW, Rauschecker JP (1980) Functional amblyopia in kittens with unilateral exotropia I. Electrophysiological assessment. Exp Brain Res 40:294–304

Sireteanu R, Best J (1992) Squint-induced modification of visual receptive fields in the lateral suprasylvian cortex of the cat: binocular interaction, vertical effect and anomalous correspondence. Eur J Neurosci 4:235–242

Smith SL, Trachtenberg JT (2007) Experience-dependent binocular competition in the visual cortex begins at eye opening. Nat Neurosci 10:370–375

Smith EL, Harwerth RS, Crawford MJ (1985) Spatial contrast sensitivity deficits in monkeys produced by optically induced anisometropia. Investig Ophthalmol 26:330–342

Smith EL, Chino YM, Ni J, Cheng H, Crawford MJ, Harwerth RS (1997) Residual binocular interactions in the striate cortex of monkeys reared with abnormal binocular vision. J Neurophysiol 78:1353–1362

Spear PD, Tong L, Langsetmo A (1978) Striate cortex neurons of binocularly deprived kittens respond to visual stimuli through the closed eyelids. Brain Res 155:141–146

Sur M, Humphrey AH, Sherman SM (1982) Monocular deprivation affects X- and Y-cell terminations in cats. Nature 300:183–185

Tieman SB (1984) Effects of monocular deprivation on geniculocortical synapses in the cat. J Comp Neurol 222:166–176

Trachtenberg JT, Stryker MP (2001) Rapid anatomical plasticity of horizontal connections in the developing visual cortex. J Neurosci 21:3476–3482

Trachtenberg JT, Trepel C, Stryker MP (2000) Rapid extragranular plasticity in the absence of thalamocortical plasticity in the developing primary visual cortex. Science 287:2029–2031

Tumosa N, Tieman SB, Tieman DG (1989) Binocular competition affects the pattern and intensity of ocular activation columns in the visual cortex of cats. Vis Neurosci 2:391–407

Tychsen L, Wong AMF, Burkhalter A (2004) Paucity of horizontal connections for binocular vision in V1 of naturally strabismic macaques: cytochrome oxidase compartment specificity. J Comp Neurol 474:261–275

Van Hooser SD, Li Y, Christensson M, Smith GB, White LE, Fitzpatrick D (2012) Initial neighborhood biases and the quality of motion stimulation jointly influence the rapid emergence of direction preference in visual cortex. J Neurosci 32:7258–7266

Von Grunau MW, Singer W (1980) Functional amblyopia in kittens with unilateral exotropia II. Correspondence between behavioural and electrophysiological assessment. Exp Brain Res 40:305–310

Von Noorden GK, Dowling JE, Ferguson DC (1970) Experimental amblyopia in monkeys. Arch Ophthalmol 84:206–214

Wiesel TN (1982) Postnatal development of the visual cortex and the influence of environment. Nature 299:583–591

Wiesel TN, Hubel DH (1963a) Single cell responses in striate cortex of kittens deprived of vision in one eye. J Neurophysiol 26:1003–1017

Wiesel TN, Hubel DH (1963b) Effects of visual deprivation on morphology and physiology of cells in the cat's lateral geniculate body. J Neurophysiol 26:978–993

Wiesel TN, Hubel DH (1965) Comparison of the effects of unilateral and bilateral eye closure on cortical unit responses in kittens. J Neurophysiol 28:1029–1040

Wong AMF, Lueder GT, Burkhalter A, Tychsen L (2000) Anomalous retinal correspondence: neuroanatomic mechanism in strabismic monkeys and clinical findings in strabismic children. J AAPOS 4:168–174

Yamahachi H, Marik SA, McManus JN, Denk W, Gilbert CD (2009) Rapid axonal sprouting and pruning accompany functional reorganization in primary visual cortex. Neuron 64:719–729

8 什么是弱视

摘要

弱视主要定义为视力丧失。在屈光参差患者中，条栅视力、Snellen 视力和游标视力均有一定下降。在斜视患者中，Snellen 视力和游标视力较条栅视力下降更明显。这两种弱视的主要问题是存在一定的双眼视功能丧失、立体视丧失，其他功能也受到一定的影响，比如物体的空间定位不明确，形状辨别能力降低，运动和方向感知能力缺失，同时追踪多个物体的能力下降，计数能力下降，为避免双眼注视不同方向物体而产生复视或视混淆，从而产生单眼抑制。这些功能缺陷有可能发生在对侧眼、弱视眼或者双眼同时注视的时候。同时，弱视对眼球运动功能也可能产生影响：注视不良、扫视运动潜伏期延长、无法平稳地追踪从鼻根部移开的物体，视觉引导的行为缓慢不准确。这些方面的缺陷尤其影响到阅读能力，因此弱视患者阅读速度较正常人慢 1/4～1/2。

上一章讲述了伴有生理和解剖学结构改变的动物视觉缺陷，这一章将讨论人类的视觉缺陷，也就是我们熟知的弱视。弱视原本被定义为视力低下或者视觉迟钝。这方面的视觉缺陷通常是在眼科医生诊室通过 Snellen 视力表测量视力情况评估得出。然而整体的视觉缺陷情况要复杂得多。可能视皮质存在神经连接的缺失或错乱。由于中枢神经系统的代偿机制是针对引起弱视的视觉或运动问题，因此视皮质神经连接的情况会因缺陷而不同。有些病例可能只有视觉的扭曲变形而没有视力下降。因此，弱视一词涵盖了各种不同形式的视功能不良。本章将尽可能地描述这些不同的视觉问题。

非弱视眼所获得的图像也显示了一些除了视力问题之外的视觉缺陷，可能是因为视皮质的双眼区域的细胞反应受到了弱视眼所见图像信息的影响。因此非弱视眼不能被定义为正常眼，而应该称为对侧眼或者优势眼。

弱视的研究主要是通过心理物理学方法。而最有意思的发现来自询问患者看到了什么（Barrett 等，2003）。人们可以对动物进行心理物理学测量，如对比敏感度，并将结果与解剖和生理测量相吻合。但动物无法告诉我们它看到了什么。因此，在许多情况下，各种形式弱视的解剖和生理机制都是推测出来的。在上一章中描述的动物研究为弱视提供了许多观点。但仍需进一步的实验证实这些观点。

屈光参差性弱视

屈光参差性弱视最容易被理解和认识。在没有斜视的情况下，两只眼睛看的方向大致相同。多数情况下，弱视眼处于离焦状态，视网膜上的图像清晰度降低，导致视网膜和皮质之间无法像正常人那样形成精确的地形连接。我们并不清楚，这种精确的地形连接是出生前就存在，而出生后因为弱视眼图像离焦逐渐发生了退化，还是精确的地形连接本身就有一个出生后精细化发展的过程，由于视网膜像的离焦，这个精细化的过程就不发展了。无论哪种情况，弱视眼的大部分视野成像质量差，视力低下，尤其是黄斑中心凹处。

弱视眼患者表现为条栅视力和对比敏感度下降。弱视眼的对比敏感度下降主要表现在高空间频率下，低空间频率下降不明显（Bradley，Freeman，1981）。可以使用条栅或字母来测量视力，两者测量结果相似（Levi 和 Klein，1982）。同时游标视力也降低。视力的下降因人而异，但对于特定患者，游标、条栅和 Snellen 视力表现为相同程度的下降（Levi 和 Klein，1982；图 8.1）。在双眼视野的周边部分也可表现为视力丧失，鼻侧或者颞侧视野也伴有相同程度受损（Sireteanu 和 Fronius，1981）。这表明根据屈光参差程度的不同，整个视觉系统增益均下降。

有意思的是，单眼驱动的视力不受影响。在颞侧周边视野，有一个区域仅由单眼驱动，因为鼻子挡住了对侧眼的视线。在这个区域，屈光参差性弱视不存在视觉缺陷（Hess 和 Pointer，1985；图 8.2）。因此，在视野中双眼部分看到的缺陷一定是由于双眼的相互作用。其原因可能是视力好眼与模糊眼竞争，像单眼形觉剥夺一样，占据了本该属于模糊眼在皮质中的空间。这与动物模型

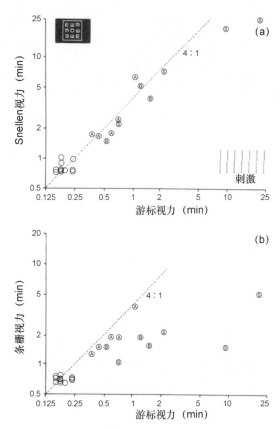

图 8.1　在正常人（○）、屈光参差性弱视患者（A）、斜视性弱视患者（S）、屈光参差和斜视同时存在的混合性弱视患者（B），（**a**）游标视力和 Snellen 视力的关系；（**b**）游标视力和条栅视力的关系。对于屈光参差性弱视，Snellen 视力、条栅视力与游标视力呈线性关系［Reprinted with permission from Levi and Klein（1982）］

中优势眼的微小变化相吻合。眼间抑制（优势眼对弱视眼的抑制）也可能起作用（Lai 等，2011）。

屈光参差性弱视患者的空间定位能力与对比敏感度成比例地降低（Hess 和 Holliday，1992）。为了测试这一点，需要一种没有局部游标提示的刺激。Hess 和 Holliday 使用了三重"Gabor 图标"（图 8.3），任务是将中间的图标排列在上下两个图标之间。当在正常眼和弱视眼前设置相同的高于阈值的任务时，屈光参差性弱视没有显示缺陷。

总之，根据屈光参差的程度不同，不同

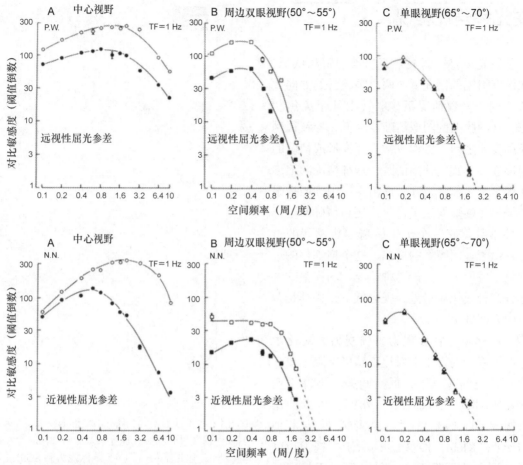

图 8.2 两名屈光参差患者单眼和双眼对比敏感度。实心符号表示弱视眼的对比敏感度，空心符号表示非弱视眼的对比敏感度。TF，时间频率〔Reprinted with permission from Hess and Pointer（1985）〕

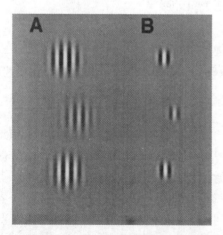

图 8.3 该测试用于检测弱视患者的空间不确定性。方法是把中间的"Gabor 图标"和上下的"Gabor 图标"对齐〔Reprinted with permission from Hess and Holliday（1992）〕

的屈光参差患者在视力和对比敏感度方面表现出不同程度的损失。其他参数（如游标视力和空间定位能力）的损失与视力损失成比例。该系统的作用就像视网膜和皮质之间的连接不精确一样，导致信息传递"模糊"，从而同等程度地影响视觉表现的各个方面。

白内障的影响

先天性白内障引起的弱视称为形觉剥夺性弱视。若未经治疗，其视力比屈光参差性或斜视性弱视要差得多。在单侧白内障患者中，被剥夺眼到皮质的信息输入大量减少，而在屈光参差中，信息输入会减少一部分，只是不如正常人精确。因此，许多未经治疗的单侧先天性白内障儿童的视力低于 20/200（正常人的 1/10），该眼可列为法律盲（Maurer 和 Lewis，1993；图 8.4a）。先天性白内障导致弱视的治疗方法是手术摘除白内障，提供光学矫正以弥补晶状体的缺失，然后每天遮盖好眼 40% ～ 50% 的时间，以迫使孩子使用视力差的眼睛，积极地与通过患眼看到的物体进行互动，但其疗效不确切（图 8.4a，见第 10 章）。双眼先天性白内

障儿童的情况会好一点，但视力仍大大低于正常水平（图 8.4b），例如，从出生就被剥夺视力至 2 ～ 6 个月大的儿童，即使经过白内障治疗并有多年正常视觉经验，仍然不能辨认面部特征（Le Grand 等，2001）。

虽然单眼白内障儿童的患眼视力通常比双眼白内障差，但在遮盖好眼的情况下，某些运动和空间视力却比双眼白内障患者更好（Ellemberg 等，2002；Lewis 等，2002）。我们推测被剥夺眼的运动和空间视觉是受非剥夺眼的影响而获得的。在双眼先天性白内障患者中，因为双眼都被形觉剥夺，这部分

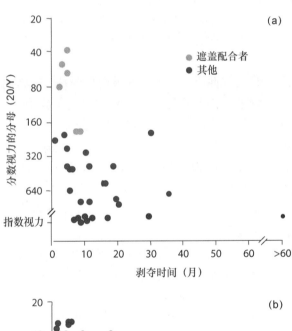

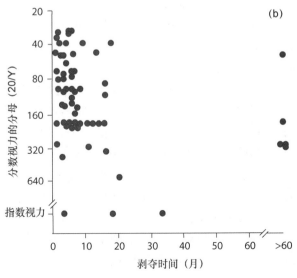

图 8.4　（a）在单眼白内障患儿中进行好眼遮盖，灰色点表示遮盖了 40% ～ 50% 的清醒时间，黑色点表示未达到 40% ～ 50% 的清醒时间；（b）先天性双眼白内障患儿形觉剥夺时间（月）与视力的关系［Adapted from Maurer and Lewis（1993）］

视觉经验双眼无法获得。关于运动和空间视觉的连接可能位于比 V1 更高的位置，可能是 V4 或者 V5。但可以明确的一点是，运动和空间视觉是可以独立于视力发育的。

斜视性弱视

斜视引起的视觉缺陷更加复杂，有时很小角度的斜视就可引起弱视。然而与屈光参差引起的弱视相比，视功能的影响并无太大区别，斜视眼的视力和对比敏感度都很低。

有时会在中心凹以外产生新的注视点（旁中心凹注视）。通常发生在内斜视患者，斜视角度不大（5 ～ 15 棱镜度），并且在早期发育中保持相对的恒定性和共同性，从而建立新的注视点。如前几章所述，可能新的注视点与处理中心视力的更高水平的皮质区域形成连接，从而形成异常的视网膜对应。

新注视点的视力受到视网膜神经节细胞密度及其感受野大小的限制。当远离中心凹时，感受野变大，视网膜每单位面积的神经节细胞密度变低（图 8.5）。无论重新建立起来的视网膜与皮质之间的连接精确度如何，视力始终受限，不会优于该神经节细胞间距对应的视力，甚至还会更差。这表明新的注视点和皮质之间也存在连接混乱（Hess，1977）。

尽管第一视觉方向发生了改变，但黄斑中心凹仍存在，其单位面积视网膜光感受器、神经节细胞和外侧膝状体细胞的密度很高。因此，黄斑中心凹处的视力相对于注视方向仍然是最好的。图 8.6（Pugh，1962）对此进行了说明。该受试者左眼弱视，伴有内下斜视，黄斑中心凹位于注视点的左上方，最清晰的像位于右下方。因此，右侧的像比左侧更清晰。

视网膜和皮质之间的连接可以发生许多不同的重排，以补偿斜视。据推测，重排的

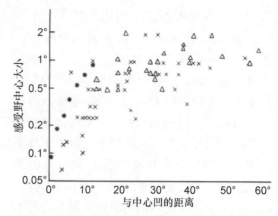

图 8.5 离黄斑中心凹越远，视网膜细胞的感受野越大，所获得的空间信息总和越少。× 表示中心为 ON 反应的单元；△ 表示中心为 OFF 反应的单元（Hubel 和 Wiesel，1960）；* 表示正常人眼 Westheimer 函数（一种总和面积的计算方法）的最小值［Reprinted with permission from Enoch et al.（1970）］

程度和性质与在生命的最初几个月中眼睛偏斜的方向和程度以及该偏斜是否恒定有关。人们只能通过询问患者所见的事物来发现视觉经验的可变性，除了一两个研究例外，科学文献中很少报道。Hess 等巧妙地说明了其中的一些变化（1978），他测量了许多患者的对比敏感度曲线，并询问他们条栅看上去是什么样的。

一些患者看到条栅扭曲，但其对比敏感度正常（图 8.7）；一些患者对比敏感度正常，但高频部分条栅视力下降（图 8.8）。推测在这些病例中，黄斑中心凹连接仍然足够精细，能够提供正常的视力，但连接因人而异地存在各种混乱。

另一些情况下，患者不仅对比敏感度视力下降，条栅视力也存在各种缺陷。如图 8.9，该病例中，患者所见的条栅线段中断。测试条栅粗细和位置不同，患者所见结果也显著不同。粗条栅覆盖的视网膜区域更大，条栅的方向可以通过条栅所在的视网膜任意区域来辨别；而细条栅的方向则取决于其在视野中的位置。当部分视网膜区域存在弱视时，这一点更明显（图 8.10）。

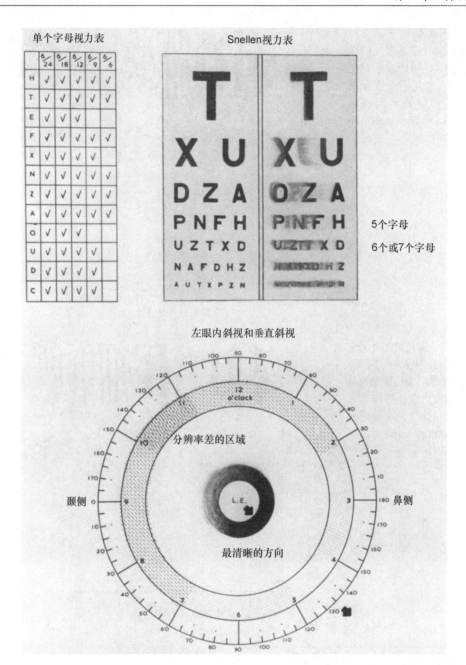

图 8.6　本图是对弱视患者视知觉的说明，该患者左眼弱视，伴内下斜视。字母右侧边缘比左侧更加清晰。Snellen 视力表中大一点的字母会看到两个（异常视网膜对应），小的字母则混在一起。因此看单个字母会比看一行字母更清晰（拥挤现象）[Reprinted with permission from Pugh（1962）]

　　Hess 等的研究结果有助于解释为什么字母视力比条栅视力更差。这种早为人知的现象（Gstalder 和 Green，1971）也是拥挤现象之一（见下文），即单个字母以及整行字母测得的视力均比条栅测得的视力差（Katz 和 Sireteanu，1990；图 8.11）。有两个原因，一是条栅成像在视网膜的一定区域，该区域的任何位置如果可以分辨条栅，那么条栅即可见。另一个原因就是字母只要局部成像扭曲，就很难看清细节。

图 8.7 上图表示具有正常对比敏感度的弱视患者所见的扭曲的条栅图像。下图表示对比敏感度曲线，空心符号表示正常眼，实心符号表示弱视眼〔Reprinted with permission from Hess et al.（1978）〕

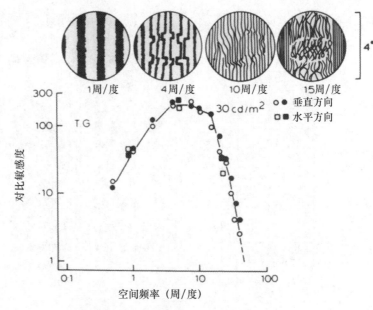

图 8.8 该图是具有正常对比敏感度但是局部视野视力低下的弱视患者所见到的条栅图像及其对比敏感度曲线。空心符号表示正常眼，实心符号表示弱视眼〔Reprinted with permission from Hess et al.（1978）〕

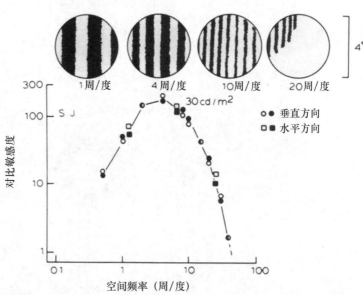

不同原因引起的弱视的特性

大约 1/3 的弱视病例是由斜视和屈光参差混合因素引起的，其视觉缺陷与单纯的斜视性或屈光参差性弱视相似，且缺陷程度可以累积（Levi 等，2011）。关于弱视的文章通常将斜视性、屈光参差性和混合性弱视混为一谈，因此我们将重点描述其视觉缺陷的特征而非引起该视觉缺陷的原因。总结如下。

拥挤现象

如图 8.6 所示，Snellen 视力表上，较小的字母倾向于连在一起，这称为分离困难或拥挤效应（Irvine，1948；Stuart 和 Burian，1962）。因此识别单个字母的能力好于单行字母。正如 Irvine 讲到的："一些人则描述了一行字母拥挤在一起，就像是黄斑中心凹和某个部分的视网膜几乎都向相同方向投射一样"。拥挤效应的程度很重要，因为它与

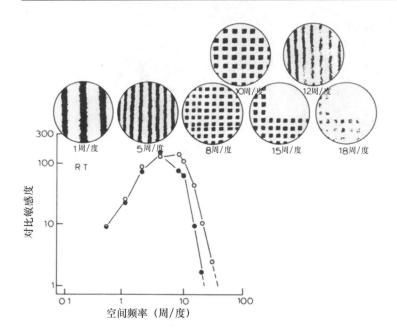

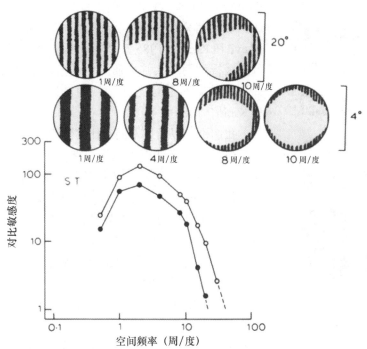

图 8.10 该图表示具有中心暗点的弱视患者所见的不同密度条栅图像及其对比敏感度曲线［Reprinted with permission from Hess et al.（1978）］

阅读速度相关（Levi 等，2007）；拥挤效应也同时减慢弱视眼以及非弱视眼阅读时的眼球运动（见下文；Kanonidou 等，2010）。但弱视对面部识别的影响小得多（Fischer 和 Whitney，2011）。

正常人和弱视患者都存在拥挤效应（Stuart 和 Burian，1962；Flom 等，1963）。

如果眼睛注视一个物体，其旁边的物体可见性就下降了，这个现象存在于所有人。这可能是由于分析某一方位物体边缘、形状的视皮质细胞和分析相邻方位的皮质细胞之间存在相互连接。拥挤效应的大小和物体的形状及大小无关，其程度大约是偏心率的一半（Bouma，1970；Pelli 和

图 8.11 通过 Landolt C 测量的字母视力与通过 Teller 视力卡测量的条栅视力的比较。Landolt C 检测中，"C"开口有四个方向，被检者需要指出是哪一个开口方向。而 Teller 视力卡检测的方法是，在患者眼前呈现一张有条栅的卡片和一张统一的没有条栅的卡片，检查者判断患者看哪张卡片的时间更多。通过 Landolt C 检测的视力会比 Teller 检测的视力更差［Reprinted with permission from Katz and Sireteanu（1990）］

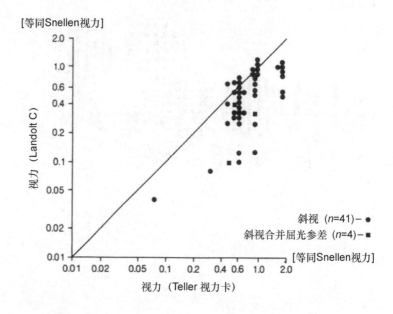

Tillman，2008；图 8.12）。屈光参差性弱视患者拥挤效应的大小与视力下降成正比（Levi 和 Klein，1985）。斜视性弱视患者可能因视网膜和大脑皮质之间的连接重排，其拥挤缺陷可能远远大于视力缺陷（Levi 和 Klein，1985）

我们也可以通过不同对比度的周边条带作为视觉刺激来获得类似的观点（Hess 等，2001；图 8.13）。对于视力正常的受试者，测试其中心凹视力会发现，如果周边条带与视标的对比度相同，存在轮廓交互作用；而当两者对比度相反时，则不存在轮廓交互作用。然而，当测试其周边视网膜视力，不管条带和视标的对比度相同还是相反，都存在轮廓交互作用和拥挤效应。斜视性弱视患者中约有一半的人，中心凹视力即存在明显拥挤效应，就如同正常人周边视野所感知到的拥挤现象一样，还有一些患者可能中心凹的拥挤程度会稍微轻一些。其他研究也表明，正常人黄斑中心凹的拥挤效应与视标大小有关，但正常人的周边视网膜或弱视眼黄斑中心凹，拥挤程度与目标大小无关（Tripathy 和 Cavanagh，2002）。

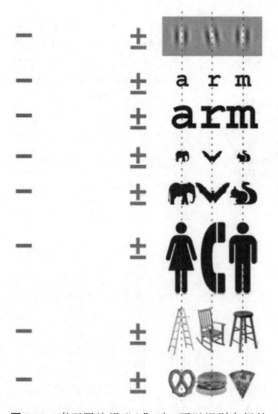

图 8.12 当双眼注视"±"时，可以识别中间的图像，当双眼注视"—"时，无法识别中间的图像。该方法不会受图像是什么以及图像大小的影响（比较第二行与第三行或第四行与第五行的区别）［Reprinted with permission from Pelli and Tillman（2008）］

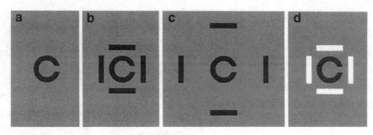

图 8.13　该测试是检测周围相反或相同的对比度条带对 Landolt C 视力检查的影响［Reprinted with permission from Hess et al.（2001）］

游标视力

对游标视力的研究中也可以看到类似的观点。研究中，可以用游标视力占条栅视力的百分比来表达，正常眼睛，该百分比约为16%。如果用一对相互偏移的条栅测量游标视力，当条栅视力很好，在分辨率极限值 1个 octave 单位（1octave = 0.3 log 单位）以内，该百分比会增加（Levi 和 Klein，1982；图 8.14）。屈光参差性弱视的结果与正常人相似。然而，斜视性弱视的结果则大不相同，当条栅的空间频率低于分辨率极限值 1个 octave 单位时，游标视力占条栅视力的百分比会大大增加，显著高于 16%。

在成人弱视（Levit 和 Polat，1996）和正常人（McKee 和 Westheimer，1978）中，游标视力可以通过训练提高。改善幅度可能很大，最多可提高 60% ~ 70%。初次体验者相较于有经验的实验对象来说，进步更多。通过游标视力进行练习也可以提高Snellen 视力。这一点将在第 10 章中进一步讨论。

空间不确定性

游标视力丧失是一种精细程度上的"空间不确定"，即弱视者无法分辨一个条栅相对于另一个条栅的位置。斜视性弱视患者粗略的空间定位能力也比屈光参差性弱视患者更差。这种缺陷可以通过对分任务发现，该任务要求弱视者将短线和上方及下方的标

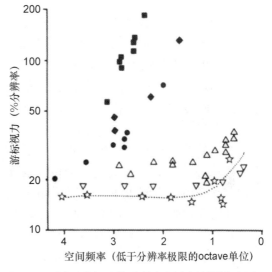

图 8.14　用两个相互偏移的条栅来测量游标视力，绘制出游标视力和条栅低空间频率的函数。横、纵坐标根据每个受试者的条栅分辨率进行了调整。虚线表示正常人眼，空心图形表示屈光参差性弱视，实心图形表示斜视性弱视。这样计量下的游标视力，屈光参差性弱视和正常人相仿，而斜视性弱视与正常人有极大的不同［Reprinted with permission from Levi and Klein（1982）］

记对齐或将其放置在标记的中间（Flom 和Bedell，1985；图 8.15a）。在放置任务中，要求弱视者放置一系列与中心注视点等距的点，结果可能出现明显不对称（图 8.15b）。虽然屈光参差性弱视患者空间不确定性与其对比敏感度下降有关（Hess 和 Holliday，1992），但斜视性弱视的空间不确定性和游标视力的受损明显比对比敏感度受损严重。

空间不确定的原因可能是"采样不足"（Levi 和 Klein，1983，1986）或"采样失真"，也称为神经混乱（Hess 等，1978）。"采样不

图 8.15 左图：空间定位测试，即将垂直短线放到两个三角形尖端之间。右图：斜视患者的空间扭曲，让患者把所有点设置成和中心"＋"等距。最右侧的点与中心的"＋"视角为1.5°〔Reprinted with permission from Flom and Bedell（1985）© The American Academy of Optometry〕

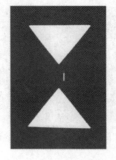
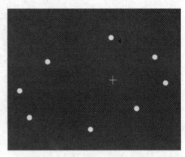

足"是指视皮质细胞接收对应视网膜的正确投射量比正常眼更少，或者更散在分布，因此皮质中的细胞感受野比正常情况要大。"采样失真"是指视皮质中的细胞会从非对应的视网膜接收神经投射。在"采样不足"时，对患者进行测试，大体上，他们都会将刺激放置在正确位置，但误差大于正常值。"采样失真"时，患者通常会将刺激放置在错误位置。逻辑上讲，可以预测屈光参差性弱视主要涉及"采样不足"，而斜视性弱视应同时考虑"采样不足"和"失真采样"，具体取决于斜视的类型和发展。在不同患者中可能获得不同结果，但"采样失真"无疑是斜视的一个因素（Demanins等，1999）。

形状辨别

测试弱视患者形状辨别能力有多种方法：比如辨识出 Gabor 图标中的曲线或直线，在这些 Gabor 图标周围布满了曲线及直线；从规则圆中区分不规则圆（图 8.16）。后一项方法已用于斜视性弱视患者的检查，其形状辨别能力缺陷在低空间频率和高空间频率程度相当（Hess 等，1999）。该能力缺陷并不严格取决于图案的对比度。在阈值以上水平时，弱视眼和另一眼的表现差不多。该方法也应用到形觉剥夺性弱视的患者中（Jeffrey 等，2004）。结果表明，"采样不足"和"采样失真"都可能起作用。因此，不同类型的弱视患者可以有不同的结果。

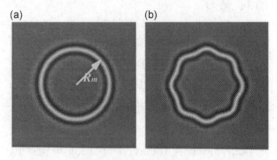

图 8.16 该图用于检测从规则圆中分辨不规则圆的能力。Rm，半径〔Reprinted with permission from Hess et al.（1999）〕

运动与方向感知

运动感知有两个层面，第一个层面是感知到物体相对背景移动，第二个层面是通过对比度、方向、闪烁或大小的变化，给人一种物体运动的感觉，而实际上没有任何运动（见第 2 章）。后者是纹外皮质的一种特性，而前者同时涉及纹状体和纹外皮质中的神经元激活。弱视患者在运动感知的两个层面均显示出缺陷，其好眼和弱视眼中均可见（Simmers 等，2003；Wang 等，2007）。在纹状皮质，对比敏感度缺陷与第二层面的运动缺陷并无关联，但对平移和径向运动的影响大于对旋转运动的影响（Aaen-Stockdale 等，2007），并且在低速时最为明显（Hayward 等，2011）。弱视患者可以检测到生物运动（biological motion），尽管其阈值比正常人更容易被噪声掩盖（Thompson 等，2008）。不同弱视患者存在各种第二层面的运动缺陷，但即使是同一患者，也无法根据其第一层面的缺陷预测第二层面有怎样的缺陷（Simmers 等，2011）。另外，运动的缺陷程度与立体视有关，而与弱视的原因（斜视性或屈光参差性）无关（Ho 和 Giaschi，2007）。运动缺陷是双眼性的，因此，由运动知觉控制的眼球运动特性，如平滑追踪，也是由双眼输入信息驱动（Ono 等，2012）。真正的弱视眼和正常人模拟弱视眼（人工诱导单眼呈模糊像），比较二者的眼球运动和触达（reaching）缺陷（如反应时间延长），也存在差异（Niechwiej-Szwedo 等，2012）。

通过运动能察觉物体的结构（structure from motion，SFM）。经典的例子是可以投影到平面上的表面有圆点的圆柱体或者金属线框。如果它们静止不动，则被视为是平的；如果旋转，它们被视为旋转的圆柱体或旋转的金属线框，三维结构变得明显（图 8.17）。弱视患者察觉到这些结构的阈值高于正常受试者（Husk 等，2012），并且弱视眼和对侧眼都存在缺陷。这项任务可能涉及从大脑皮质运动区域到视皮质相当高水平上的形状检测区域的投射。

同时追踪多个视标

弱视患者的双眼追踪功能都存在一定缺陷。在眼球追踪任务中，受试者需要追踪 8 个移动球中的 1 个、2 个或 4 个。试验中，用白圈标记要追踪的球，持续 2 s，之后它们将沿不同方向移动，持续 12 s，然后同样用白色方框标记 8 个球中的 1 个，持续 2 s，询问受试者方框标记的球是否为被追踪的球之一（Secen 等，2011；图 8.18）。正常人最多可以同时追踪 5 个球，但弱视患者弱视眼和非弱视眼都做不到。这种缺陷在 MRI 检查中体现为 V5 区（分析运动和深度知觉）、顶内沟区（处理注意力）以及额叶眼区（负责研究眼运动）的活动减少。这显然是一个更高层次的缺陷。

边界清晰度

当弱视患者被要求使用弱视眼看到的各种模糊边缘与正常眼看到的各种模糊边缘进行匹配时，他们表现得很好（Hess 等，2003b）。事实上，结论就是弱视患者能够分辨尖锐的边缘，而不会认为是模糊的，与正常人利用周边视野分辨边缘一样。推测，边缘能够充分刺激高频滤过，而被分辨出不同。

计数功能

弱视患者的另一个缺陷是低计数能力，这一现象已通过 Gabor 点以及 7×7 阵列视标（阵列中有缺失视标）进行测试（Sharma 等，2000）。正常受试者最多可以准确计数 4 个视标，随着呈现的视标增加，错误率增加，但斜视性弱视患者表现很差。这不是由于视标的可见性、拥挤效应、位置变化或时间整合异常引起。据推测，可能是由于在更高的加工水平上存在缺陷。作者推测这种缺陷存

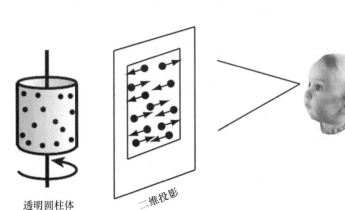

透明圆柱体　　二维投影

图 8.17　表面有圆点的圆柱。当被投影到二维幕布上时，看起来是一个有很多点的平面，一旦开始旋转，则看起来是一个圆柱体，这就是通过运动能察觉物体的结构（SFM）

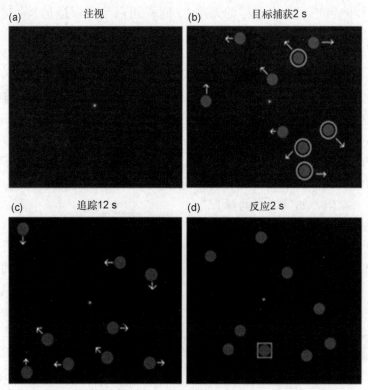

图 8.18 （a）受试者注视中心的白点；（b）要求受试者追踪白圈标记的小球 2 s；（c）球朝各种不同方向运动 12 s；（d）用白色方框标记出其中的小球，询问受试者这个小球是否是（b）中追踪的小球之一〔Reprinted with permission from Secen et al.（2011）〕

在于顶叶皮质。

抑制

　　弱视患者的优势眼会抑制弱视眼的图像，从而避免出现复视。不同类型的弱视存在不同类型的抑制，同一弱视眼，其不同视野位置的抑制情况也不同（Harrad，1996），皮质不同部分受到刺激引起的抑制也不同（Zhou等，2013）。屈光参差性弱视和小角度斜视引起的弱视，其非弱视眼黄斑中心凹有良好聚焦的图像，而弱视眼成像在中心凹旁，移位且模糊。移位的像被抑制，类似于双眼分视下眼间抑制的机制，这在正常人中也会出现，当一眼图像聚焦，而另一眼成像轻微离焦时会被抑制（Daw，1962）。对大角度、交替注视的斜视，双眼成像的轮廓可能具有不同方向，且交替成像，则发生了类似于双眼竞争的

过程。Schor（1977）很好地说明了这种区别，他表示，斜视受试者在呈现相似方向的条栅视标时，发生抑制，而在呈现不同方向条栅视标时，发生双眼竞争，从而交替成像。

深度知觉

　　立体视可以通过静态随机点立体图、Titmus 立体图等来检测（McKee 等，2003），大多数斜视性弱视都缺乏立体视，可能是由于 V1 缺乏双眼细胞信息输入，且存在抑制（Sengpiel 等，2006）（见第 7 章）。然而，许多弱视患者能够观测到表面有圆点、旋转运动、有立体感的圆柱体（Rouse 等，1989；图 8.17），这是基于双眼视差检测，而不是单眼速度检测，因此推测 V1 中可能有足够的双眼输入信息以提供视差检测，但之后被抑制，作者将其描述为潜在立体视（Hess

和 Daw，2009）。

通过对弱视眼和非弱视眼的测试（测试中受试者被要求伸手触碰物体）均发现，静态深度知觉的缺乏会影响受试者触碰物体的速度和准确性，这种能力的发展通常在 10 ～ 20 岁（Suttle 等，2011；图 8.19）。这也说明深度知觉缺陷在高于 V1 的水平。

不同类型斜视患者视力下降的构成因素

从前面的讨论中应该清楚，有哪些因素会降低斜视性弱视患者的视力。治疗斜视性弱视的医生们都清楚这一点，但很少有公开

的研究对其进行量化。Freeman 等（1996）是少数研究团队之一，他们测量了由弱视引起的单眼视力损害（定义为由视皮质连接不良或混乱造成的弱视眼视力损害）、斜视（定义为由于图像从中心凹移向更外围的视网膜而造成的视力损害），以及由于抑制和掩蔽现象（masking）造成的双眼视力损害。图 8.20 展示了 9 名弱视患者。其中，斜视是造成视力损害的最大因素，其次是弱视，占比最小的是抑制和掩蔽现象。

弱视人群的详细比较

McKee 等对较大样本弱视患者的功能

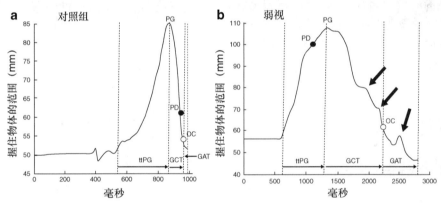

图 8.19　正常儿童抓取目标的眼手协调能力与具有明显立体视缺陷的中度至重度弱视患儿比较，弱视患儿抓取目标花费更长时间。OC，触及物体；PG，抓握峰值；PD，最大减速度；ttPG，到达抓握峰值的时间；GCT，从达到抓握峰值到接触物体的时间；GAT，从接触物体到运动结束的时间［Adapted from Suttle et al.（2011）］

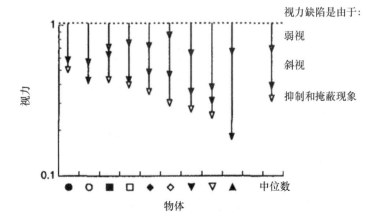

图 8.20　9 名斜视患者视力缺陷的组成部分。虚线表示正常人的平均视力。与正常人相比，通过单眼的视力来确定弱视的视力缺陷。斜视者的视力剥夺是由于偏心注视导致的额外视力缺陷。通过比较双眼和单眼的视力，可以确定由抑制和掩蔽现象导致的视力缺陷［Reprinted with permission from Freeman et al.（1996）］

缺陷进行了详细比较（2003）。他们进行了一系列视力测试（Snellen 视力、游标视力和条栅视力）和一系列对比敏感度测试（Pelli-Robson 和边缘对比敏感度）。研究者将受试者归为四类：视力优秀和敏感度中等者（正常人群和屈光不正者），视力中等和对比敏感度优秀者（斜视、曾经有过斜视和间歇性斜视者），视力中等和对比敏感度低下者（屈光参差、有屈光参差的间歇性斜视、形觉剥夺和其他异常者）以及视力低下和对比敏感度中等或低下者（斜视性屈光参差者和偏心注视者）。读者可以查找原始论文，以获取这些组别的定义和测试说明。研究中有两个引人注意的发现，一是第二组受试者对比敏感度非常好；二是相对于单纯斜视和单纯屈光参差，斜视合并屈光参差患者视力相当差。平均而言，轻-中度视力下降的非双眼弱视患者相对于具有相同视力水平的双眼弱视患者，前者具有更好的单眼对比敏感度。

周边视野

眼科医生通常主要关注中心视力，临床目标主要是使双眼注视同一方向，以免造成双眼复视和混淆视。这就要求弱视眼的注视点为中心凹，同时改善中心凹视力，使其尽可能接近正常。然而，斜视会导致双眼周边视网膜以及中心凹的图像均不对应，严重的屈光参差会导致周边视网膜以及中心凹成像十分模糊。很少有研究考虑过这个问题。

斜视性弱视者的偏心注视，其注视点可位于距黄斑中心凹 20° 以外的位置（Sireteanu 和 Fronius，1981）。针对不同的病例，其视觉缺陷程度存在很大差异（Hess 和 Jacobs，1979；图 8.21）。一般而言，对于内斜视，视网膜鼻侧视力下降更明显，对于外斜视，视网膜颞侧视力下降更明显。这两个区域的

视网膜与另一眼的黄斑中心凹对应，而中心凹感受野小，因此双眼图像的不匹配会产生更大的影响。与斜视性弱视相比，屈光参差性弱视视力降低表现在更为宽广的视网膜区域（Hess 和 Pointer，1985）。对于一些远离中心凹、具有大感受野的细胞，弥漫性成

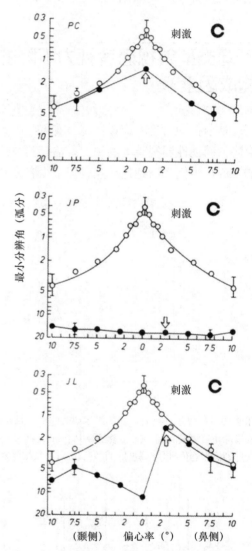

图 8.21 三名斜视性弱视患者不同偏心状态下视力的比较。空心圆表示四名正常受试者视力，实心圆表示斜视性弱视患者视力，箭头指出注视点。弱视患者 PC 为中心注视，有轻微视力对称性下降。弱视患者 JP 有 2° 偏心注视，并且在所有偏心状态下，视力均大幅下降。弱视患者 JL 是一名外斜视患者，其颞侧视力比鼻侧视力下降更明显 [Reprinted with permission from Hess and Jacobs（1979）]

像质量下降比图像横向位移对其产生的影响更大。

Sireteanu 的研究中，通过对双眼信息总和以及"倾斜后效"（tilt aftereffect）转移的测试，探讨了弱视患者周边视网膜的双眼交互作用（Sireteanu 等，1981）。一般来说，视力下降的区域就说明存在缺陷，研究中发现双眼交互作用存在于斜视性弱视而不是屈光参差性弱视的周边视野中，但结果也是因人而异，取决于弱视的程度。

中心视野和周边视野会出现不同的视网膜对应关系。例如，大角度的斜视患者，由于斜视角太大，其中心也无法建立异常视网膜对应，此时会通过抑制斜视眼中的图像来进行补偿。但是周边视野会形成异常视网膜对应。周边视野的细胞感受野更大，皮质的解剖距离更小，从而必须重新排列以获得异常对应（Sireteanu 和 Fronius，1989）。因此，两眼在中心视野的主观定位不同，而在周边视野的主观定位却相同（图 8.22）。

总体来说，视力的降低取决于双眼不对应的程度，该程度与所涉及的视网膜感受野大小有关，中等不对应在感受野较小的中心凹附近会产生较大影响，而在感受野较大的周边区域影响较小，双眼的相互作用像视力一样受到影响。在某些情况下，中心凹附近的视力、双眼相互作用和主观定位都严重下降，但在周边区域却正常。

弱视的快速测试

基于他们的想法和理论基础，Pelli 和 Levi 提出了弱视的快速测试方法（Pelli 等，1988，2004；见 http://psych.nyu.edu/pelli/dualacuity/）。研究要求受试者阅读视力标每行 6 个字母（图 8.23），直到模糊的 3 个字母都读错，

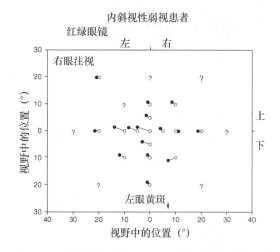

图 8.22 未治疗的斜视性弱视患者的主观定位。红色图案通过红绿眼镜呈递给一只眼睛，绿色图案呈递给另一只眼睛。空心圆：正常眼；实心圆：弱视眼。阳性结果：对图案的相对位置不清晰［Adapted from Sireteanu and Fronius（1989）］

继续向下直到清晰的 3 个字母也读错。记录两侧读对的字母数量，有意义的结果是两侧之间读对的行数存在差异。正常受试者通常没有差异，弱视患者存在 1 行或 2 行差异。该视力表可以变距使用。研究测试了各种弱视模型，得出了该图表。

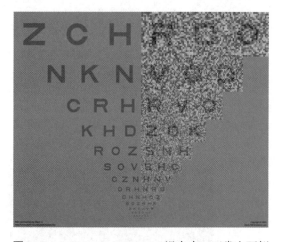

图 8.23 Pelli-Levi dual-acuity 视力表，正常人两侧的视力相同，而弱视患者则表现出 1 行或 2 行的差异［Reprinted with permission from http://psych.nyu.edu/pelli/dualacuity/］

弱视眼注视性眼动

注视

融合性发育不良眼震综合征（fusion maldevelopment nystagmus syndrome，FMNS），也称为隐性眼球震颤，患者存在弱视，同时伴随双眼融像障碍（Tychsen 等，2010）。正常儿童，由于皮质下通路的连接，眼睛有向鼻侧方向漂移的趋势，这种趋势在头几个月随着皮质及其对脑干的投射成熟而消失（见第 3 章）。斜视性弱视，当一只眼睛被遮住时，对侧眼表现鼻侧漂移，然后突然向颞侧扫视（图 8.24，上图）；当目标向鼻侧移动时，眼球追踪运动平滑，但目标向颞侧

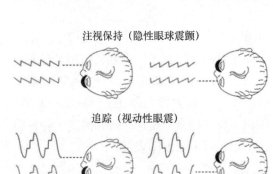

图 8.24 融合性发育不良眼震综合征。上图表示注视状态，当遮盖任何一只眼时，患者眼睛有向鼻侧的不自觉运动，并向颞侧突然回转。下图表示追踪，患者向鼻侧的追踪运动是平滑的，但向颞侧追踪常常伴有跳跃［Reprinted with permission from Tychsen et al.（2010）］

运动，眼球追踪运动不再平滑（图 8.24，下图），同时伴随注视区形状的改变，从圆形变为椭圆形（Birch，2013；图 8.25）。FMNS 也与立体视缺陷的程度有关（Birch，2013；图 8.26）。所有上述现象都可以用 V1 双眼神经元缺失以及内侧颞上皮质背侧（MSTd）活动不均衡来解释（Tychsen 等，2010）。

扫视

扫视的潜伏期更长，且变异大，但速度和范围均正常（屈光参差性弱视的研究；Niechwiej-Szwedo 等，2010）。扫视运动，双眼并不共轭，所以弱视眼不一定能到达正确位置（斜视性弱视研究；Maxwell 等，1995；Lions 等，2013）

阅读

扫视和注视缺陷均会导致阅读速度缓慢。双眼阅读、对侧眼阅读以及弱视眼阅读均是如此（Kanonidou 等，2010）。阅读速度可降低到正常阅读速度的 1/2 ～ 3/4，这是由于扫视的潜伏期延长，使得阅读时注视时间延长。扫视的共轭性小，并且存在较多的回归扫视，但扫视的速度正常。拥挤效应可能会降低对小字的阅读能力，但是造成阅读障碍的主要原因是眼球运动问题，而不是视力问题。

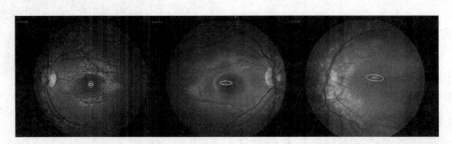

图 8.25 注视稳定性。椭圆形标记的区域涵盖了 95% 的注视点。左图：正常儿童；中间：中度弱视的患儿；右图：重度弱视的患儿［Reprinted with permission from Birch（2013）］（见彩图）

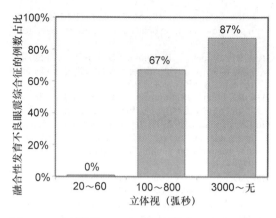

图 8.26　立体视与 FMNS 的关联［Reprinted with permission from Birch（2013）］

总结

　　弱视存在多种缺陷。几乎所有病例都存在视力和对比敏感度降低，尽管 Hess 等（1978）描述的两个病例与上述结论矛盾。弱视还存在游标视力降低、空间定位失真、目标的细节失真、无法正确识别形状、运动感知缺陷、对数量的计数能力不如正常视力者准确等各种表现。

　　屈光参差患者，大多数这些因素彼此成比例降低。游标视力和 Snellen 视力的下降程度与条栅视力下降程度成正比。空间不确定性可以解释为对比敏感度的降低。斜视患者，游标视力和 Snellen 视力的降低幅度远大于条栅视力。如果眼睛的斜视角恒定且不太大，则会出现新的注视点。这种情况下，靠近中心凹的旁中心注视点最为清晰。如果斜视角太大，则一眼的图像会被抑制，因为此时难以通过解剖重排来弥补斜视角过大带来的缺陷。双眼白内障患者，其表现像是严重的屈光参差患者。单侧白内障患者情况要糟得多：白内障眼几乎完全失去了空间视力。

　　弱视是由于视网膜和皮质之间的连接缺失（采样缺失），还是连接的精度不足（空间不确定性），抑或是连接的重排（空间混乱）

引起，在过去的文献中已有讨论（Levi 和 Klein，1990a、b；Hess 等，1990；Wilson，1991）。从本章中应该清楚地看出，这三种情况均在不同类型的弱视中发生，并且三种情况可以同时存在于一名弱视患者中。视网膜与皮质之间连接缺失最明显的病例是单眼剥夺或形觉剥夺性弱视。而屈光参差和斜视的动物模型证明了连接强度的减弱。从解剖学的角度来看，连接精度不足和连接重排是相同的基本现象，仅仅是连接以何种方式重排的问题，是以循环对称的方式重排（如屈光参差），还是以双极性方式重排（如斜视引起的异常视网膜对应），抑或是介于两者之间。在斜视严重且存在视网膜异常对应的病例中，可能会发生几种形式的重排：① 视网膜和皮质之间形成两组连接，一组是从新的注视点到处理中央视觉的皮质，另一组是从新的注视点到其正常位置；② 每个位置周围的精确地形模糊不清；③ 弱视眼的连接密度下降。除了这些形式的解剖结构重排之外，弱视眼的图像还受到正常眼图像的生理性抑制。

　　Hess 等的经典论著清楚地说明了这些可能发生的情况（1978），还阐述了对比敏感度曲线的测量会掩盖患者视力丧失的细节。对比敏感度曲线将许多信息集合在一起，因为视标刺激会覆盖大部分视网膜区域，患者就可以根据视网膜任何位置最清晰的部分来判断条栅方向。此外，对比敏感度曲线无法检测空间定位的错误。要了解缺陷的全部特性，必须完善各种检查。

参考文献

Aaen-Stockdale C, Ledgeway T, Hess RF (2007) Second-order optic flow deficits in amblyopia. Invest Ophthalmol Vis Sci 48:5532–5538

Barrett BT, Pacey IE, Bradley A, Thibos LN, Morrill P (2003) Nonveridical visual perception in human amblyopia. Invest Ophthalmol Vis Sci 44:1555–1567

Birch E (2013) Amblyopia and binocular vision. Prog Retin Eye Res 33:67–84

Bouma H (1970) Interaction effects in parafoveal letter recognition. Nature 226:177–178

Bradley A, Freeman RD (1981) Contrast sensitivity in anisometropic amblyopia. Invest Ophthalmol 21:467–476

Daw NW (1962) Why after-images are not seen in normal circumstances. Nature 196:1143–1145

Demanins R, Wang YZ, Hess RF (1999) The neural deficit in strabismic amblyopia: sampling considerations. Vis Res 39:3575–3585

Ellemberg D, Lewis TL, Maurer D, Brar S, Brent HP (2002) Better perception of global motion after monocular than after binocular deprivation. Vis Res 42:169–179

Enoch JM, Berger R, Birns R (1970) A static perimetric technique believed to test receptive field properties: extension and verification of the analysis. Doc Ophthalmol 29:127–153

Fischer J, Whitney D (2011) Object-level visual information gets through the bottleneck of crowding. J Neurophysiol 106:1389–1398

Flom MC, Bedell HE (1985) Identifying amblyopia using associated conditions, acuity, and nonacuity features. Am J Optom Physiol Opt 62:153–160

Flom MC, Weymouth FW, Kahneman D (1963) Visual resolution and contour interaction. J Opt Soc Am 53:1026–1032

Freeman AW, Nguyen VA, Jolly N (1996) Components of visual acuity loss in strabismus. Vis Res 36:765–774

Gstalder RJ, Green DG (1971) Laser interferometric acuity in amblyopia. Journal Pediatr Ophthalmol Strabismus 8:251–256

Harrad R (1996) Psychophysics of suppression. Eye 10:270–273

Hayward J, Truong G, Partanen M, Giaschi D (2011) Effects of speed, age, and amblyopia on the perception of motion-defined form. Vis Res 51:2216–2223

Hess RF (1977) On the relationship between strabismic amblyopia and eccentric fixation. Br J Ophthalmol 61:767–773

Hess RF, Daw NW (2009) Amblyopia. In: Levin LA, Albert DM (eds) Ocular Disease: Mechanisms and Management. Saunders Ltd., New York

Hess RF, Holliday IE (1992) The spatial localization deficit in amblyopia. Vis Res 32:1319–1339

Hess RF, Jacobs RJ (1979) A preliminary report of acuity and contour interaction across the amblyope's visual field. Vis Res 19:1403–1408

Hess RF, Pointer JS (1985) Differences in the neural basis of human amblyopia: the distribution of the anomaly across the visual field. Vis Res 25:1577–1594

Hess RF, Campbell FW, Greenhalgh T (1978) On the nature of the neural abnormality in human amblyopia; neural aberrations and neural sensitivity loss. Pflugers Arch 377:201–207

Hess RF, Field DJ, Watt RJ (1990) The puzzle of amblyopia. In: Blakemore C (ed) Vision: coding and efficiency. Cambridge University Press, Cambridge, UK

Hess RF, Wang YZ, Demanins R, Wilkinson F, Wilson HR (1999) A deficit in strabismic amblyopia for global shape detection. Vis Res 39:901–914

Hess RF, Dakin SC, Tewfik M, Brown B (2001) Contour interaction in amblyopia: scale selection. Vis Res 41:2285–2296

Hess RF, Barnes G, Dumoulin SO, Dakin SC (2003a) How many positions can we perceptually encode, one or many? Vis Res 43:1575–1587

Hess RF, Pointer JS, Simmers A, Bex PJ (2003b) Border distinctness in amblyopia. Vis Res 43:2255–2264

Ho CS, Giaschi DE (2007) Stereopsis-dependent deficits in maximum motion displacement in strabismic and anisometropic amblyopia. Vision Res 47 (21): 2778–2785

Hubel DH, Wiesel TN (1960) Receptive fields of optic nerve fibres in the spider monkey. J Physiol 154:572–580

Husk JS, Farivar R, Hess RF (2012) Amblyopic deficits in processing structure-from-motion. J Vis 12:4

Irvine SR (1948) Amblyopia ex anopsia. Observations on retinal inhibition, scotoma, projection, light difference discrimination and visual acuity. Trans Am Ophthalmol Soc 66:527–575

Jeffrey BG, Wang YZ, Birch EE (2004) Altered global shape discrimination in deprivation amblyopia. Vis Res 44:167–177

Kanonidou E, Proudlock FA, Gottlob I (2010) Reading strategies in mild to moderate strabismic amblyopia: an eye movement investigation. Invest Ophthalmol Vis Sci 51:3502–3508

Katz B, Sireteanu R (1990) The Teller acuity card test: a useful method for the clinical routine? Clin Vis Sci 5:307–323

Lai XJ, Alexander J, He M, Yang Z, Suttle C (2011) Visual functions and interocular interactions in anisometropic children with and without amblyopia. Invest Ophthalmol Vis Sci 52:6849–6859

Le Grand R, Mondloch CJ, Maurer D, Brent HP (2001) Neuroperception. Early visual experience and face processing. Nature 410:890

Levi DM, Klein S (1982) Hyperacuity and amblyopia. Nature 298:268–270

Levi DM, Klein SA (1983) Spatial localization in normal and amblyopic vision. Vis Res 23:1005–1017

Levi DM, Klein SA (1985) Vernier acuity, crowding and amblyopia. Vis Res 25:979–991

Levi DM, Klein SA (1986) Sampling in spatial vision. Nature 320:360–362

Levi DM, Klein SA (1990a) Visual acuity in strabismic and anisometropic amblyopia: a tale of two syndromes. Ophthalmol Clin North Am 3:289–301

Levi DM, Klein SA (1990b) Equivalent intrinsic blur in spatial vision. Vis Res 30:1971–1993

Levi DM, Polat U (1996) Neural plasticity in adults with amblyopia. Proc Nat Acad Sci U S A 93:6830–6834

Levi DM, McKee SP, Movshon JA (2011) Visual deficits in anisometropia. Vis Res 51:48–57

Levi DM, Song S, Pelli DG (2007) Amblyopic reading is crowded. J Vis 7(2):21–17

Lewis TL, Ellemberg D, Maurer D, Wilkinson F, Wilson HR, Dirks M, Brent HP (2002) Sensitivity to global form in glass patterns after early visual deprivation in humans. Vis Res 42:939–948

Lions C, Bui-Quoc E, Seassau M, Bucci MP (2013) Binocular coordination of saccades during reading in strabismic children. Invest Ophthalmol Vis Sci 54:620–628

Maurer D, Lewis TL (1993) Visual outcomes after infantile cataract. In: Simons K (ed) Early visual development, normal and abnormal. Oxford University Press, New York, pp 454–484

Maxwell GF, Lemij HG, Collewijn H (1995) Conjugacy of saccades in deep amblyopia. Invest Ophthalmol Vis Sci 36:2514–2522

McKee SP, Westheimer G (1978) Improvement in vernier acuity with practice. Percept Psychophys 24:258–262

McKee SP, Levi DM, Movshon JA (2003) The pattern of visual deficits in amblyopia. J Vis 3:380–405

Niechwiej-Szwedo E, Goltz HC, Chandrakumar M, Hirji ZA, Wong AMF (2010) Effect of anisometropic amblyopia in visuomotor behavior, I: saccadic eye movements. Invest Ophthalmol Vis Sci 51:6348–6354

Niechwiej-Szwedo E, Kennedy SA, Colpa L, Chandrakumar M, Goltz HC, Wong AM (2012) Effects of induced monocular blur versus anisometropic amblyopia on saccades, reaching, and eye-hand coordination. Invest Ophthalmol Vis Sci 53:4354–4362

Ono S, Das VE, Mustari MJ (2012) Conjugate adaptation of smooth pursuit during monocular viewing in strabismic monkeys with exotropia. Invest Ophthalmol Vis Sci 53:2038–2045

Pelli DG, Tillman KA (2008) The uncrowded window of object recognition. Nat Neurosci 11:1129–1135

Pelli DG, Robson JG, Wilkins AJ (1988) The design of a new letter chart for measuring contrast sensitivity. Clin Vis Sci 2:187–199

Pelli DG, Levi DM, Chung STL (2004) Using visual noise to characterize amblyopic letter identification. J Vis 4:904–920

Pugh M (1962) Amblyopia and the retina. Br J Ophthalmol 46:193–211

Rouse MW, Tittle JS, Braunstein ML (1989) Stereoscopic depth perception by static stereo-deficient observers in dynamic displays with constant and changing disparity. Optom Vis Sci 66:355–362

Schor CM (1977) Visual stimuli for strabismic suppression. Perception 6:583–588

Secen J, Culham J, Ho C, Giaschi D (2011) Neural correlates of the multiple-object tracking deficit in amblyopia. Vis Res 51:2517–2527

Sengpiel F, Jirmann KU, Vorobyov V, Eysel UT (2006) Strabismic suppression is mediated by inhibitory interactions in the primary visual cortex. Cereb Cortex 16:1750–1758

Sharma V, Levi DM, Klein SA (2000) Undercounting features and missing features: evidence for a high-level deficit in strabismic amblyopia. Nat Neurosci 3:496–501

Simmers AJ, Ledgeway T, Hess RF, McGraw PV (2003) Deficits to global motion processing in human amblyopia. Vis Res 43:729–738

Simmers AJ, Ledgeway T, Hutchinson CV, Knox PJ (2011) Visual deficits in amblyopia constrain normal models of second-order motion processing. Vis Res 51:2008–2020

Sireteanu R, Fronius M (1981) Naso-temporal asymmetries in human amblyopia: consequence of long-term interocular suppression. Vis Res 21:1055–1063

Sireteanu R, Fronius M (1989) Different patterns of retinal correspondence in the central and peripheral visual field of strabismics. Invest Ophthalmol Vis Sci 30:2023–2033

Sireteanu R, Fronius M, Singer W (1981) Binocular interaction in the peripheral visual field of humans with strabismic and anisometropic amblyopia. Vis Res 21:1065–1074

Stuart JA, Burian HM (1962) A study of separation difficulty. Am J Ophthalmol 53:471–477

Suttle CM, Melmoth DR, Finlay AL, Sloper JJ, Grant S (2011) Eye-hand coordination skills in children with and without amblyopia. Invest Ophthalmol Vis Sci 52:1851–1864

Thompson B, Troje NF, Hansen BC, Hess RF (2008) Amblyopic perception of biological motion. J Vis 8: 22, 21–14

Tripathy SP, Cavanagh P (2002) The extent of crowding in peripheral vision does not scale with target size. Vis Res 42:2357–2369

Tychsen L, Richards M, Wong A, Foeller P, Bradley D, Burkhalter A (2010) The neural mechanism for Latent (fusion maldevelopment) nystagmus. J neuroophthalmol 30:276–283

Wang C, Waleszczyk WJ, Burke W, Dreher B (2007) Feedback signals from cat's area 21a enhance orientation selectivity of area 17 neurons. Exp Brain Res 182: 479–490

Wilson HR (1991) Model of peripheral and amblyopic hyperacuity. Vis Res 31:967–982

Zhou J, Huang PC, Hess RF (2013) Interocular suppression in amblyopia for global orientation processing. J Vis 13(5):19, 1–14

9 关键期

摘要

单眼形觉剥夺的动物中存在一个关键期，从睁眼后不久一直持续到青春期。其他的视觉特征也可能发育受阻，关键期略微有所不同。例如，在形成立体视之前，朝向和方向选择性必须协调，使得双眼细胞从两只眼睛获得相似的输入。视觉系统较高水平的视觉特性往往关键期较晚。视觉特性的发育期也可能更早，即使在出生后经历破坏，也通常能够从破坏中恢复。最近研究表明，尽管成年人的恢复程度可能不如青少年，但也可恢复一部分。人类视力的关键期从数月龄持续至 6～8 岁，而双眼视和立体视的关键期则在数月龄时达到高峰。因此，应尽早治疗双眼视功能。

在上一章中，我们讨论了弱视和可能发生的各种缺陷。这些缺陷都存在关键期（critical period），即与成年动物相比更容易发生改变的时期。Wiesel 和 Hubel（1963a）在其开创性实验中使用"关键期"一词来描述猫的优势眼在视皮质中的细胞可以通过单眼剥夺而改变的时期，换句话说，即眼优势会被打乱的时期。这显然与眼优势的发育初期不同，并且作者越来越意识到，视觉刺激对细胞特性的其他影响也存在关键期。针对视力，Wick 等（1992）讨论了发育的关键期与治疗的可塑性期问题。还有一个时期，在此期间特性被破坏后可以恢复。研究者越来越意识到，这些时期也不一定相同。因此，Hardman Lea 等（1989）讨论了弱视进展的敏感期与治疗弱视的敏感期。

因此，我们必须区别这三个阶段：第一阶段是视觉特性发育的初始时期，在第 3 章已有讲述；第二阶段是视觉特性受损的关键期；第三阶段是视觉特性受损之后恢复的关键期。对有些功能来说，这三个阶段是相同的，但也可能三个阶段截然不同。这一章的主要目的是讨论在哪些病例中，这三个阶段同期或不同期。大部分人可能觉得，关键期和敏感期可能不可改变。这一章我们将讨论视觉发育初始阶段以及视觉特性破坏和恢复的关键期。

人类主要通过视力来衡量视觉质量。正常儿童的视力在 3～5 年内发育到成人水平。但是，直到 7～8 岁，视力发育都可能因为斜视或者屈光参差而破坏。视力发育受到破坏后，又可以在青少年时期通过有效的治疗而提高，有些病例需要在成年时期维持治疗。这就支持了这样的观点，即视觉破坏的关键期比初始的视觉发育时期更长，而有可能恢复的时期可能更晚。

动物研究也表明有很多视觉特性关键期，具体的某一关键期时间曲线取决于所研究的视觉特性。单眼形觉剥夺对视网膜和外侧膝状体影响很小，而主要的影响在于视皮质。在初级视皮质内，Ⅳ层细胞的关键期比Ⅳ层以外细胞的关键期结束得更早。另外，运动方向关键期较单眼形觉剥夺关键期也会提前结束。而且，在黑暗环境下饲养的动物，其形觉剥夺的关键期发生和结束均会延迟。

因此，我们不能将关键期作为一个整体来讨论。必须在某个特定的暴露因素引起特定的视觉剥夺，特定的神经系统定位情况下，讨论关键期的特定视觉功能。本章讨论在关键期内存在差异的证据，并思考从这些证据中获得的一般性假设（见 http://youtu.be/xZvqAHhiEL8）。

动物研究的一般原理

视觉系统从睁眼开始到青春期最具可塑性

单眼形觉剥夺最常在动物身上操作，也最容易用于物种之间的比较。在猫中，单眼剥夺的关键期从出生后 3 周持续到 8 个月（Olson 和 Freeman，1980；Jones 等，1984；Daw 等，1992）；其眼睛在出生后 3～12 天睁开，青春期从出生 6 个月时开始。在大鼠中，关键期从出生后 3 周前持续到 7 周左右（Fagiolini 等，1994；Guire 等，1999）；其眼睛在 10～12 天睁开，青春期发生在 8～12 周，雄性晚于雌性。对于小鼠而言，关键期是 18 天前至 35 天后（Gordon 和 Stryker，1996）；其睁眼时间为 10～12 天，青春期为 6～8 周。猕猴出生时就睁开眼睛，单眼剥夺的关键期从接近出生一直持续到将近 1 岁。雄性青春期为 3～3.5 岁，雌

性青春期为 2～3 岁。人类也是出生时就睁开眼睛，单眼白内障的关键期从 6～8 周持续到 10 岁（Vaegan 和 Taylor，1979；Birch 等，1998）。

通常很难判断关键期什么时候开始，因为对婴儿进行研究非常困难，幼小动物的生理记录也可能非常困难。同样，关键期的结束取决于剥夺的严重程度（如下一节所述）以及所使用的技术，例如单个单位记录与视觉诱发电位。因此也很难进行比较。但总体来说，关键期大概是在睁开眼睛后立即开始并在青春期左右结束。猕猴是唯一的例外，目前的证据表明，猕猴处于关键期大约在 1～2 岁，而青春期则在关键期之后的某个时间段。

普遍认为，青春期因性别不同而不同的物种，例如老鼠和猕猴，其关键期结束时间也可能随性别而变化。对关键期结束时间与青春期前后类固醇水平的直接关系的研究，其结果要么是阴性（Daw 等，1987）要么是模棱两可（Daw 等，1991）。性别和关键期之间的关系也可能是间接的。对老鼠与猕猴来说，两种性别之间的青春期差异最为明显。而性别和关键期何时结束之间的关系从未在老鼠或猕猴上得到证实。

在关键期内，单眼剥夺的敏感性达到峰值，在此期间系统极为敏感，然后敏感性下降。在高峰期，形觉剥夺 1～2 天就可能对老鼠和猫等物种产生影响，而在灵长类动物（例如猕猴和人类）中，剥夺 1 周可能产生影响。猫的敏感性峰值在 4～6 周，大鼠和小鼠为 4 周，猕猴为 6 周，人为 6 个月，尽管在后两个物种中的结论并不十分明确。

严重形觉剥夺产生的影响更大

自 Wiesel 和 Hubel（1963a）第一篇关于猫的文章和 LeVay 等（1980）关于猕猴的文章发表开始，人们进行了大量研究。

单眼剥夺引起的优势眼转移程度既取决于剥夺时间长短，也取决于剥夺时期。在猫最敏感的关键期，剥夺 1 天的影响很小，2.5 ~ 3.5 天的影响很大，剥夺 6 ~ 10 天后，皮质中的几乎所有细胞都被睁开的那只眼睛控制。（Hubel 和 Wiesel，1970；Olson 和 Freeman，1975）。

第一个实验在猫身上进行，它测试了不同年龄阶段，恒定的一段时间单眼剥夺的影响（Olson 和 Freeman，1980）。研究者将大约 10 天作为一个剥夺期，结果显示在 8 ~ 19 天剥夺，眼优势发生了小幅度改变；剥夺时间 18 ~ 27 天，眼优势出现实质性变化；而在 109 ~ 120 天剥夺，眼优势则发生了显著变化，之后影响又逐渐变小。结论是，猫的单眼剥夺关键期从 3 周持续到 3.5 个月。随后剥夺 1 个月（Jones 等，1984）和剥夺 3 个月（Daw 等，1992）的实验表明，这些较长的剥夺期即使在 9 个月大的猫中也有效。因此，关键期的结束和持续时间还取决于剥夺的持续时间（图 9.1）。

比缝合眼睑更严重的剥夺甚至在成年之后也有影响（Gilbert 和 Wiesel，1992）。如果两只眼睛的视网膜都有较大的病变，皮质在病变这一区域没有输入，那么代表病变区域的皮质细胞将开始对病变之外的视网膜区域做出反应（见第 8 章）。通过皮质侧方连接的生长，出现短期的生理变化和长期的解剖变化（Darian-Smith 和 Gilbert，1994）。人为造成的暗点和病变也可以引起生理变化（Pettet 和 Gilbert，1992）。

系统的更高层次关键期更晚

如上所述，视觉剥夺对皮质的影响大于对视网膜和外侧膝状体核的影响。单眼剥夺对视网膜上的任何细胞类型（Cleland 等，1980）几乎都没有影响（Wiesel 和 Hubel，1963a；Sherman 和 Stone，1973）。对外侧膝状体核中细胞的生物学特性影响也很小（Wiesel 和 Hubel，1963b；Shapley 和 So，1980；Derrington 和 Hawken，1981）。被剥夺眼驱动的外侧膝状体核细胞会更小（Wiesel 和 Hubel，1963b），但比较明确的是皮质末端减少，尤其是在双眼重合视野对应的皮质（这里也是双眼竞争所在的地方）（Guillery 和 Stelzner，1970）。

单眼剥夺最明显的影响发生在初级视皮质，细胞完全被睁开的眼睛所支配，而长时间剥夺后，闭着的眼睛根本无法驱动大多

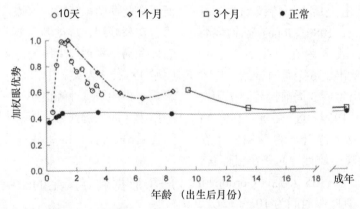

图 9.1 猫的单眼剥夺关键期。加权眼优势 $= n_7 + 5/6n_6 + 4/6n_5 + 3/6n_4 + 2/6n_3 + 1/6n_2$，$n_i$ 是 i 组中占眼优势的细胞数量除以总细胞数。正常动物的加权眼优势为 0.43，因为对侧眼有轻微的优势。10 天的眼剥夺的点来自 Olson 和 Freeman 的研究（1980），1 个月的来自 Jones 等（1984），3 个月的来自 Daw 等（1992）[Reprinted with permission from Daw（1994）]

数细胞，尤其是外颗粒层（第 II、III、V 和 VI 层），它们是皮质输出层。输入层（第 IV 层）中的某些细胞仍可以被剥夺眼驱动（Shatz 和 Stryker，1978）。当剥夺发生在关键期的后期，第 II、III、V 和 VI 层中细胞的眼优势发生了变化，而第 IV 层中的细胞眼优势没有改变（Mower 等，1985；Daw 等，1992）。因此，输入层的关键期比输出层的关键期结束更早。

初级视皮质投射到下颞叶皮质，其功能主要是识别面部和物体特征。这里可塑性会持续相当长一段时间（Rodman，1994）。视觉记忆也存储在颞叶皮质中，并且可塑性可能会无限期地持续（Srihasam 等，2012）。颞叶皮质伸入海马体，而海马体在成年后是可塑的。

不同的特性有不同的关键期

第一个实验比较了猫视皮质的眼优势和方向选择性的关键期。小猫在一个始终向同一方向移动的鼓中饲养，然后将鼓的方向反转，并测定小猫皮质中偏向第一个方向细胞的百分比和偏向第二个方向细胞的百分比（Daw 和 Wyatt，1976）。其结果与先睁开一只眼，然后闭上，再睁开另一只眼的眼优势数据进行了比较（Blakemore 和 Van Sluyters，1974）。就眼优势而言，如果在 7 周龄前换眼，则第二只睁开的眼占优势，如果换眼较晚，则先睁的那只眼占优势。在方向选择性方面，如果在 4 周龄之前进行切换，第二次看到的方向占优势，如果在 4 周龄之后换眼，则第一次看到的方向占优势，这意味着方向选择性的关键期结束早于眼优势的关键期结束（图 9.2）。有意思的是，当一只眼直到 5 周才睁开，看到朝同一方向移动的鼓，然后双眼反转，鼓移动的方向也反转，结果大多数细胞偏向第一次移动的方向，第二次睁开的眼为优势眼（Daw 等，1978），正如前面所讲到的，关键期结束的时间不同。这一观点也得到了以下观察结果的支持：雪貂的朝向选择性在眼优势出现之前就已经固定了（Chapman 和 Stryker，1993；Issa 等，1999）。

要使该结果与之前的结论相一致，即视觉系统中较低水平的视觉特性关键期结束更

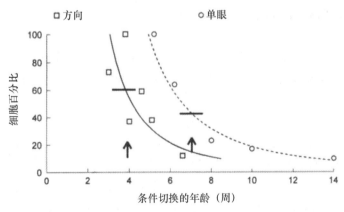

图 9.2 方向选择性和眼优势关键期变化的比较。动物饲养的条件是，先右眼睁开，或周围的环境是向右移动，然后切换到相反的饲养条件，即左眼睁开或周围环境向左运动。不同动物之间饲养条件切换时间不同。图中纵坐标绘制了偏好第二次看到的方向或第二次睁开的眼为优势眼的细胞百分比。4 周时切换环境移动方向，其方向选择性曲线的纵坐标刚好和正常的比例（60%）相同。而在 7 周的时候切换双眼遮盖，其眼优势曲线的纵坐标刚好和正常比例（43%）相同。数据来自 Blakemore 和 Van Sluyters（1974）以及 Daw 和 Wyatt（1976）［Reprinted with permission from Daw（1994）］

早（如第 2 章所讲），那么还必须论证方向选择性产生水平要低于眼优势。这在猫的研究中得到部分验证。视皮质Ⅳ层（输入层）中的许多细胞具有方向选择性，并且具有单眼性，因此方向选择性产生于初级视皮质（对猫是如此）。而双眼属性则主要创建在视觉系统较高水平（初级视皮质的输出层）。

猫的立体视在 5～7 周龄时迅速发展（Timney，1981）。当方向和朝向已经失去可塑性时，眼优势仍可以改变。据推测，立体视的建立需要双眼细胞在方向和朝向上调谐，而立体视的发育又取决于稳定的眼优势发育（Daw，1994）。因此，不同视觉特性关键期的不同对于立体视发育十分重要。

另一个不同视觉特性具有不同关键期的例子发生在猕猴初级视皮质Ⅳ层。猕猴膝状体投射中有两条处理不同视觉特性的平行通路（见第 2 章）。形状和颜色在 P 通路中处理，该通路投射到外侧膝状体的小细胞层和初级视皮质的ⅣCβ层。运动在 M 通路中进行，该通路投射到外侧膝状体核的巨细胞层和初级视皮质的ⅣCα层。单眼剥夺导致视皮质的膝状体末梢神经减少。研究中，让实验动物 3 周龄睁开一只眼睛，然后又闭合，让另一眼睁开。结果发现，ⅣCα层由先睁开眼的神经末梢占主导，而ⅣCβ层则由后睁开眼的神经末梢占主导（LeVay 等，1980；图 9.3）。因此，大细胞终末的关键期在小细胞终末的关键期之前。运动的连接已经形成稳固，而形状和颜色连接依然可塑。

另一个例子是猕猴单眼剥夺实验（Harwerth 等，1986）。单眼剥夺会影响多种行为测量结果，例如暗适应状态下对光的敏感度，明适应状态下对光的敏感度，高空间频率下的对比敏感度以及双眼总和。但上述功能受到单眼剥夺影响的时间有所不

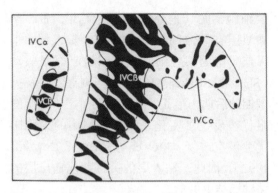

图 9.3 右侧皮质标记示意图：动物在 3 周龄时交替缝合双眼，先缝合右眼，然后缝合左眼。ⅣCβ层为右眼主导（黑色区域），该层在 3 周龄时仍具有可塑性；ⅣCα层为左眼主导（白色区域），该层的关键期 3 周龄结束 [Reprinted with permission from LeVay et al.（1980）]

同，暗适应敏感度在 3 月龄以内，明适应的光敏感度在 6 月龄内，高频对比敏感度在 18 月龄内，而双眼总和在 24 月龄以内（图 9.4）。这种影响的顺序也符合上述结论，即视觉系统中较高水平的视觉特性，其关键期更晚。

关键期取决于动物先前的视觉发育状况

如上所述，在黑暗中饲养动物会影响其关键期。如果动物在黑暗中饲养数月之后再进行单眼剥夺，动物的眼优势依然会发生改变，相反，同样的年龄，在明亮环境中饲养的动物，单眼剥夺对眼优势的影响小得多（Cynader 和 Mitchell，1980）。而在关键期的早期，单眼剥夺对光照充足下饲养动物的影响大于对黑暗环境饲养动物的影响（Mower，1991；Beaver 等，2001）。因此，在黑暗中饲养会延迟关键期的开始和结束。这导致了一个有意思的结果：在 5～6 周龄时，黑暗环境饲养的猫的可塑性比光照充足条件下饲养的猫的可塑性小，相当于 8～9 周龄时动物的可塑性，而到 12～20 周龄

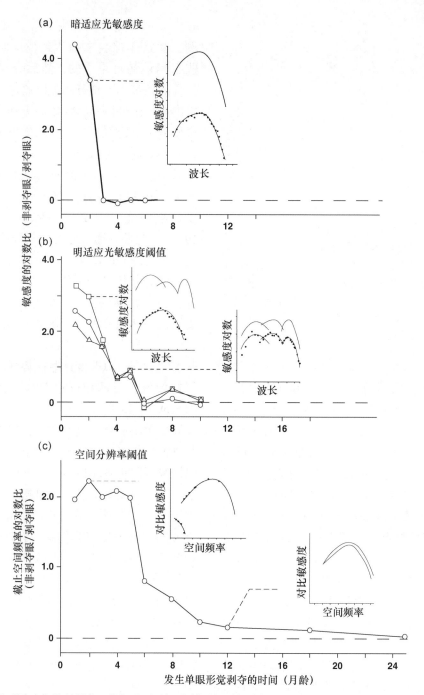

图 9.4 猕猴不同功能的关键期不同。(**a**)从不同年龄开始剥夺，比较两只眼暗适应光敏感度；(**b**)比较两只眼明适应的光敏感度；(**c**)比较两只眼的对比敏感度［Adapted from Harwerth et al.（1986）］

时，又具有更高的可塑性（图 9.5）。该结果可用于区分与可塑性相关的因素，而不是在视皮质发育过程中随年龄而简单增加或减少的因素（见第 12 章）。

测量过程影响关键期

单眼剥夺对成年小鼠也有影响，尤其是使用乌拉坦而不是巴比妥酸盐作为麻醉剂，

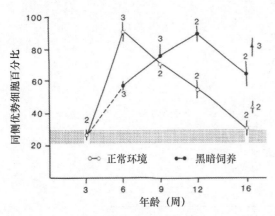

图 9.5　黑暗饲养的猫在 6 周时可塑性比正常猫要小，9 周时可塑性与正常猫相同，12～16 周时，可塑性超过正常猫。在两种饲养条件下，动物单眼剥夺 2 天后，绘制其同侧眼优势细胞的百分比。阴影区域表示无单眼剥夺猫的一侧优势细胞百分比。在 16 周时，将更长时间单眼剥夺的猫也绘制了曲线。数字表示猫的数量［Reprinted with permission from Mower（1991）］

测量的方法采用视觉诱发电位（VEP）而不是记录单细胞反应时（Sawtell 等，2003；Pham 等，2004）。研究还发现，VEP 反应是非剥夺眼增强，而不是剥夺眼 VEP 反应降低。随着时间的推移，剥夺对成年动物的影响，尤其是对视皮质较低水平的影响，不如幼年持久（Fischer 等，2007）。成年动物的可塑性机制也可能与幼年不同（Pham 等，2004）。成年动物具有可塑性是最近发现的，很多相关研究也正在进行。我们需要了解是否其他物种成年也具有可塑性，其随时间的发展变化以及发生机制。下文会进一步讨论。在任何情况下都需要强调关键期是相对的。应该说，幼年动物比成年动物可塑性更高，而不是说幼年动物具有可塑性，成年动物则没有。

关键期的发育、破坏和恢复时期可能有所不同

有关动物研究的好几个例子都说明，某个视觉特性在发育过程中遭受破坏，其破坏和恢复的关键期并不相同。以解剖变化为例，膝状体神经末梢达到视皮质Ⅳ层，这些末梢最初是重叠的，然后分离为左右眼分开的条带。这种分离可以通过将物质注入眼内并通过外侧膝状体核传输到视皮质末梢来检测。对猕猴来说，其眼优势的这种分离在 6～8 周龄（LeVay 等，1980）或更早就完成了（Horton 和 Hocking，1997），尽管如此，单眼剥夺直到 10～12 周龄依然可以影响眼优势的模式（Horton 和 Hocking，1997）。此外，通过睁开最初闭合的眼睛并闭合最初睁开的眼睛，可以使因单眼剥夺而回退的膝状体神经末梢再次扩大（Swindale 等，1981）。最近对雪貂进行的实验表明，皮层优势柱的分离发生在第 15 天到第 20 天之间，而发生在第 40 天和第 65 天之间的单眼形觉剥夺可以改变这些优势柱，从而支持了初始发育时期和可塑性时期之间的区别（Crowley 和 Katz，2000）。此外，从第 49 天开始单眼剥夺 3 周的雪貂，在单眼剥夺的关键期结束后，当被剥夺眼重新睁开时，可以恢复双眼视觉（Liao 等，2004）。

一个更明确的例子来自初级视皮质各层细胞记录的眼优势直方图。在正常动物中，直方图包含大量双眼细胞，在所有年龄段，对侧眼都略占优势。随着膝状体皮质传入纤维的变化，直方图也会发生变化，双眼性和对侧眼的优势会略有减弱（Albus 和 Wolf，1984；Hubel 和 Wiesel，1970）。6 周龄的猫和猕猴的直方图与相应的成年猫和猕猴的直方图无法区分。然而，在此后的数月里，单眼剥夺对直方图有着巨大的影响。

在行为反应方面，小猫的视力在 3 个月时已经成熟（Giffin 和 Mitchell，1978）。当一眼发生形觉剥夺，其视力降低，当转换遮盖眼时，原来被遮盖眼的视力会提高（Mitchell，1988、1991），这种情况直到 1 岁之前都可以发生。某些情况下，先前被遮盖的眼视力增加，而先前睁开的眼，其视力

也没有降低，但是这一点并未得到严格测试，因为实验目的是恢复视力，而不引起弱视（Mitchell，1991）。

对于斜视患者而言，在造成缺陷的关键期结束之后发生的形觉剥夺，其影响可以在一段时间内逆转。在猕猴或猫身上进行的类似实验尚未完成。下面将讨论已经完成的实验。

人类的关键期

视力的破坏

对先天性和外伤性白内障患者的研究提供了有关人类剥夺关键期的详细信息（Vaegan 和 Taylor，1979）。这个关键期从出生后几周一直持续到 10 岁（图 9.6）。易感性随年龄的增长而下降，例如，图 9.6 中患者 SH 从 1 岁开始单眼剥夺约 1 年，被剥夺眼完全失明；患者 LF 在 4～5 岁接受相同时间单眼剥夺，其视力降至正常人的 1/10；患者 AN 在 8～9 岁时接受相同时间的单眼剥夺，最终其视力正常。如将 3 岁以下患者 SD 单眼剥夺 6 个月，剥夺结束时其视力为正常人的 1/20，与被剥夺 3 年的患者 SR 和 AB（其最终视力为正常人的 1/160）进行比较，可以看出，剥夺的时间越长，其受影响程度越大。其他研究者也获得了类似的结果（Von Noorden，1981），所有这些结果均与动物实验研究结果一致。

双眼白内障对视力的影响不如单眼白

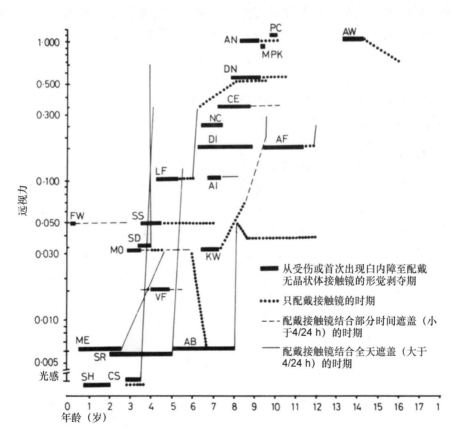

图 9.6 单眼白内障病例，单眼剥夺的起始和结束时间很好确定。水平粗线表示其单眼剥夺的持续时间，并且在实施手术并且给了足够的矫正后，测量了初次视力［Reprinted with permission from Vaegan and Taylor（1979）］

内障严重。在出生时就有白内障的患者最容易进行比较，因为很少出现后天双眼同时患有高密度白内障并同时接受治疗的病例（Maurer 和 Lewis，1993）。治疗后，大多数情况下双眼白内障患者的视力在 20/200 到 20/30 之间（图 8.4）。单眼白内障患者的视力很少会超过 20/200，只有在患者良好地接受视觉治疗后才能达到该值。在双眼白内障病例中，剥夺的持续时间并没有太大差异，在单眼白内障病例中，遮盖的依从性比剥夺持续时间更为重要。

只有在出生 2 个月后开始治疗，单眼和双眼先天性白内障之间的差异才明显（Birch 等，1998）。在 6～8 周龄之前开始治疗时，差异很小。因此，直到 2 个月大以后，双眼之间的竞争效果才显现出来。竞争可能是由于减少了被剥夺眼到视皮质的连接，或者是来自被剥夺眼的信号被好眼信号所抑制，或者两者均有。无论采用哪种机制，出生后 2 个月内，不会发生竞争。

通过眼睑缝合手术可以提供不同年龄段的形觉剥夺（Awaya 等，1979）。手术通常是双眼进行，即手术先缝合一只眼，再缝合另一只眼。每只眼缝合状态必须至少持续 1 周。就关键期的研究而言，过程比较复杂，由于手术通常会导致斜视，因此剥夺包括视觉刺激剥夺以及不太明确的斜视性剥夺。在所有情况下，都是第二次遮盖的眼为弱视眼。如果 18 个月以后进行缝合手术，则可以很好地恢复视力。在此之前，50%～70% 的病例视力恢复不佳。因此，短期遮盖的关键期在 18 个月时已经结束了。然而，由于短期遮盖后出现了未知的斜视期，因此解释尚不确定。

屈光参差破坏视力的关键期尚不十分明确（Hardman Lea 等，1989）。很少发生这样的病例：屈光参差在出生后即开始，开始日期已知，且屈光参差未得到足够长时间

的治疗而导致弱视。发病几乎总是在 5 岁以下，除非屈光参差持续 3 年或更长时间未予治疗，否则不会导致弱视（Abrahamsson 等，1990；Von Noorden，1990）。开始治疗的年龄与治疗前的初始视力无显著相关性（Hardman Lea 等，1989）。

斜视引起的视力下降需要进行前瞻性研究。Dobson 和 Sebris（1989）对患有内斜视或有内斜视风险的婴儿进行了此类研究。在 6、9、12、18 或 24 个月大的内斜视儿童和正常儿童之间，条栅视力没有显著差异。在 30 个月和 36 个月大时有显著差异，那时大多数受试者已进行了手术矫正眼位。

根据临床经验，6～8 岁以后，通常不会发生斜视性弱视（Von Noorden，1990）。Keech 和 Kutsche（1995）研究了一系列患者视觉剥夺不会导致弱视的年龄，其中包括 17 例斜视患者，27 例角膜撕裂伤者，31 例白内障患者，7 例其他患者。如果在 73 个月大后开始视觉剥夺，则没有弱视发生。该研究的缺陷是，并未给出每例患者的剥夺时间数据，如图 9.6 所示。研究者可能会发现持续 2 年的剥夺会导致视力降低，如图 9.6 中的患者 AF。

大多数研究者会认为单眼剥夺是最严重的剥夺形式，斜视和屈光参差都较轻。Vaegan 和 Taylor（1979）的数据显示，单眼剥夺的关键期一直持续到 10 岁。斜视和屈光参差引起视力损害的关键期则几乎可以肯定会在此之前结束，因此一般临床估计为 6～8 岁是合理的。

视力恢复

在 10 岁以后，视觉剥夺、斜视或屈光参差不会造成视力下降，而在该年龄后视力却仍可通过适当的治疗获得恢复。要明确这一结论，必须更加关注在文献中治疗成功而

不是失败的病例（见下一章）。对于患者、父母和眼科从业者而言，治疗可能很耗时。如果是斜视，须在手术之前治疗弱视眼（见第 10 章）。斜视手术后需要适当的眼球运动训练。在视觉任务中使用弱视眼有助于改善视力。还须持续评估其进展。治疗失败很容易归因于治疗不持续，而不是视觉系统无法恢复。

文献表明，7 岁后视力也有可能取得显著改善（Birnbaum 等，1977）。实际上，将视力表四行改善作为标准，在 7～10 岁和 11～15 岁组中，儿童的成功率超过 50%，而在 15 岁以上年龄组中，成功率下降到 40%。缺乏依从性可能是年龄较大儿童治疗失败的原因之一。在各年龄段的屈光参差性弱视患者中，通过屈光矫正、棱镜改善眼位、每天 2～5 h 的遮盖和积极的视觉治疗，都可以取得很大的进步（Wick 等，1992）。视觉治疗包括遮盖过程中的视觉刺激，双眼脱抑制治疗以及眼球聚散运动。尽管过去研究发现，青少年弱视不必采用过多的视觉治疗即有显著的提高，但对于成年弱视患者，

联合视觉治疗的效果好于单独进行屈光矫正和遮盖治疗（图 9.7）（Meyer 等，1991）。

一项对 407 名接受遮盖的斜视儿童的研究表明，直到 12 岁，都能获得一定的恢复（Epelbaum 等，1993）。在相同的年龄范围内，遮盖眼视力暂时降低，这表明视觉剥夺诱发弱视的关键期与斜视性弱视恢复的关键期共存（图 9.8）。

斜视性弱视的恢复比屈光参差性弱视的恢复更加复杂。视力可能受以下几个因素的影响：黄斑中心凹区域视力下降；注视点在中心凹以外的区域，该区域视力受到光感受器和视皮质之间较粗糙的连接限制；非弱视眼接收的信号抑制了弱视眼的视力；弱视眼与非弱视眼观看不同场景时，掩蔽非弱视眼（Freeman 等，1996）。大多数研究没有区分这些因素，这些因素可能具有不同的关键期。其中一个研究中对这些因素进行了区分，14 位受试者年龄为 13～54 岁，但在治疗和康复过程中并未随访这些因素。年龄与各因素大小之间似乎没有关联。

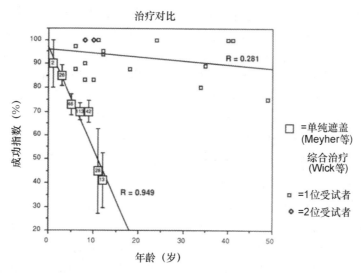

图 9.7　单纯遮盖治疗屈光参差性弱视的成功率（Meyer et al. 1991）与屈光矫正、棱镜改善斜视和视觉训练治疗成功率（Wick et al. 1992）比较。成功率＝初始视力－最终视力/初始视力－测试距离 ×100［Reprinted with permission from Wick et al.（1992）］

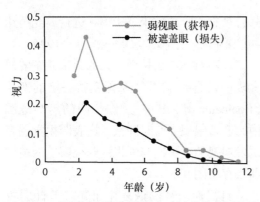

图 9.8 比较弱视眼获得的视力（用小数表示）和遮盖眼损失的视力，视力在遮盖结束时测量，横坐标为斜视患儿开始治疗的年龄［Adapted from Epelbaum et al.（1993）］

斜视对 Snellen 视力的影响很引人注意。在屈光参差性弱视患者中，条栅视力和 Snellen 视力成比例地降低，但斜视患者中 Snellen 视力的下降远大于条栅视力（见第 8 章；Levi 和 Klein，1982）。部分原因是斜视患者偏心注视。在治疗过程中，条栅视力比 Snellen 视力提高更快（Stuart 和 Burian，1962；Pasino 和 Cordella，1959）。作者将其描述为治疗过程中分离难度的增加。该解释需要进一步研究，要特别注意恢复过程中注视点的变化。

在许多报道的病例中，弱视患者的非弱视眼功能丧失后，其弱视眼视力会得到改善。一篇关于血管性疾病、青光眼、肿瘤、黄斑变性和视网膜脱离导致功能丧失的文献综述显示，患者的弱视眼症状得到了显著改善（Vereecken 和 Brabant，1984）。非弱视眼发生黄斑变性的患者，其弱视眼也可以得到显著而持久的改善（Tierney，1989；El Mallah 等，2000）。即使是老年白内障患者，其弱视眼视力也有很大提高，在摘除白内障并恢复视力后，弱视眼视力仍可保持（Wilson 等，1992）。推测可能是非弱视眼的退化导致弱视眼抑制的消除。所有这些病例都强调了弱视眼视力可以在很长一段时间内恢复的观点。

双眼视觉

人的双眼视功能可以通过倾斜后效（tilt aftereffect）的眼间转换（interocular transfer）现象来测试（Banks 等，1975）。如果一个人盯着倾斜的线一段时间，然后看着垂直线，则垂直线似乎向相反的方向倾斜。倾斜量可以量化。为了测量眼间转换，要求用一只眼凝视斜线，然后测量该眼的后效应并将其与另一只眼的后效应的大小进行比较。另一只眼没有后效应，意味着视皮质中的细胞没有双眼输入。对早发性和迟发性斜视患者的测试结果进行建模表明，关键期从 3 ～ 6 个月开始，在 1 ～ 2 岁达到顶峰，在 2 ～ 8 岁下降（图 9.9）

通过强制优先注视（FPL）和棋盘格或随机点测试发现，双眼融合在 2 ～ 6 个月大时迅速发育（Birch 等，1985）。也可以测量动态随机点的 VEP 反应（Eizenman 等，1999）。作者对手术前（4 ～ 33 个月大）的内斜视患者进行了测试，并将结果与手术后的内斜视（13 ～ 102 个月大）和正常儿童进行了比较。第一组的 13 名受试者中有 5 名具有可检测到的反应，而第二组的 13 名受试者中有 11 名具有可检测到的反应。在另一项研究中，Von Noorden（1988）发现，在 2 岁甚至 4 岁以后，很多情况下都可以获得双眼视，但是很少有立体视。结果表明，双眼融合比立体视对异常视觉体验的反应更强，且关键期更晚。

立体视

婴儿内斜视患者，立体视发育到 4 个月大，然后下降（Birch，1993）。6 个月大以后，只有 20% 的患者有立体视（治疗前的初次测试，图 9.10）。以 45 弧秒的视差为标准，代表大致的立体视水平，图 9.10 显示了通过这项测试的婴儿的百分比。结果

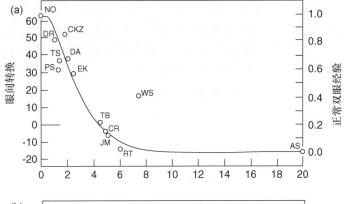

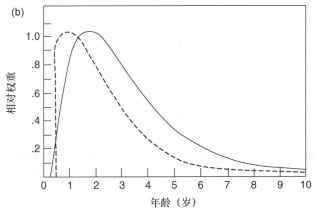

图 9.9 人类双眼视的敏感期。（a）12 例先天性内斜视患者倾斜后效的眼间转换，横坐标为行矫正手术的年龄，内斜视是根据初始斜视度来判断；（b）对双眼视觉经验进行加权处理的时间曲线，实线代表（a）的测试结果，虚线代表 12 名迟发性斜视患者的结果 ［Adapted from Banks et al.（1975）］

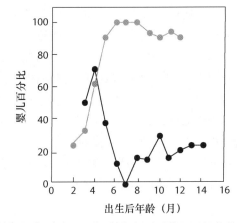

图 9.10 达到立体视标准（45 弧分）的正常（灰色）和内斜视（黑色）婴儿的百分比。所有内斜视婴儿均是在 6 个月时确诊，无任何神经和神经肌肉疾病，并在未接受任何治疗下进行检测 ［Adapted from Stager and Birch（1986）］

表明，立体视的下降时期也正好是立体视的发育时期。然而，某些病例中，立体视也可能经历初始的一段时期发育之后再下降。例如调节性内斜视（Fawcett 等，2000）。对大

量病例的结果进行建模表明，婴儿内斜视的关键期始于 2.4 个月，在 4.3 个月达到峰值，而调节性内斜视的关键期则在 10.8 个月开始，在 20 个月达到峰值，并且至少持续 4.6 年（Fawcett 等，2005）。

双眼视直到 2 岁依然能获得一定程度的恢复。当根据双眼恢复正位的时间来计算结果时，几乎所有患者在 2 岁以上均还可以获得双眼视，在 40% 以上的患者中可以发现粗略的立体视。对于那些在 6 个月大之前治疗的患者，有 3/4 的患者发现了立体视，而对于 6 个月大之后治疗的患者，只有不到一半的患者可检测到立体视（Birch 等，2000b）。Taylor（1972）发现，他的患者中，在 23 个月大之前接受手术治疗，将斜视转变为隐斜视者，大多数（30 例/50 例）获得了立体视。治疗后的立体视为 40～400 弧秒，立体视取决于黄斑抑制区域的大小。抑制性暗点在 1° 或以下的患者的立体视为

40～60弧秒。2岁后手术，不到50%的患者有双眼视功能，不到30%的患者有立体视（Ing，1983）。

斜视是否可以拥有精细的立体视尚不确定。1988年，von Noorden表示："尽管Parks（1984）的这个特例值得注意，但斜视专家普遍认为，婴儿内斜视无法获得正常双眼视和正常随机点立体视。"之后，Wright等（1994）报道了2名患者（7人中的2人）在13周和19周龄手术后立体视达到40～70弧秒。其他病例报道很少，因为在这个年龄实施手术尚存争议。很难实现准确的双眼正位，并且可能存在一些不进行手术就可能实现双眼正位，从而不必要实施手术矫正的情况。理论上，如果想要获得良好的立体视和视力，早期双眼恢复正位最为关键（Helveston，1993），但如果不能获得正位，则早期手术无济于事。除非通过手术可以在4个月大以前实现并保持良好的双眼正位，否则难以达到目标。

总而言之，立体视可在初始发育期下降，之后也可以获得一定恢复，驱动眼球发散运动并获得双眼融像。在良好的立体视情况下会发生什么，很大程度上并未可知。没有人知道在6个月至2岁期间建立了粗略的立体视后，精细立体视是否会下降而不影响粗略立体视。所有证据表明，精细立体视一旦被破坏，不管在哪个年龄段都很难恢复，并且在2岁以后（正常人在2岁以前立体视

完成发育）恢复几乎不可能。因此，精细的立体视可能是个例外，即发育、下降和恢复的关键期均不同。恢复关键期结束可能早于立体视发育关键期。但是，真正的答案只能从动物实验中获得。

运动

眼球跟随转鼓转动的不对称性在出生后至3～5个月消失（见第6章）。在婴儿内斜视患者中，这种对称性不会发育，这取决于内斜视的发病年龄。在Demer和Von Noorden（1988）研究的患者中，有58%的患者在6个月前出现不对称，22%的患者在6～12个月时出现不对称，9%的患者在12～24个月时出现不对称，在24个月后发病的患者中占5%。在Bourron-Madignier等（1987）研究的患者中，发病年龄在6个月以下的占92%，6～12个月发病的占64%，12～24个月发病的占33%，在24个月后发病的占23%。数量上的差异是由不同的技术还是不同的患者群体所致尚不清楚，但是，在正常婴儿中，单眼视动性眼震的对称性在发育后的一段时间内会消失（图9.11）。

VEP检测到的对运动的反应也存在不对称性。这与OKN不对称的方向相反：对于VEP，鼻颞运动产生更好的反应。在0.5～1个月大时尚观察不到运动VEP，之

图9.11 直方图表示了不同年龄发病的内斜视患者单眼视动性眼震（OKN）不对称性的患病率。星号表示相邻的两组直方图间患病率具有显著的统计学差异，误差线表示患病率均数的95%置信区间。生后6个月内发病的内斜视患儿的OKN不对称性患病率显著高于6～12个月发病的患儿。6～12个月发病的患儿患病率显著高于12～24个月发病的患儿［Adapted from Demer and Von Noorden（1988）］

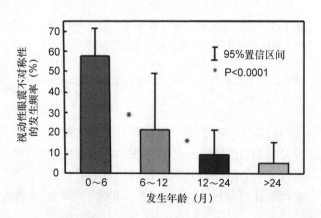

后出现时不对称，最终变得对称。在一项研究中（Birch 等，2000a），正常婴儿 VEP 检测对运动有反应，成熟时间为 2 ～ 10 个月；另一研究中，成熟的时间为 5 个月至 2 岁（Norcia，1996）；第三个研究中是在 6 ～ 15 周（Mason 等，2001）。不对称性取决于视皮质机制，其发育期比 OKN 不对称性的发育期更长，因为涉及不同的机制：运动 VEP 显然是纯皮质反应，而 OKN 则具有皮质下的成分。对称性运动 VEP 的发育与将图像和两眼中心凹融合的能力有关（双中心凹融合），而不是与立体视有关（Fawcett 和 Birch，2000）。对于婴儿内斜视婴儿，其不对称性在 4 ～ 6 个月大时处于正常范围之内，而在 7 ～ 9 个月大时则变得异常（Birch 等，2000a）。73% 的婴儿内斜视婴儿在这种反应中显示出不对称性，而 2 岁后发病的婴儿中有 20% 出现不对称性（Hamer 等，1993）。Hamer 的研究结果也表明，运动 VEP 像单眼 OKN 一样，在发育的初始阶段结束后会被斜视打乱。在最近的研究数据中，OKN 与 VEP 不对称性方向偏差的这一普遍观点得以证实（Brosnahan 等，1998）。

通过观察眼位恢复正位时的年龄与不对称性的函数，可以判断恢复的关键期。在 11 ～ 18 个月龄时双眼恢复正位的婴儿，其运动 VEP 的不对称指数显著低于 10 个月大时双眼恢复正位的婴儿（Birch 等，2000a）。2 岁后才获得双眼正位者，其不对称性比在此之前获得双眼正位的人更严重（Norcia 等，1995）。此外，在 35 ～ 60 周龄进行交替遮盖治疗可以显著降低不对称性（Norcia，1996）。所有这些结果表明，恢复的关键期也比婴儿内斜视的发育初期持续更长的时间。要明确恢复的关键期是否超出了下降的关键期，则需要进一步的数据或已知数据进一步的分析。

成人的可塑性与学习

关键期的初步实验是使用单眼剥夺进行的，根据单细胞记录的生物学测量，单眼剥夺对成年猫 V1 细胞的眼优势几乎没有影响。成年动物许多其他视觉特性是可塑的。事实上，在正常和弱视人群中，重复刺激都会改变许多特性，这一现象已用于治疗弱视，将在下一章中介绍（Levi 和 Li，2009）。

总结

图 3.25 和表 9.1 总结了对关键期的描述和分析——图显示了不同特性的发育期，表显示了下降的关键期和（或）恢复的关键期是否比发育的初始时期持续更久。

视力从出生到 3 ～ 5 岁发育；游标视力从出生数月至 10 岁之间发育；双眼视觉在 2 ～ 6 个月发育；立体视在 3 ～ 5 个月发育，此后速度较慢；单眼 OKN 在出生至 3 ～ 5 个月发育；运动 VEP 在 2 个月至 2 岁之间发育；对比敏感度在出生至 7 岁之间发育。抑制的发育期未知。这些不同视觉功能的时间发育曲线明确地支持了如下观点，即由视觉系统更低水平处理的视觉功能发育更早。

视力发育过程中，如果出现视觉剥夺，视力肯定会下降（图 9.6）。目前尚不清楚斜视和屈光参差情况下该观点在多大程度上是正确的。临床数据很少，视力测量方法各异，因此就像苹果和橘子，没有可比性。双眼视可以在几年内下降，跟视力一样也有关键期。斜视引起立体视下降和立体视的发育在同一时期。单眼 OKN 和运动 VEP 在其发育期结束之后，依然可以被破坏。眼球完全发育之后会诱导近视发生。游标视力的下降和抑制效应的变化与视觉剥夺发生时间的相关信息尚不太多。

表 9.1　总结了是否下降关键期比发育期晚以及是否恢复关键期比下降关键期更久

特性	下降关键期更晚？	恢复关键期更晚？
视力	可能	是
游标视力	?	是
双眼视	是	?
立体视	是	否
单眼视动性眼震	是	是
运动 VEP	是	是
抑制	?	?
近视	是	?
对比敏感度	否	否

屈光参差引起的视力下降即使很长时间之后，还可以恢复；斜视性弱视眼视力可在非弱视眼丧失功能的情况下恢复。视觉剥夺引起的视力下降，后续恢复并不多。正常成年人以及视觉剥夺者，游标视力均可以提高，但后者提高的幅度更大。2 岁后很难恢复立体视，尽管那时粗略的立体视可能已完全发育，但仍处于精细立体视的发育期。单眼 OKN 和运动 VEP 在发育初期被破坏后都可以获得恢复。

所有这些都强调了我们一开始的观点：在讨论关键期时，必须定义视觉特性、先前的视觉经验以及视觉剥夺的类型。斜视和屈光参差改变了人类的关键期，就像在黑暗中饲养动物一样。斜视、屈光参差和形觉剥夺的发育关键期不同，恢复关键期也不同。这三种视觉剥夺对不同视觉特性的影响不尽相同。由于人类研究数据有限以及动物研究繁琐有难度，并不能确定所有视觉特性的关键期。但是，对于大多数视觉特性而言，除对比敏感度外，引起视觉特性下降的关键期比其发育关键期持续时间要长，并且可以在解除引起下降的因素后获得一定程度的恢复。

参考文献

Abrahamsson M, Andersson AK, Sjostrand J (1990) A longitudinal study of a population based sample of astigmatic children I. Refraction and amblyopia II. The changeability of anisometropia (Fabian). Acta Ophthalmol (Copenh) 68:428–434

Albus K, Wolf W (1984) Early postnatal development of neuronal function in the kitten's visual cortex: a laminar analysis. J Physiol 348:153–185

Awaya S, Sugawara M, Miyake S (1979) Observations in patients with occlusion amblyopia. Trans Ophthalmol Soc U K 99:447–454

Banks MS, Aslin RN, Letson RD (1975) Sensitive period for the development of human binocular vision. Science 190:675–677

Beaver CJ, Ji Q, Daw NW (2001) Layer differences in the effect of monocular vision in light- and dark-reared kittens. Vis Neurosci 18:811–820

Birch EE (1993) Stereopsis in infants and its developmental relation to visual acuity. In: Simons K (ed) Early Visual Development, Normal and Abnormal. Oxford University Press, New York, pp 224–236

Birch EE, Shimojo S, Held R (1985) Preferential-looking assessment of fusion and stereopsis in infants aged 1–6 months. Invest Ophthalmol 26:366–370

Birch EE, Stager DR, Leffler J, Weakley DR (1998) Early treatment of congenital unilateral cataract minimizes unequal competition. Invest Ophthal Vis Sci 39:1560–1566

Birch EE, Fawcett S, Stager DR (2000a) Co-development of VEP motion response and binocular vision in normal infants and infantile esotropes. Invest Ophthalmol Vis Sci 41:1719–1723

Birch EE, Fawcett S, Stager DR (2000b) Why does early surgical alignment improve stereoacuity outcomes in infantile esotropia? J AAPOS 4:10–14

Birnbaum MH, Koslowe K, Sanet R (1977) Success in amblyopia therapy as a function of age: a literature survey. Am J Optom Physiol Opt 54:269–275

Blakemore C, Van Sluyters RC (1974) Reversal of the physiological effects of monocular deprivation in kittens: further evidence for a sensitive period. J Physiol 237:195–216

Bourron-Madignier M, Cypres C, Vettard S (1987) Study of optokinetic nystagmus in children. Bulletin des Societes d'Ophtalmologie de France 87:1269–1272

Brosnahan D, Norcia AM, Schor C, Taylor DG (1998) OKN, perceptual and VEP direction biases in strabismus. Vis Res 38:2833–2840

Chapman B, Stryker MP (1993) Development of orientation selectivity in ferret visual cortex and effects of deprivation. J Neurosci 13:5251–5262

Cleland BG, Mitchell DE, Crewther SG, Crewther DP (1980) Visual resolution of retinal ganglion cells in monocularly deprived cats. Brain Res 192:261–266

Crowley JC, Katz LC (2000) Early development of ocular dominance columns. Science 290:1321–1325

Cynader MS, Mitchell DE (1980) Prolonged sensitivity to monocular deprivation in dark-reared cats.

J Neurophysiol 43:1026–1040

Darian-Smith C, Gilbert CD (1994) Axonal sprouting accompanies functional reorganization in adult cat striate cortex. Nature 368:737–740

Daw NW (1994) Mechanisms of plasticity in the visual cortex. Invest Ophthalmol 35:4168–4179

Daw NW, Wyatt HJ (1976) Kittens reared in a unidirectional environment: evidence for a critical period. J Physiol 257:155–170

Daw NW, Berman NJ, Ariel M (1978) Interaction of critical periods in the visual cortex of kittens. Science 199:565–567

Daw NW, Baysinger KJ, Parkinson D (1987) Increased levels of testosterone have little effect on visual cortical plasticity in the kitten. J Neurobiol 18: 141–154

Daw NW, Sato H, Fox KD, Carmichael T, Gingerich R (1991) Cortisol reduces plasticity in the kitten visual cortex. J Neurobiol 22:158–168

Daw NW, Fox KD, Sato H, Czepita D (1992) Critical period for monocular deprivation in the cat visual cortex. J Neurophysiol 67:197–202

Demer JL, Von Noorden GK (1988) Optokinetic asymmetry in esotropia. J Pediatr Ophthalmol Strabismus 25:286–292

Derrington AM, Hawken MJ (1981) Spatial and temporal properties of cat geniculate neurones after prolonged deprivation. J Physiol 316:1–10

Dobson V, Sebris SL (1989) Longitudinal study of acuity and stereopsis in infants with or at-risk for esotropia. Invest Ophthalmol 30:1146–1158

Eizenman M, Westfall CA, Geer I, Smith K, Chatterjee S, Panton CM, Kraft SP, Skarf B (1999) Electrophysiological evidence of cortical fusion in children with early-onset esotropia. Invest Ophthalmol Vis Sci 40:354–362

El Mallah MK, Chakravarthy U, Hart PM (2000) Amblyopia: is visual loss permanent? Br J Ophthalmol 84:952–956

Epelbaum M, Milleret C, Buisseret P, Dufier JL (1993) The sensitive period for strabismic amblyopia in humans. Ophthalmol 100(3):323–327

Fagiolini M, Pizzorusso T, Berardi N, Domenici L, Maffei L (1994) Functional postnatal development of the rat primary visual cortex and the role of visual experience: dark rearing and monocular deprivation. Vis Res 34:709–720

Fawcett S, Birch EE (2000) Motion VEPs, stereopsis, and bifoveal fusion in children with strabismus. Invest Ophthalmol Vis Sci 41:411–416

Fawcett S, Leffler J, Birch EE (2000) Factors influencing stereoacuity in accommodative esotropia. J AAPOS 4:15–20

Fawcett SL, Wang YZ, Birch EE (2005) The critical period for susceptibility of human stereopsis. Invest Ophthalmol Vis Sci 46:521–525

Fischer QS, Graves A, Evans S, Lickey ME, Pham TA (2007) Monocular deprivation in adult mice alters visual acuity and single-unit activity. Learn Mem 14:277–286

Freeman AW, Nguyen VA, Jolly N (1996) Components of visual acuity loss in strabismus. Vis Res 36(5): 765–774

Giffin F, Mitchell DE (1978) The rate of recovery of vision after early monocular deprivation in kittens. J Physiol 274:511–537

Gilbert CD, Wiesel TN (1992) Receptive field dynamics in adult primary visual cortex. Nature 356:150–152

Gordon JA, Stryker MP (1996) Experience-dependent plasticity of binocular responses in the primary visual cortex of the mouse. J Neurosci 16:3274–3286

Guillery RW, Stelzner DJ (1970) The differential effects of unilateral eye closure on the monocular and binocular segments of the dorsal lateral geniculate nucleus in the cat. J Comp Neurol 139:413–422

Guire ES, Lickey ME, Gordon B (1999) Critical period for the monocular deprivation effect in rats: assessment with sweep visually evoked potentials. J Neurophysiol 81:121–128

Hamer RD, Norcia AM, Orel-Bixler D, Hoyt CS (1993) Motion VEPs in late-onset esotropia. Clin Vis Sci 8:55–62

Hardman Lea SJ, Loades J, Rubinstein MP (1989) The sensitive period for anisometropic amblyopia. Eye 3:783–790

Harwerth RS, Smith EL, Duncan GC, Crawford MJ, Von Noorden GK (1986) Multiple sensitive periods in the development of the primate visual system. Science 232:235–238

Helveston EM (1993) The origins of congenital esotropia. J Pediatr Ophthalmol Strabismus 30:215–232

Horton JC, Hocking DR (1996) Anatomical demonstration of ocular dominance columns in striate cortex of the squirrel monkey. J Neurosci 16:5510–5522

Horton JC, Hocking DR (1997) Timing of the critical period for plasticity of ocular dominance columns in macaque striate cortex. J Neurosci 17:3684–3709

Hubel DH, Wiesel TN (1970) The period of susceptibility to the physiological effects of unilateral eye closure in kittens. J Physiol 206:419–436

Ing MR (1983) Early surgical alignment for congenital esotropia. Ophthalmol 90:132–135

Issa NP, Trachtenberg JT, Chapman B, Zahs KR, Stryker MP (1999) The critical period for ocular dominance plasticity in the ferret's visual cortex. J Neurosci 19:6965–6978

Jones KR, Spear PD, Tong L (1984) Critical periods for effects on monocular deprivation: differences between striate and extrastriate cortex. J Neurosci 4: 2543–2552

Keech RV, Kutsche PJ (1995) Upper age limit for the development of amblyopia. J Pediatr Ophthalmol Strabismus 32:89–93

LeVay S, Wiesel TN, Hubel DH (1980) The development of ocular dominance columns in normal and visually deprived monkeys. J Comp Neurol 191:1–51

Levi DM, Klein S (1982) Hyperacuity and amblyopia. Nature 298(5871):268–270

Levi DM, Li RW (2009) Perceptual learning as a potential treatment for amblyopia: a mini-review. Vis Res 49:2535–2549

Liao DS, Krahe T, Prusky GT, Medina AE, Ramoa AS (2004) Recovery of cortical binocularity and orientation selectivity after the critical period for ocular dominance plasticity. J Neurophysiol 92:2113–2121

Mason AJS, Braddick OJ, Wattam-Bell J, Atkinson J (2001) Directional motion asymmetry in infant VEPs: which direction? Vis Res 41:201–211

Maurer D, Lewis TL (1993) Visual outcomes after infantile cataract. In: Simons K (ed) Early visual development, normal and abnormal. Oxford University Press, New York, pp 454–484

Meyer E, Mizrahi E, Perlman I (1991) Amblyopia success index: a new method of quantitative assessment of treatment efficiency; application in a study of 473 anisometropic amblyopic patients. Binocul Vis Q 6:83–90

Mitchell DE (1988) The extent of visual recovery from early monocular or binocular visual deprivation in kittens. J Physiol 395:639–660

Mitchell DE (1991) The long-term effectiveness of different regimens of occlusion on recovery from early monocular deprivation in kittens. Philos Trans R Soc Lond B Biol Sci 333(1266):51–79

Mower GD (1991) The effect of dark rearing on the time course of the critical period in cat visual cortex. Brain Res Dev Brain Res 58:151–158

Mower GD, Caplan CJ, Christen WG, Duffy FH (1985) Dark rearing prolongs physiological but not anatomical plasticity of the cat visual cortex. J Comp Neurol 235:448–466

Norcia AM (1996) Abnormal motion processing and binocularity: infantile esotropia as a model system for effects of early interruptions of binocularity. Eye 10:259–265

Norcia AM, Hamer RD, Jampolsky A (1995) Plasticity of human motion processing mechanisms following surgery for infantile esotropia. Vis Res 35:3279–3296

Olson CR, Freeman RD (1975) Progressive changes in kitten striate cortex during monocular vision. J Neurophysiol 38:26–32

Olson CR, Freeman RD (1980) Rescaling of the retinal map of visual space during growth of the kitten's eye. Brain Res 186:55–65

Parks MM (1984) Congenital esotropia with a bifixation result: report of a case. Doc Ophthalmol 58:109–114

Pasino L, Cordella M (1959) Il comportamento della difficolto di separazione durante il trattamento dell'ambliopia strabica. Istituto di clinica oculistica dell'universito di Sassari 25:111–115

Pettet MW, Gilbert CD (1992) Dynamic changes in receptive-field size in cat primary visual cortex. Proc Natl Acad Sci U S A 89:8366–8370

Pham TA, Graham SJ, Suzuki S, Barco A, Kandel ER, Gordon B, Lickey ME (2004) A semi-persistent adult ocular dominance plasticity in visual cortex is stabilized by activated CREB. Learn Mem 11:738–747

Rodman HR (1994) Development of inferior temporal cortex in the monkey. Cereb Cortex 5:484–498

Sawtell NB, Frenkel MY, Philpot BD, Nakazawa K, Tonegawa S, Bear MF (2003) NMDA receptor-dependent ocular dominance plasticity in adult visual cortex. Neuron 38:977–985

Shapley RM, So YT (1980) Is there an effect of monocular deprivation on the proportion of X and Y cells in the cat lateral geniculate nucleus? Exp Brain Res 39:41–48

Shatz CJ, Stryker MP (1978) Ocular dominance in layer IV of the cat's visual cortex and the effects of monocular deprivation. J Physiol 281:267–283

Sherman SM, Stone J (1973) Physiological normality of the retina in visually deprived cats. Brain Res 60:224–230

Srihasam K, Mandeville JB, Morocz IA, Sullivan KJ, Livingstone MS (2012) Behavioral and anatomical consequences of early versus late symbol training in macaques. Neuron 73:608–619

Stager DR, Birch EE (1986) Preferential-looking acuity and stereopsis in infantile esotropia. J Pediatr Ophthalmol Strabismus 23:160–165

Stuart JA, Burian HM (1962) A study of separation difficulty. Am J Ophthalmol 53:471–477

Swindale NV, Vital-Durand F, Blakemore C (1981) Recovery from monocular deprivation in the monkey. III. Reversal of anatomical effects in the visual cortex. Proc R Soc Lond B Biol Sci 213:435–450

Taylor DM (1972) Is congenital esotropia functionally curable? Trans Am Ophthalmol Soc 70:529–576

Tierney DW (1989) Vision recovery in amblyopia after contralateral subretinal hemorrhage. J Am Optom Assoc 60:281–283

Timney BN (1981) Development of binocular depth perception in kittens. Invest Ophthalmol 21:493–496

Vaegan TD (1979) Critical period for deprivation amblyopia in children. Trans Ophthalmol Soc U K 99:432–439

Vereecken EP, Brabant P (1984) Prognosis for vision in amblyopia after loss of the good eye. Arch Ophthalmol 102:220–224

Von Noorden GK (1981) New clinical aspects of stimulus deprivation amblyopia. Am J Ophthalmol 92:416–421

Von Noorden GK (1988) A reassessment of infantile esotropia. Am J Ophthalmol 105:1–10

Von Noorden GK (1990) Binocular vision and ocular motility. Mosby, St. Louis

Wick B, Wingard M, Cotter S, Scheiman M (1992) Anisometropic amblyopia: is the patient ever too old to treat? Optom Vis Sci 69:866–878

Wiesel TN, Hubel DH (1963a) Single cell responses in striate cortex of kittens deprived of vision in one eye. J Neurophysiol 26:1003–1017

Wiesel TN, Hubel DH (1963b) Effects of visual deprivation on morphology and physiology of cells in the cat's lateral geniculate body. J Neurophysiol 26:978–993

Wilson HR, Ferrera VP, Yo C (1992) A psychophysically motivated model for two-dimensional motion perception. Vis Neurosci 9(1):79–97

Wright KW, Edelman PM, McVey JH, Terry AP, Lin M (1994) High-grade stereo acuity after early surgery for congenital esotropia. Arch Ophthalmol 112:913–919

10 弱视治疗

摘要

弱视治疗要看病因，在所有情况下，都需要进行视觉治疗，也就是指导患者锻炼眼睛并辨别精细的细节。同时需要结合屈光矫正，这两个因素加在一起就足够了。在某些情况下，可能需要矫正斜视，去除白内障或治疗角膜混浊。活动、运动和手眼协调都很重要。应该尽快使眼睛协同工作，以改善双眼功能以及弱视眼的视力。发现弱视后应尽早开始治疗。临床医生应该也意识到，如果之前由于某种原因导致弱视患者未进行治疗，即使到了成年，弱视也可以治愈。

弱视治疗很复杂，正如造成弱视的原因多种多样（第6章）一样，视觉系统已经演化出多种方式来产生异常的眼球运动，用来应对视力差和双眼视觉缺乏以及避免可能造成的复视和混淆视。解释并发症的最好方法可能是阅读 Sue Barry 教授写的 "Fixing my Gaze"。Sue 是 Mount Holyoke 的神经生物学教授，她在8岁之前进行了3次斜视手术，这矫正了她的眼位，但也带来了各种视觉缺陷，包括没有立体深度觉。尽管阅读并理解了所有文献，智慧且知识渊博，其父母非常关心她，可以在美国最好的医疗中心治疗，然而直到最近，48岁时才接受了治疗，将视觉功能恢复到了接近正常水平。

弱视治疗完美的结果是双眼视力达到 20/20，双眼单视并拥有良好立体视、眼球运动、游标视力、运动知觉以及其他的视觉特性。如果早诊断出弱视的原因并及时治疗，可以获得很好的结果。关键时间点是3~5月龄，这是双眼和立体视迅速发育的时间，为了保持双眼功能，在此之前，应该尝试使两只眼睛协调，如果是斜视、屈光参差或形觉剥夺在这个年龄之后发生，应该尽快开始治疗。美国视光协会建议对儿童进行筛查，以确定其在最初的4~6周内是否存在形觉剥夺，对于那些有屈光参差或斜视家族史的儿童，4岁之前最好每年随访——该政策已在其他国家成功应用，但在美国尚未成为标准（Rouse，2004）。筛查应包括视力、屈光度、单眼注视功能、眼位、感觉运动融像、调节和眼球活动性。

光学和运动治疗

几乎所有情况下，治疗的第一步是纠正光学及运动缺陷。在1/4~1/3的病例中，仅矫正屈光不正就足够了，避免了更具侵入性的操作（PEDIG，2005；Moseley 等，2009；Birch，2013；见 http://youtu.be/2tiV5vmHaEg）。但对于形觉剥夺，视网膜可能无法获得清晰图像，应尽快治疗混浊的晶状体、角膜或上睑下垂，通常应该在出生后几天到几周内解除。可以通过接触镜、人工晶体以及框架眼镜来补偿摘除的晶状体。接触镜矫正很大程度上取决于配戴依从性，如果患者配合很好，那么其视力就可以与植入人工晶体获得的视力相媲美（Birch 等，2005；Drews-Botsch 等，2012）。已发现无晶状体眼的视力发育取决于另一只眼的遮盖情况，但如果过度遮盖，又会导致眼睛因没有接受双眼信息输入而发生斜视（见下文）。如果在 6 周龄之前进行手术，斜视和眼球震颤的风险会降低，所有患者都应定期随访，监测不良反应（Birch，2013）。

屈光参差可以通过眼镜或接触镜来矫正，进一步的治疗可能强调遮盖和视觉治疗（Frantz，1995）或双眼视治疗（Sherman，1995）。这些方法将在下面进一步讨论。

斜视通过眼球运动训练或配戴眼镜，有可能达到双眼正位（Ludlam，1961；Etting，1978），并且超过 80% 的情况获得功能性治愈。如果此方法不起作用，则可能需要斜视手术。6 个月前手术更有可能产生融合和立体视觉，并且降低眼球运动障碍的发生（Birch 和 Stager，2006）。

在所有情况下，视觉治疗都是治疗的关键组成部分。这通常是在视光诊所完成。在涉及手术的情况下（摘除晶状体、角膜移植或眼外肌手术），可以由进行手术的眼科医生所在地的视光师或正位视训练师来完成视觉治疗。

遮盖

长期以来，治疗弱视的主要目的是提高弱视眼视力。原因是患者需要一只"备用眼"，以防另一只眼睛失明。为了改善视力，Buffon 早在 250 多年前（1743）就提出遮盖对侧眼，迫使孩子使用弱视眼，这种方法在斜视、形觉剥夺和严重屈光参差的病例中已取得成功。但是，全部时间的遮盖可能是有害的——弱视眼视力增加的同时对侧眼视力可能会降低（反向弱视）。动物研究（Mitchell 等，2011；Wensveen 等，2011）以及临床经验表明，双眼至少应在 30% 的时间内睁开，以防止这种反向性弱视发生，而且一天中遮盖部分时间和遮盖整天，其弱视眼视力提高几乎相同（PEDIG，2003a、b），双眼暴露对于产生或维持双眼视功能，融合和立体视也很重要。然而，如果两只眼睛朝不同的方向看，双眼去遮盖是没有用的，因此任何斜视也必须解决。对于形觉剥夺性弱视，根据双眼视力差异的水平选择合适的遮盖治疗方式更容易取得成功（Lloyd 等，1995）。

不透明遮盖是临床上最残酷的治疗形式，其他替代方法包括对侧眼使用阿托品滴眼液，称为压抑疗法，使用 Bangerter 滤光片或空间频率滤光片，以及选择性遮盖。在非弱视眼中滴用阿托品会使视网膜上的图像离焦，从而使人们偏爱使用弱视眼输入的信号。遮盖法，弱视眼的视力会提高很快，但最终结果与压抑法相比只是稍微好些。使用阿托品的患者依从性可能更高。因此必须在更大的便利性、更少的花费和可能更好的结果之间做权衡（PEDIG，2002）。Bangerter 滤光片降低了优势眼中图像的高空间频率，并可以匹配弱视眼的视力而改变（Perez 等，2010）。可以在条带上排列不同强度的压抑膜，在弱视眼注视时可以快速上下移动，以

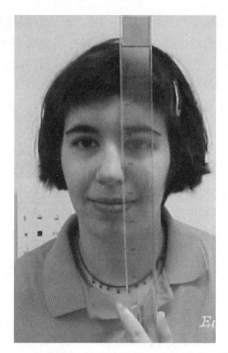

图 10.1 将 Bangerter 滤光片放置在左眼前。该滤光片使得优势眼的图像清晰度下降，通过改变滤光片模糊的程度，使弱视眼的图像清晰度等于或高于非弱视眼。滤光片的模糊程度随着弱视眼视力提高而降低［Photograph courtesy of Paul Harris］

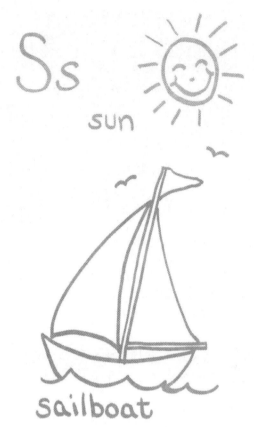

图 10.2 将优势眼用红色滤光片挡住，用仅弱视眼可见的红色的细尖笔来描绘着色图［Photo courtesy of Paul Harris］（见彩图）

判断哪种强度足以使非弱视眼的图像质量下降，从而使弱视眼的图像占主导地位（图 10.1）。选择性遮盖可避免出现复视产生混淆——如内斜视，还可以保留周边视力。

平衡两眼的单眼功能

许多视光师（如 Paul Harris）都采用了一种有用的方法，即在保持双眼睁开的同时均衡双眼的单眼功能，而不是遮盖优势眼（Greenwald，1995）。这可以通过以下方法完成：将红色滤光片置于优势眼前，然后看着红色的显示屏，并使用细尖的红笔执行各种任务，例如填写色表（图 10.2）。双眼都可以接收到光线。双眼都看到纸的边缘、手和铅笔，但只有弱视眼会看到纸上的文字以

及铅笔写下的东西。这样，优势眼中不存在固定点处的高空间频率细节，从而无法抑制弱视眼看到的图像（见下文）。

眼睛配戴滤光片，可以使用 Brock Posture Board 执行多种视觉任务（图 10.3，见 http://youtu.be/CEKqNTV8Q3k）。如图，患者一眼配戴红色滤光片，另一眼配戴绿色滤光片。戴红色滤光片的眼睛看到板下面照进来的光点，戴绿色滤光片的眼睛可以同时看到光点和板上的红色迷宫。使用各种不同类型的板，通过不同的指令可以让患者注意不一样的特征。当患者注视光点时，鼓励患者也注意视野周围正在发生什么。滤光片使患者能够在双眼视觉状态下以单眼工作。此阶段称为双眼视下的单眼视状

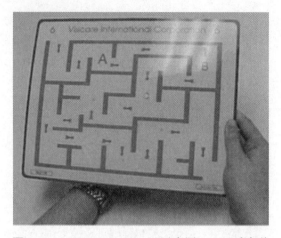

图 10.3 Brock Posture Board 示意图，一只手拿着可以在测试板后面移动的白光点，沿着迷宫中的路径移动。非弱视眼带上红色滤光片，仅能看到光点；弱视眼带上绿色滤光片，可以看到迷宫和光点 ［ Photo courtesy of Paul Harris ］（见彩图）

态。随着双眼在几周逐渐对称，可以给予患者双眼视觉任务。

双眼视与融像

如今，眼科从业者已经意识到，眼睛必须协同工作以保持双眼功能并将双眼图像融合成单一像。双眼的视力好还不够，因为有眼间抑制现象，这种现象既会在正常视力中发生，也会在弱视中发生，可能会阻止双眼视功能的形成。正常人也会发生抑制，例如，人眼双眼注视眼前的一个物体，该物体后方物体的右侧为左眼能看到，后方物体左侧为右眼能看到，但是如果是单眼注视，则后方物体不存在上述现象。而且，一眼清晰聚焦的图像会抑制另一眼的模糊图像（ Daw，1962 ）。类似地，弱视在许多情况下，对侧眼或优势眼的图像会抑制弱视眼不同大小区域的图像，从而阻止了双眼视和立体视的发育。

用于减少抑制的一种方法是上述红色滤光片，第二种是使用 Bangerter 滤光片或

空间频率滤光片，第三是降低呈现给对侧眼图像的对比度。这可以通过在弱视眼中用黑色框，在对侧眼用灰色框将所示刺激固定到中心凹区来实现（ Ding 和 Levi，2011；图10.4 ），并调整灰度使患者保持注视。或者，可以向弱视眼呈现同一方向移动的白点，而向另一眼呈现移动方向随机变化的灰点。让患者判断白点移动的方向。如果随机移动的点对比度低，患者能够完成该视觉任务，如果随机移动的点对比度高，则患者无法完成（ Hess 等，2010；Narasimhan 等，2012；图 10.5 ）。双眼长时间以不同的对比度观看会增强双眼视，从而提高弱视眼视力，并可能在正常观看条件下产生双眼视（ Hess 等，2010 ）。并非所有情况下都能获得理想的结果，但是视力提高且具有稳定的双眼功能是可以获得的（ Mansouri 等，2012 ）。斜视性弱视中比在屈光参差性弱视引起的抑制更深（ Narasimhan 等，2012 ）。

临床上，抑制是一个复杂的课题，其结果取决于所研究的视野，斜视、屈光参差或形觉剥夺等不同病史的患者，抑制也各不相同端（ Jampolsky，1955；Ciuffreda 等，1991；Barrett 等，2004 ）。重要的一点是，应尽快增加双眼视觉经验，同时提高视力。

立体视

大量视觉训练后也可获得立体视（ Barry，2009 ）。应该告知患者，立体视形成使用了与深度觉相同的线索，例如，运动视差，在大脑相同的功能区进行分析。在中心凹刺激的周围视网膜，设置一个方框非常有用，能够固定双眼刺激在同一个视网膜区域（ Ding 和 Levi，2011 ）。如果使用较大的刺激，可获得更好的立体视结果，当然，如果使用小于弱视眼视力的随机点就毫无意义（ Tytla 等，1993；Ding 和 Levi，2011 ）。

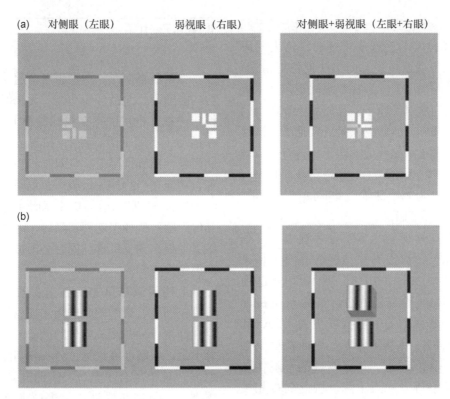

图 10.4 用于协助双眼融合的方框。（**a**）首先，患者的弱视眼注视黑色和白色组成的方框，对侧眼注视灰色和白色组成的方框。然后调整白色和灰色方框的对比度直到两个方框都可以看清，通过调整方框的水平和垂直位置来促进双眼融合及协调一致。（**b**）接下来，呈现出目标条栅（上）和参照条栅（下），直到患者可以分辨出目标条栅相对参照条栅在前面还是后面［Reprinted with permission from Ding and Levi（2011）］

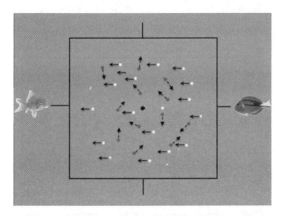

图 10.5 弱视眼可见到许多朝同一方向运动的白点，而非弱视眼见到的是随机运动的灰点。改变灰点的对比度，让患者指出白点是朝蓝色的鱼运动还是朝黄色的鱼运动［Reprinted with permission from Narasimhan et al.（2012）］（见彩图）

聚散球（Brock string）（Brock，1955；图 10.6；见 http://youtu.be/EGlCVTdNqfw）是提高立体视及其他视觉功能的有效手段，由一条线和一颗或多颗珠子组成，珠子可以沿着线移动。治疗师将绳子的一端固定到视线高度的物体上（例如门把手），患者将另一端持平在鼻梁水平。治疗师让患者看几英寸远的珠子，并说出有多少根绳子。正常人应该在珠子的前面看到两根绳，在珠子的后面看到两根绳，并且绳子正好在注视的珠子上交叉。通常，当弱视患者看着小珠时，他们会看到其中一根绳子的一部分丢失，或者绳子不在注视珠子的位置处交叉。当他们报告其中一条绳的一部分丢失时，这表示抑制，通常表示视野的一小部分。当绳线看起来比注视的珠子更近或更远时，这表明眼睛沿 Z 轴（远近连线方向）注视位置错误。努力帮助弱视患者学会在双眼注视条件下将眼睛更准确地对准珠子，是成功治疗弱视的重要组成部分。然后引入第二颗珠子，治疗师要求患者眼睛先看近的珠子，再看远的珠子，然后再看近的珠子。当患者注视其中一个珠子时，为单个珠子，此时绳子为两根，另一个珠子为两个。

具有立体视的儿童字母表视力与其条栅视力相当，而没有立体视的儿童字母表视力更差（Birch，2013；图 10.7）。这使人联想到斜视性弱视的游标视力和 Snellen 视力比条栅视力的下降程度更大（Levi 和 Klein，1982—见第 8 章），而屈光参差性弱视则没有该现象，其立体视的下降伴随成比例的字母表视力下降。因此弱视相关因素是立体视存在与否，而不是其原因是斜视还是屈光参差（Birch，2013）。这进一步强调了视觉治疗师关注弱视眼视力的同时，也应当重视双眼视和立体视，尤其对于一些因为缺乏双眼视功能导致持续弱视的患者。

眼球运动

如第 8 章所示，弱视患者会遭受眼球运动功能障碍，包括注视功能（无法保持双眼稳定注视，也可能存在眼球震颤），眼球追踪运动（不能平滑追踪），扫视运动（潜伏期延长，准确性降低，且双眼扫视不等）和集合功能（当物体靠近眼球，双眼不能维持注视物体）。眼球运动功能障碍还可能引起其他问题，例如引起阅读障碍。因此，弱视患者在提高知觉训练的同时必须进行眼球运动训练。

上述聚散球就是一项重要的练习。它可以在训练会聚的同时监测注视点附近是否存在抑制。一些阅读障碍的孩子可能存在集合不足，一眼注视视标，另一眼则注视别的地方。对于集合不足，73% 的儿童通过 12 周训练（每周接受训练室聚散训练和调节幅度训练，再加上每天在家 15 min 的训练）均可以显著提高集合能力（CIRS group，2008）。

另一个是训练设备是 Wayne Saccadic Fixator（图 10.8；见 http://youtu.be/K3UfrB_

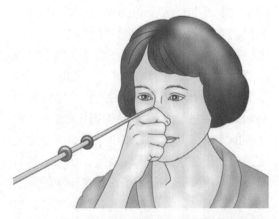

图 10.6 让患者使用聚散球。为了评估抑制，患者盯住其中一个小珠，并且判断小珠前后是否有两条线从小珠穿过。为了练习聚散功能，患者的目光从一个小珠移到另一个小珠［Adapted from Barry（2009）］

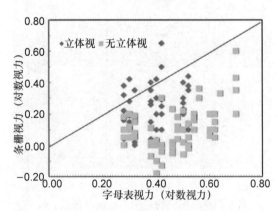

图 10.7 许多患者字母表视力与条栅视力的关系。对于没有立体视的患者来说，其字母表视力比条栅视力差，并不因弱视的类型，如斜视性弱视、屈光参差性弱视而改变［Reprinted with permission from Birch（2013）］

VNSw）。患者面对一个带有多个同心圆光点的面板，面板上的光点会随机交替点亮，患者需要用手去触碰亮点，触碰到的熄灭，另一个点会随机亮起。如此循环，目的是尽可能快地击中尽可能多的光点。

第三个训练涉及追随移动的手指。为了确保患者用眼睛（而不是头部）跟随，可以将一本书放在患者的头上并确保它不会掉下来。训练时，手指需要横向运动，也需要纵向运动。所有这些训练都可以在 YouTube 上看到（http://youtu.be/MWKWNPdxpyk），也可以使用许多其他练习。

视觉治疗期的活动

活动对视觉的发育以及视觉-运动的协调很重要。50 年前（1965 年）Held 等进行的一系列经典实验证明了这一点。在一个实验中，他们养了一只小猫，猫用吊带在鼓中行走。小猫的同窝幼仔被带到鼓周围，四肢被塞进吊带中（图 10.9）。因此，两只小猫在发育过程中都受到相同的视觉刺激，但主动的小猫在走路，而被动的小猫则不需要走路。主动小猫具有良好的视觉感知能力，而被动小猫则没有。

同样，弱视患者在视觉治疗时，同时进行手部动作的训练，其视觉缺陷很快会有所改善。即移动聚散球上的珠子训练眼球的会聚发散，用手指出 Wayne Saccadic Fixator 上亮起的每个光点。手部动作方向既有横向，又有纵向会很有帮助。弱视患者的眼部和手部动作能力均较弱（见第 8 章；Suttle 等，2011），两者均应该视作视觉训练的一部分，来改善视觉感知能力以及视觉-运动协调能性。

知觉训练

基础科学家最近的工作验证了临床研究，即通过运动（即在特定任务上持续练习）可以提高视觉表现。这在该领域被称为

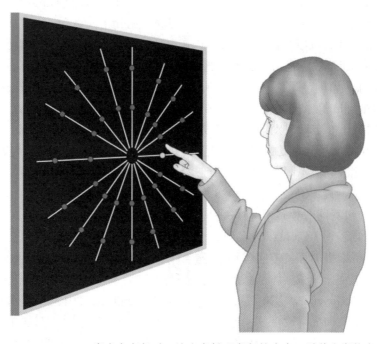

图 10.8　Wayne Saccadic Fixator。当光点亮起时，让患者触碰亮起的光点。随着患者能力的提高，记录每次反应的正确率。也可以使用听觉反馈［Adapted from Barry（2009）］

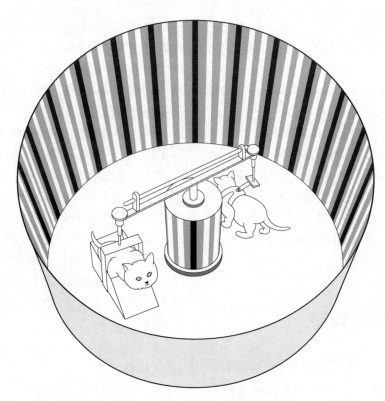

图 10.9 一只小猫在鼓中主动行走，而另一只小猫则在周围都是相同视觉刺激的情况下被动跟随。主动行走的小猫无论是视力还是眼肌的运动都更好［Adapted from Held（1965）］

知觉训练（Levi 和 Li，2009）。最早证明的例子之一是游标视力，成年弱视患者经过大约 8 次疗程，游标视力可以提高 2 倍（Levi 和 Polat，1996）。拥挤效应也可以改善——经过 8～10 天训练，周围字母对视力的影响降低约 25%（Hussain 等，2012）。此外，在 8 天内进行不同对比度字母识别训练，不仅可以提高成年弱视患者弱视眼的视觉表现，还可以迁移到对侧眼。但不同亮度字母的训练对视觉表现影响不大（Chung 等，2006）。可见对拥挤字母和不同对比度字母识别训练均可以提高视觉表现（Chung 等，2012）。同样，训练者还可以将训练从方向辨别任务转移到物体曲线辨别任务和整体形状辨别任务，反之亦然（McGovern 等，2012）。立体视觉也可以通过知觉训练得以恢复，通过周围刺激提供融像，降低对侧好眼的对比度，以及利用一些单眼线索和立体视线索共同鼓

励患者开始训练。（Ding 和 Levi，2011；图 10.4；见 http://youtu.be/71RML96XxCI）。对比敏感度视力也同样可以提高（Zhou 等，2006）。

这种知觉训练可能需要数千次尝试，它在正常人和弱视中均会发生，由于弱视的起点更低，所以应改善更明显。不同任务之间的训练量差异很大，具体取决于任务的复杂性（Fine 和 Jacobs，2002）。

视频游戏

知觉训练的新转折是视频游戏的运用，例如"荣誉勋章"（Li 等，2011；Jeon 等，2012；Dreifus，2012）。这可以改善弱视患者的各种视觉特性，例如单个字母视力和多个字母的视力（有拥挤效应）、位置辨别能力、空间注意力和立体视。40 h 的游戏

时间可带来显著改善-成年患者平均可提高30%。正常人经过训练之后知觉训练的能力和弱视者一样，也有改善，尽管弱视者的提高情况更显著。非动作类游戏［"模拟城市"（Sim City）］也可有提高，但动作类游戏提高更大。除立体视外，该治疗有助于形觉剥夺性弱视（Jeon 等，2012）以及斜视性和屈光参差性弱视（Li 等，2011），可以是单眼或双眼同时训练。动作视频游戏作为视觉治疗的一种形式尤其有效，因为它结合了感知学习、患者的活动以及患者注意力的要求，从而从乙酰胆碱、去甲肾上腺素、5- 羟色胺和多巴胺途径引入了唤醒机制。

最近引入的所有这些技术（治疗过程中的视觉-运动、知觉训练和视频游戏）均体现出比简单遮盖弱视眼更好的方法（Birch，2013；图 10.10）。从某种意义上说，它们只是视觉治疗师已经使用了一段时间的视觉训练方式的现代版本，例如 Purdue 钉板（Purdue pegboard），患者在 30 s 内将尽可能多的钉钉在板上；穿入各种尺寸的珠子。任何涉及眼球运动，视觉-运动协调，双眼视和注意力的任务都将有所帮助。

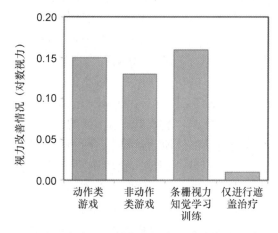

图 10.10　患者通过动作类游戏、非动作类游戏进行锻炼以及条栅视力知觉学习训练与仅进行遮盖治疗的患者视力提高程度的比较［Reprinted with permission from Birch（2013）］

动物研究

已经有许多可增加动物可塑性的研究，但未必适用于人类。大鼠或猫单眼剥夺一段时间会导致视力丧失，成年后，双眼视无法恢复，但如果先在黑暗中饲养一段时间，则双眼视会有一定程度恢复（He 等，2007；Mitchell 等，2012）。问题是：有多少孩子准备在完全黑暗的环境中度过几天，以使知觉学习更加有效，并且有多少父母会支持他们？

其他一些研究结果可能更适用。已知视觉环境内容丰富会加速大鼠单眼剥夺后的视力恢复。最近的一项研究区分了运动充分（在笼中的轮子上运行）、视觉充分（鼓上几何图形围绕笼子旋转）和知觉学习（区分水箱任务中不同空间频率的条栅）对单眼剥夺后视力康复的效果影响（Baroncelli 等，2012），研究发现这三种方式均有效，进一步证明了运动疗法和视觉疗法都有助于临床实践。

研究人员还发现，服用氟西汀可恢复大鼠成年视皮质的可塑性（Maya Vetencourt 等，2008）。氟西汀是一种广泛使用的抗抑郁药。芬兰正在进行临床试验，以了解它能否改善成人弱视的视力，但需要更多的患者才能产生具有统计意义的结果。显然，在儿童弱视等病症中是否应使用氟西汀等药物是一个复杂的问题，也需要考虑。

治疗顺序

用于弱视治疗的详细方法超出了本书的范畴。除了上面提到的聚散球、Wayne Saccadic Fixator、钉板和穿线珠以外，还有许多辅助工具，例如 Barel 卡、Bernell 卡、Clown Vectogram、Hart 图、Keystone 偏心圆、Life Saver 卡、Marsden Ball、Pierce 灯、Quoits vectogram、Sherman 卡、Wayne Directional Sequencer 和各种机器来呈现刺激。可以在教科书中找到描述（Ciuffreda 等，1991；Griffin 和 Grisham，1995；Press，2008；Rowe，2012）。

弱视训练需要达到以下目标：

- 清晰聚焦的视网膜像
- 弱视眼有较好的视力
- 弱视眼有稳定的注视能力
- 优势眼图像没有对弱视眼图像产生抑制
- 双眼正位
- 静止和聚散时双眼融像
- 调节和聚散的准确对应关系
- 准确的扫视运动
- 准确平滑的眼球追踪运动
- 有立体视

对于不同患者，由于目标不同，治疗的顺序也不尽相同。这取决于视觉治疗师对患者视觉障碍的分析，以及患者自身判断哪些是最主要的视觉障碍，哪些是次要的障碍。当然，治疗的方式还取决于患者的年龄。从 Ciuffreda（1991，9 例）和 Rowe（2012，28 例）的研究中，可以了解到其有关治疗顺序变化的观点。

预期管理

预期管理对于双眼白内障术后清晰视力重建或成功治疗双眼角膜浑浊来说非常重要。即使患者在出生后几年内有视力，因此在其模糊图像出现之前就有了良好的视力、良好的立体视觉以及对物体和面部的良好感知，但在术后重新获得清晰像时，其视觉感知也存在异常。多年缺乏视觉输入将导致更高水平视觉区域对深度、物体和面部的反应退化。其中一些区域可能被躯体感觉和听觉系统的输入接管（Fine 等，2003）。对颜色和运动的感知可能还可以，但视知觉的许多方面可能存在问题。正如 Daviel（1762；见 von Senden 1960）对 22 名出生时失明并摘除白内障的患者所描述："我可以断言，确切地说，我绝对确信，这些患者术后如果不利用触觉，没有一个能够识别物体，除非多次重复地给物体命名，并展示在他们眼前……如果说患者术后能够准确分辨物体，那么他并非先天盲，因为先天盲的人连最简单的物体都完全不认识。"

因此，多数情况下，这些患者的手术结果往往令他们非常失望，甚至抑郁（von Senden，1960；Gregory 和 Walace，1974；Sacks，1993）。正如 Richard Gregory 和 Wallace（1974）在研究患者 Sue Barry 后所说的："他当然非常依赖视觉，但这种依赖使他丧失了自尊。因为当残疾很明显的时候，他还可以为自己克服残疾感到自豪，但现在基本没有提高，导致处境很尴尬。他不是一位健谈的人，很显然还很沮丧，我们感受到他失去的多于恢复视力所获得的。"

患者 Michael May 是一个好的例子（Fine 等，2003；Kurson，2007；见 http://youtu.be/bnefTJx2sCo）。他 3 岁时因角膜化学伤，双眼角膜瘢痕，但他成为了一名成功的企业领导者，常常出差，他也是一位家庭好男人，一名滑雪冠军。40 年后，他成功地进行了角膜移植，视网膜重获清晰像。但他通过视觉却缺乏对雪坡高低起伏的感知，在滑雪时一直摔倒。泡状包装盒上面的图像和里面装的物品都使他感到困惑，图画和其所代表的场景也使他困惑，无法识别面部信息，几何错觉丧失，把不同距离看到的人认为大小不同的人。通过功能磁共振（fMRI）成像对他的大脑进行分析发现，其处理面部和物体信息的枕叶皮质几乎没有被激活。他是利用触觉和听觉作为主要感觉来克服视力障碍。术前知情时，他已经被告知可能发生排斥反应失去光感，也可能因为使用免疫抑制剂诱发癌症，但没有被告知视网膜聚焦成像带来的知觉异常。但他比以往任何一位患者都更成功地克服了这些问题，他不屈不挠的精神值得赞扬。

应该事先告知患者可能出现的这些问题，告诉他们，出生后某个阶段，获得不良的视网膜图像（如患者 Michael May 一样），其较高水平的视觉加工中心也可能会退化，并且视知觉的某些方面可能存在异常。从迄今为止调查的案例来看，似乎颜色、运动和生物运动可能正常，而对深度、面部、固体作为一个完整实体的物体，视角、尺寸恒定性和错觉的感知可能存在异常。特别是应该充分告知患者继续把触摸和听觉作为主要感觉，尽可能将视觉作为次要感觉。

成功率

各种不同的治疗方法可以使73%～90%的患者视力改善，但即使延长治疗时间，15%～20%的患者仍无法达到正常视力水平（Birch，2013），这可能是由于缺乏依从性或治疗开始得太晚。尽管并非所有视觉训练师都使用了上述所有技术，也可能取得良好的愈后，仍然有部分儿童患有持续性弱视，不能以视网膜问题或视神经异常来解释，还有一些弱视复发且需要重新治疗。

参考文献

Baroncelli L, Bonaccorsi J, Milanese M, Bonifacino T, Giribaldi F, Manno I, Cenni MC, Berardi N, Bonanno G, Maffei L, Sale A (2012) Enriched experience and recovery from amblyopia in adult rats: impact of motor, social and sensory components. Neuropharmacology 62:2388–2397

Barrett BT, Bradley A, McGraw PV (2004) Understanding the neural basis of amblyopia. Neuroscientist 10:106–117

Barry SR (2009) Fixing my gaze. Basic Books, New York, NY

Birch E (2013) Amblyopia and binocular vision. Progr Retin Res 33:67–84

Birch EE, Fawcett SL, Morale SE, Weakley DR Jr, Wheaton DH (2005) Risk factors for accommodative esotropia among hypermetropic children. Invest Ophthalmol Vis Sci 46:526–529

Birch EE, Stager DR Sr (2006) Long-term motor and sensory outcomes after early surgery for infantile esotropia. J AAPOS 10:409–413

Brock FW (1955) The string as an aid to visual training. Visual Training at Work, vol 4. Optometric Extension Program Foundation, Santa Ana, CA, pp 29–33

Buffon M (1743) Dissertation sur la cause du strabisme ou les yeux louches. Historie Academie Rendue Science: 231–248

Chung ST, Li RW, Levi DM (2012) Learning to identify near-acuity letters, either with or without flankers, results in improved letter size and spacing limits in adults with amblyopia. PLoS ONE 7:e35829

Chung STL, Li RW, Levi DM (2006) Identification of contrast-defined letters benefits from perceptual learning in adults with amblyopia. Vision Res 46:3853–3861

Ciuffreda KJ, Levi DM, Selenow A (1991) Amblyopia: basic and clinical aspects. Butterworth-Heinemann, Stoneham, MA

Convergence Insufficiency Treatment Trial Study Group (2008) Randomized trial of treatments for symptomatic convergence insufficiency in children. Arch Ophthalmol 126:1336–1349

Daw NW (1962) Why after-images are not seen in normal circumstances. Nature 196:1143–1145

Ding J, Levi DM (2011) Recovery of stereopsis through perceptual learning in human adults with abnormal binocular vision. Proc Natl Acad Sci U S A 108:E733–E741

Dreifus C (2012) Ready, Aim, Fire. New York Times, August 27

Drews-Botsch CD, Celano M, Kruger S, Hartmann EE (2012) Adherence to occlusion therapy in the first six months of follow-up and visual acuity among participants in the Infant Aphakia Treatment Study (IATS). Invest Ophthalmol Vis Sci 53:3368–3375

Etting GL (1978) Strabismus therapy in private practice: cure rates after three months of therapy. J Am Optom Assoc 49:1367–1373

Fine I, Jacobs RA (2002) Comparing perceptual learning tasks: a review. J Vis 2(2):190–203

Fine I, Wade AR, Brewer AA, May MG, Goodman DF, Boynton GM, Wandell BA, MacLeod DA (2003) Long-term deprivation affects visual perception and cortex. Nat Neurosci 6:915–916

Frantz KA (1995) Rationale for refractive correction, occlusion and active therapy for amblyopia treatment. J Behav Optom 6:14–19

Greenwald I (1995) Brock: a binocular approach to amblyopia therapy. J Optom Vis Dev 26:62–67

Gregory RL, Walace J (1974) Recovery from early blindness: a case study. In: Gregory RL (ed) Concepts and mechanisms of perception. Duckworth, London, pp 65–129

Griffin JR, Grisham JD (1995) Binocular anomalies: diagnosis and vision therapy. Butterworth-Heinemann, Newton MA

He HY, Ray B, Dennis K, Quinlan EM (2007) Experience-dependent recovery of vision following chronic deprivation amblyopia. Nat Neurosci 10:1134–1136

Held R (1965) Plasticity in sensory-motor systems. Sci Am 213(5):84–94

Hess RF, Mansouri B, Thompson B (2010) A binocular approach to treating amblyopia: antisuppression therapy. Optom Vis Sci 87:697–704

Hussain Z, Webb BS, Astle AT, McGraw PV (2012) Perceptual learning reduces crowding in amblyopia and in the normal periphery. J Neurosci 32:474–480

Jampolsky A (1955) Characteristics of suppression in strabismus. Arch Ophthalmol 54:683–696

Jeon ST, Maurer D, Lewis TL (2012) The effect of video game training on the vision of adults with bilateral deprivation amblyopia. Seeing Perceiving 25:493–520

Kurson R (2007) Crashing Through. Random House, New York, NY

Levi DM, Klein S (1982) Hyperacuity and amblyopia. Nature 298:268–270

Levi DM, Li RW (2009) Improving the performance of the amblyopic visual system. Phil Trans Roy Soc Lond 364:399–407

Levi DM, Polat U (1996) Neural plasticity in adults with amblyopia. Proc Natl Acad Sci U S A 93:6830–6834

Li RW, Ngo C, Nguyen J, Levi DM (2011) Video-game play induces plasticity in the visual system of adults with amblyopia. PLoS Biol 9:e1001135

Lloyd IC, Dowler JG, Kriss A, Speedwell L, Thompson DA, Russell-Eggitt I, Taylor D (1995) Modulation of amblyopia therapy following early surgery for unilateral congenital cataracts. Br J Ophthalmol 79:802–806

Ludlam WM (1961) Orthoptic treatment of strabismus. A study of one hundred forty nine non-operated, unselected, concomitant strabismus patients completing orthoptic training at the Optometric Center of New York. Am J Optom 38:369–388

Mansouri B, Schmidt B, Sing P, Pearson P, Globa A (2012) A new binocular treatment of lazy eye (amblyopia). Paper presented at the 2012 Neuroscience Meeting Planner, New Orleans, 163.12

Maya Vetencourt JF, Sale A, Viegi A, Baroncelli L, De Pasquale R, O'Leary OF, Castren E, Maffei L (2008) The antidepressant fluoxetine restores plasticity in the adult visual cortex. Science 320:385–388

McGovern DP, Webb BS, Peirce JW (2012) Transfer of perceptual learning between different visual tasks. J Vis 12(11):4

Mitchell DE, Duffy KR, Holman K, MacNeill K (2012) The rapid recovery of visual acuity promoted by short periods of darkness in amblyopic kittens can be accompanied by the passive acquisition of stereopsis. Paper presented at the 2012 Neuroscience Meeting Planner, New Orleans, 837.04

Mitchell DE, Sengpiel F, Hamilton DC, Schwarzkopf DS, Kennie J (2011) Protection against deprivation amblyopia depends on relative not absolute daily binocular exposure. J Vis 11(7):13

Moseley MJ, Fielder AR, Stewart CE (2009) The optical treatment of amblyopia. Optom Vis Sci 86:629–633

Narasimhan S, Harrison ER, Giaschi DE (2012) Quantitative measurement of interocular suppression in children with amblyopia. Vision Res 66:1–10

Pediatric Eye Disease Investigator Group (2005) Randomized trial of treatment of amblyopia in children aged 7 to 17 years. Arch Ophthalmol 123:437–447

Pediatric Eye Disease Investigator Group (2002) A randomized trial of atropine vs patching for treatment of moderate amblyopia in children. Arch Ophthalmol 120:268–278

Pediatric Eye Disease Investigator Group (2003a) A randomized trial of patching regimens for treatment of moderate amblyopia in children. Arch Ophthalmol 121:603–611

Pediatric Eye Disease Investigator Group (2003b) A randomized trial of prescribed patching regimens for treatment of severe amblyopia in children. Ophthalmology 110:2075–2087

Perez GM, Archer SM, Artal P (2010) Optical characterization of Bangerter foils. Invest Ophthalmol Vis Sci 51:609–613

Press LJ (2008) Applied concepts in vision therapy. Optometric Extension Program Foundation, Santa Ana, CA

Rouse MW (2004) Optometric clinical practice guideline: care of the patient with amblyopia. American Optometric Association, St Louis. MO

Rowe FJ (2012) Clinical orthoptics. Wiley-Blackwell, Chichester

Sacks O (1993) To see and not to see. New Yorker (May 10):59–73

Sherman A (1995) Treatment of amblyopia without full refractive correction or occlusion. J Behav Optom 6:15–17

Suttle CM, Melmoth DR, Finlay AL, Sloper JJ, Grant S (2011) Eye-hand coordination skills in children with and without amblyopia. Invest Ophthalmol Vis Sci 52:1851–1864

Tytla ME, Lewis TL, Maurer D, Brent HP (1993) Stereopsis after congenital cataract. Invest Ophthalmol Vis Sci 34:1767–1773

von Senden M (1960) Space and sight. The Free Press, Glencoe, IL

Wensveen JM, Smith EL 3rd, Hung LF, Harwerth RS (2011) Brief daily periods of unrestricted vision preserve stereopsis in strabismus. Invest Ophthalmol Vis Sci 52:4872–4879

Zhou Y, Huang C, Xu P, Tao L, Qiu Z, Li X, Lu ZL (2006) Perceptual learning improves contrast sensitivity and visual acuity in adults with anisometropic amblyopia. Vision Res 46:739–750

第三部分
可塑性机制

11 神经可塑性概念

摘要

视皮质传入神经的电活动导致皮质细胞发生一系列生化反应，这些反应影响突触前末端和突触后细胞之间的突触强度。活跃的突触被加强，而非活跃的突触则被削弱。为了驱动突触后细胞发生反应，可能需要一系列输入信息的组合，因此，输入信息若同时到达则彼此增强，反之则将彼此削弱。该系列反应包括对突触前末端的反馈，以及这些末端的形态变化。在大脑皮质，有些反应步骤在各个年龄段均可发生，有些只是在可塑性关键时期才表现出更高反应或者更大活性，而后者对可塑性来说是至关重要的步骤。对可塑性至关重要的因素或物质的三个标准是：① 消除该因素或使用该因素的拮抗剂会减少或消除可塑性；② 该因素的存在或活性变化应遵循可塑性关键期的时间变化规律；③ 影响可塑性关键期的处理手段同样影响该因素或物质。另外，在关键期结束后重新引入该因素可能会使机体恢复到可塑性状态。这个标准和其他直接与可塑性有关的所有步骤一样重要。

现今，视觉发育领域的许多科学家正在探讨的基本问题是：视皮质可塑性的机制是什么？视觉系统如何适应视觉环境中的异常状态，以及在异常状态解除后如何重新适应？婴儿和儿童为何具有这种能力，而成年人的可塑性为什么下降？我们将在本章讨论感觉依赖的可塑性机制。

在感觉依赖的可塑性机制中，视皮质的连接变化取决于感觉输入的特异性改变。双眼视觉信息输入的不平衡会改变双眼优势，朝向选择性因突触输入特定方向的线段而改变，方向选择性因同一个方向上的连续运动而改变等等。所有这些信号都通过电活动传递到皮质，因此通过河豚毒素阻止到达皮质的电活动可阻止感觉依赖的可塑性（Stryker 和 Harris，1986；Chapman 和 Stryker，1993；见第 4～5 章）。

大脑皮质对感觉输入的反应体现在细胞生理特性的长期变化。在大多数情况下，这可能反映了解剖连接的重新排列，例如单眼剥夺，外侧膝状体和大脑皮质之间的连接被改变；朝向选择改变、视力丧失和视网膜异常对应也可能如此，但尚未被证实。斜视性抑制可能涉及抑制性细胞连接的改变，也可能仅涉及突触生理特性的长期变化，这些都有待新技术来证实。

所以基于现有的知识，我们可以更进一步表述这个基本问题：到达视皮质的电活动模式的变化如何导致解剖连接的重新排列或突触生理特性的长期变化以及细胞生理特性的长期变化？

解剖结构和生理特性的变化必然伴随一系列机体反应。电活动导致突触递质的释放，从而引起细胞内第二信使以及蛋白质合成的变化，从而形成新的细胞膜、新的细胞和新的突触蛋白。因此，实际上存在两个基本问题：① 哪些步骤最终导致了皮质改变？② 哪些使幼龄动物具备可塑性的步骤在成人中是减少或缺失的？

Hebb 假设

多年前，Donald Hebb（1949）提出学习效应是通过加强单个突触的传递获得。他指出："当 A 细胞的轴突足够接近以激发 B 细胞，并反复或不断地参与刺激时，A、B 中的一个细胞或两个细胞都会发生某些生长过程或者代谢改变，这样 A 细胞（作为激发 B 细胞的细胞之一）的效率就会得到提高（见 http://youtu.be/hLs3m6nIJ1E）。

基于当前知识，我们来解读和扩展一下这一假设。第一，必须削弱非活跃的突触，同时加强活跃的突触（Stent，1973）。单个突触不能无限增强，也不能只朝一个方向发展。因此，现在大多数研究者建议，在视皮质中应用 Hebb 假设必须伴随着稳态可塑性以使整个系统保持平衡（Turrigiano 和 Nelson，2004），并且不同稳态可塑性的机制可能有所不同（Kaneko 等，2008）。

第二，必须考虑竞争概念。活跃突触淘汰非活跃突触这个现象不仅存在于视皮质，也存在于其他系统中。例如神经肌肉接头和各种神经节，目前已对这些系统进行了深入研究（Purves 和 Lichtman，1980）。Hebb 假

设考虑的是单个突触发生的情况，而没有考虑到一个突触后细胞存在多个与之接触的相互竞争的轴突。

我们用最能体现竞争的眼优势变化现象来阐述这一问题。在单眼剥夺中，当剥夺眼没有信息输入而对侧健眼有大量信息输入时，剥夺眼到皮质的连接就被削弱了。在斜视中，双眼信息输入不同步，因此一些细胞完全由左眼驱动，而另一些完全由右眼驱动，双眼同时驱动的细胞所剩无几。这就如同只能闭左眼用右眼看或者只能闭右眼用左眼看，永远不能双眼同时睁开（Hubel 和 Wiesel，1965；Blasdel 和 Pettigrew，1979）。当用河豚毒素消除电活动，也会出现同样的情况，电刺激无法同时激活双眼（Stryker 和 Strickland，1984）。

为了解释竞争概念，有一个很重要的前提是突触后细胞只有多个轴突信息输入同时激活后才能被激活。图 11.1 所示四个突触，假设只有两个突触前信息输入同时到达才会触发突触后细胞的反应。这也就意味着只有当两个左眼信息输入同时到达或者两个右眼信息输入同时到达或者双眼输入同时到达时，才会触发轴突与突触后细胞的反应。被动的或激活程度弱的突触将逐渐退化，只有

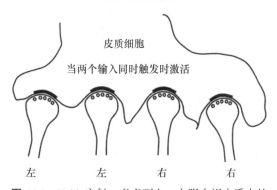

图 11.1 Hebb 突触，考虑到左、右眼在视皮质中的竞争。假设当两个或更多的输入同时到达，突触后细胞的某些过程被激活，此过程增强了活跃的突触，削弱了非活跃的突触［Reprinted with permission from Daw（1994）］

双眼信息同时输入时才能保持双眼视觉。如果左眼处于激活状态而右眼未激活，左眼将处于优势地位。如果双眼很少同步激活，则最初由左眼激活的突触后细胞将倾向于被左眼控制，而最初由右眼激活的突触细胞将被右眼控制。

第三，Hebb 称为"激活"的过程实际上可能并不需要激发动作电位，但尚未解决增强突触需要多少电压变化量这一重要问题。电压变化可引起钙离子进入突触后细胞，可能这个过程中树突内钙离子量很重要（Zador 等，1990）。电压变化和（或）钙离子量变化必须触发改变突触状态的存储过程，从而激发突触状态并长时间保持激发状态。突触状态激发与否可以通过分子状态来体现，例如钙/钙调蛋白依赖性激酶（CaM-KⅡ），其具有两个稳定状态并且两个状态之间可以通过阈值效应互相转换（Lisman，1985）。所有这些假设都与 Hebb 假设是一致的，从某种意义上说，当足够数量的突触前信号输入同时到达时，突触后细胞中就会有一个开关被打开。

第四，Hebb 假设没有考虑到新突触的形成，仅考虑现有突触的强化。在突触反应过程中轴突肯定会出芽，部分形成新的突触。因此，可以将 Hebb 假设扩展为包括各种因素促发形成新突触的情况，这些情况可能随机发生，也可能在某些分子诱导下发生。

电活动如何加强或弱化突触反应

突触可被弱化或加强的设想产生了一个问题。视觉信号通过电活动传递到视皮质，这一电活动始终是正电位，可以从零增强到正电位，但不可能是负电位。有可能存在一定水平的电活动，当信号高于该水平，突触被增强，低于该水平则被减弱（Bienenstock 等，1982）。但低水平的信号输入也可能激活突触后细胞中的某些过程，而高水平的信号输入激活其他过程。但无论是哪种情况，都必须考虑到竞争现象的存在，无法用单个突触反应解释所有实际结果。

为了真实地模拟现实事件，必须考虑突触后细胞发生了什么，在这个过程中突触后细胞中的电活动如何影响一种或多种化学递质，进而影响突触强度。CaM-KⅡ的磷酸化状态介导的信号传递模型（Lisman，1989）是这样阐述细胞内活动的：所有电活动的发生都会导致钙内流，并导致 CaM-KⅡ磷酸化。细胞内低钙含量会激活钙调磷酸酶的级联反应，从而导致 CaM-KⅡ的去磷酸化，而高钙含量会激活 cAMP，并关闭去磷酸化反应。因此，高水平的电活动增加磷酸化的 CaM-KⅡ浓度，并增加突触效率，而低水平的电活动则降低了这种作用。该模型的显著特征是它给我们单调的纯理论问题搭了一个媒介。但是，在证明该模型或其他任何模型之前，还有许多问题亟待解决。这些问题包括酶在细胞内的具体位置，细胞内钙含量的梯度变化如何对结果产生级联反应，左眼和右眼信号输入的物理位置的关系以及其与不同酶之间的关系等。显然这些问题并不简单，更详细的假设阐述见第 12 章。

突触后细胞对突触前末端的反馈

Hebb 突触模型需要激活突触后细胞来增强突触反应，实际上，突触前末端也发生了相应的变化，单眼剥夺就是最好的证据。

当闭上一眼时，来自这只眼睛的视皮质的突触末梢就会缩回。如前所述，这不仅仅是被剥夺眼信号输入的退化。单眼剥夺和双眼剥夺相比受影响更大，因为单眼剥夺涉及健眼与被剥夺眼之间传入信号的竞争，而双眼剥夺仅仅是双眼信号输入减弱。这证明了突触后细胞上的突触空间的竞争会增强某些突触前末端而弱化另一些突触前末端，双眼集合由此产生。所以我们知道突触后细胞是一定会参与突触反应的，因为竞争必然存在，而竞争的结果将反馈到突触前末端并引起末端的相应变化。

突触后细胞参与突触活动的电效应，该论点在朝向选择性剥夺实验中得到了验证（Rauschecker 和 Singer，1979）。为了验证突触后细胞是否参与突触活动，将幼猫从出生开始在黑暗中饲养 5 周。然后缝合一眼 9 天，对侧眼未缝合，接下来交换处理方式，让小猫观察水平线段 10 天（垂直线段被高屈光度柱镜模糊处理）。在视皮质中，只有突触后细胞对朝向具有特异性。在反向缝合过程中，视皮质中的水平方向特异性细胞被重新打开的眼睛激活，垂直方向特异性细胞未被激活。因此，如果突触后细胞参与到突触活动中，则预期第二

次水平方向线段刺激可逆转眼优势，实验结果也正是如此。

因此，改良的 Hebb 模型和采用感觉剥夺方式获得的视皮质的实验结果是一致的。当突触前、后细胞一起激活时，突触活动就会增强，反之则减弱。突触后细胞只有在数个突触前信号同时到达时才会被激活，因此突触前信号输入模式很重要。突触前信号输入通过突触末梢在突触后细胞上竞争空间，最终结果不仅是突触效率的变化，突触前细胞的轴突末梢分支也发生变化，这表示从突触后细胞到突触前末端之间存在反馈信号。

关键期内关键因素的标准

对 Hebb 突触的讨论表明，在导致视皮质可塑性变化的电活动与轴突和树突终端变化之间一定存在一系列反应过程。电活动导致突触递质谷氨酸释放，谷氨酸受体激活，第二信使激活，突触后细胞内产生各种生化反应，以及突触后细胞释放反馈信号至突触前末端。在绝大部分研究中都采用单眼剥夺模式（图 11.2）。许多研究已显示很多因素

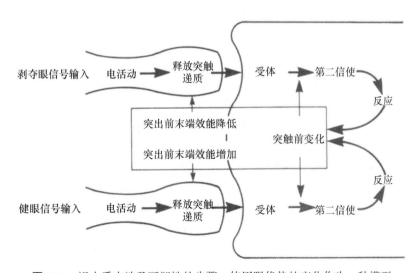

图 11.2 视皮质中涉及可塑性的步骤，使用眼优势的变化作为一种模型

和物质会影响这些过程。Ho 等对海马回中可能涉及可塑性的各种因素和物质做了总结（2011）。

确定某个因素是否是可塑性相关因素至关重要，第一个测试方法通常是观察去除该因素或使用其拮抗剂是否会降低或消除可塑性。在单眼剥夺模型中，这就意味着观察单眼剥夺去除后眼优势是否发生改变。这类实验产生很多假定因素，部分证实是调节可塑性的重要因素，其中最常见的河豚毒素在前文已经讨论过。河豚毒素通过消除电活动而消除视皮质的可塑性，其介导可塑性的信号是由视觉通路中的神经元传递。

其他物质间接影响可塑性，例如皮质去甲肾上腺素和乙酰胆碱含量降低（Bear 和 Singer，1986）。使用以上两种递质的传入神经来自脑干，传递有关睡眠 / 觉醒周期和一般注意力的信号。采用造成病变和拮抗剂中断这两种途径都会影响眼优势的改变。这一过程如何发生尚未明确，可能是乙酰胆碱和去甲肾上腺素影响了视觉通路中细胞的去极化状态和（或）第二信使状态，从而加强或者弱化这些信号通路。另一个例子是丘脑的髓内层和内侧背核的损伤减少眼优势的改变（Singer，1982），这些区域也与注意力以及眼球运动有关。然而病灶对注意力或对眼球运动的影响是否是关键因素尚未确定，但这些区域都是调节视觉通路而非直接作用于视觉通路。为了强调这一点，Singer 将这些结果描述为可塑性的"门控"信号，这些信号不在感觉依赖的视皮质连接控制通路上，但它们可以"门控"这些信号。

Ho 等还列出了其他一些对神经系统具有非特异性作用的物质，对神经系统活动的影响具有普遍性。麻醉和麻痹就是一个例子（Freeman 和 Bonds，1979）：麻醉是对神经系统所有部位活动的普遍抑制，因此消除可塑性不足为奇。另一个非特异性效应例子是将谷氨酸直接注入皮质（Shaw 和 Cynader，1984），谷氨酸将刺激神经系统中的所有细胞，甚至可以杀死它们。因此，这些物质降低或消除可塑性的事实可能存在但不确切，必须有更多证据证明这些物质直接参与效应。

与可塑性直接相关的完整反应应该和电活动一样在各个年龄段都存在，但其中有些反应在幼年动物中比成年动物中更丰富或更活跃。这些反应对于可塑性至关重要，是它们的存在让幼年动物更具可塑性。对可塑性至关重要的物质的表达时间也应遵循可塑性的关键期，并且就像关键期因不同皮质变化一样，表达时间周期也应随着皮质层的不同而变化，这些因素或物质的消失在第Ⅳ层比第Ⅱ、Ⅲ、Ⅴ和Ⅵ层更早。

我们以谷氨酸类受体——NMDA 受体为例，输注 NMDA 拮抗剂可消除眼优势的可塑性（Kleinschmidt 等，1987），而视皮质中总 NMDA 受体数量变化和关键期变化非常接近（Gordon 等，1991；图 11.3），特别是 NR2A 亚基（Chen 等，2000）。作为反例，GAP-43 是一种与生长效应相关且与海马回可塑性相关的蛋白质（Lovinger 等，1985），因此可能是视皮质可塑性的因素。这种蛋白质在出生后不久的幼猫视皮质中浓度很高，却在关键期内的高峰期下降到接近成年猫的水平（McIntosh 和 Parkinson，1990；图 11.4）。GAP-43 也与生长锥有关（Skene 等，1986），这提示了其另一个功能：GAP-43 高浓度时期是轴突在寻找靶标的时机，而不是在突触形成后或突触修饰以响应感觉输入的时期。这两种物质显然都参与了发育，但它们的表达周期随年龄的变化表明：NMDA 受体可能与感觉依赖的可塑性密切相关，而 GAP-43 主要参与感觉依赖的可塑性之前的事件。

一种可以改变关键期的方法是在黑暗中饲养动物，这样可延长关键期（Cynader 和

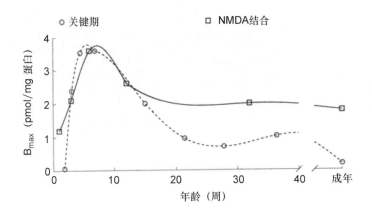

图 11.3　与眼优势可塑性的关键期相比，猫视皮质中 MK801 与 NMDA 通道结合的 B_{max} 含量与年龄的关系。关键期曲线如图 9.1 所示，B_{max} 含量峰值在两者间相同［Reprinted with permission from Daw（1994）］

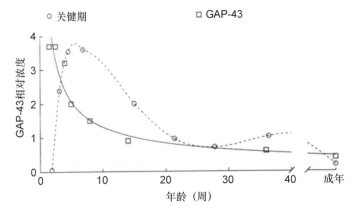

图 11.4　与眼优势可塑性的关键期相比，猫视皮质中 GAP-43 的水平［Reprinted with permission from Daw（1994）］

Mitchell，1980），也延迟了关键期的开始（Mower，1991；Beaver 等，2001）。在 5～6 周龄时，光照条件下饲养的动物的可塑性比在黑暗环境下饲养的动物更强；在 8～9 周龄时，它们具有相同的可塑性；在 12～20 周龄时，黑暗条件下饲养的动物比光照条件下饲养的动物更具有可塑性。如果一种因素或物质明确与可塑性有关，那么它在光照条件和黑暗条件下分别饲养的动物中的浓度应有与之匹配的相似变化，这是区分活动相关因素（仅随年龄增加或减少）与可塑性相关因素的重要标准，可惜这一标准尚未被可塑性领域的研究者所认可。

迄今为止，被发现的可塑性相关因素很少遵循这一严格标准。NMDA 受体的 NR2A 亚基是其中一个（Chen 等，2000）。第二个是 ibotenate 激发的磷脂酰肌醇转换率，它与代谢型谷氨酸受体的激活有关（Dudek 和 Bear，1989）。第三个是代谢型谷氨酸激动剂 ACPD 驱动的 cAMP 水平（Reid 等，1996）。cAMP 激活蛋白激酶 A（第 12 章中将讲到），绝对参与眼优势的可塑性。第四个是 Munc13-3，它是秀丽隐杆线虫不协调基因 Unc13 在哺乳动物中的类似物，在突触小泡释放中起作用（Yang 等，2002）。第五个是即早期基因 c-Fos（Mower 和 Kaplan，1999），这些物质在眼优势可塑性中的作用需要特别注意。

最后，涉及可塑性的关键物质可能会使成年动物恢复可塑性，但是也需要遵循一些规律。首先，可塑性可能有多个关键因素，所以仅引入一个关键因素可能并不能恢复成年动物可塑性。其次，基于这一关键因素的可塑性可能是一个不可逆转的发展过程，一旦确立就将永远建立。在关键期后恢复可塑性的可能性也是近年来才得到验证，目前已经知道一些可以恢复可塑性的因素，将在第 12 章中进行讨论。

参考文献

Bear MF, Singer W (1986) Modulation of visual cortical plasticity by acetylcholine and noradrenaline. Nature 320:172–176

Beaver CJ, Ji Q, Daw NW (2001) Layer differences in the effect of monocular vision in light- and dark-reared kittens. Vis Neurosci 18:811–820

Bienenstock EL, Cooper LN, Munro PW (1982) Theory for the development of neuron selectivity: orientation specificity and binocular interaction in visual cortex. J Neurosci 2:32–48

Blasdel GG, Pettigrew JD (1979) Degree of interocular synchrony required for maintenance of binocularity in kitten's visual cortex. J Neurophysiol 42:1692–1710

Chapman B, Stryker MP (1993) Development of orientation selectivity in ferret visual cortex and effects of deprivation. J Neurosci 13:5251–5262

Chen L, Cooper NG, Mower GD (2000) Developmental changes in the expression of NMDA receptor subunits (NR1, NR2A, NR2B) in the cat visual cortex and the effects of dark rearing. Brain Res 78:196–200

Cynader MS, Mitchell DE (1980) Prolonged sensitivity to monocular deprivation in dark-reared cats. J Neurophysiol 43:1026–1040

Daw NW (1994) Mechanisms of plasticity in the visual cortex. Invest Ophthalmol Vis Sci 35:4168–4179

Dudek SM, Bear MF (1989) A biochemical correlate of the critical period for synaptic modification in the visual cortex. Science 246:673–675

Freeman RD, Bonds AB (1979) Cortical plasticity in monocularly deprived immobilized kittens depends on eye movement. Science 206:1093–1095

Gordon B, Daw NW, Parkinson D (1991) The effect of age on binding of MK-801 in the cat visual cortex. Dev Brain Res 62:61–67

Hebb DO (1949) The organization of behaviour. Wiley, New York, NY

Ho VM, Lee JA, Martin KC (2011) The cell biology of synaptic plasticity. Science (New York, NY) 334:623–628

Hubel DH, Wiesel TN (1965) Binocular interaction in striate cortex of kittens reared with artificial squint. J Neurophysiol 28:1041–1059

Kaneko M, Hanover JL, England PM, Stryker MP (2008) TrkB kinase is required for recovery, but not loss, of cortical responses following monocular deprivation. Nat Neurosci 11:497–504

Kleinschmidt A, Bear MF, Singer W (1987) Blockade of "NMDA" receptors disrupts experience-dependent plasticity of kitten striate cortex. Science 238:355–358

Lisman JE (1985) A mechanism for memory storage insensitive to molecular turnover: a bistable autophosphorylating kinase. Proc Natl Acad Sci U S A 82:3055–3057

Lisman JE (1989) A mechanism for the Hebb and the anti-Hebb processes underlying learning and memory. Proc Natl Acad Sci U S A 86:9574–9578

Lovinger DM, Akers RF, Nelson RB, Barnes CA, McNaughton BL, Routtenberg A (1985) A selective increase in phosphorylation of protein F1, a protein kinase C substrate, directly related to three day growth of long term synaptic enhancement. Brain Res 343:137–143

McIntosh H, Parkinson D (1990) GAP-43 in adult visual cortex. Brain Res 518:324–328

Mower GD (1991) The effect of dark rearing on the time course of the critical period in cat visual cortex. Dev Brain Res 58:151–158

Mower GD, Kaplan IV (1999) Fos expression during the critical period in visual cortex: differences between normal and dark reared cats. Brain Res 64:264–269

Purves D, Lichtman JW (1980) Elimination of synapses in the developing nervous system. Science 210:153–157

Rauschecker JP, Singer W (1979) Changes in the circuitry of the kitten visual cortex are gated by postsynaptic activity. Nature 280:58–60

Reid SM, Daw NW, Gregory DS, Flavin HJ (1996) cAMP levels increased by activation of metabotropic glutamate receptors correlate with visual plasticity. J Neurosci 16:7619–7626

Shaw C, Cynader MS (1984) Disruption of cortical activity prevents ocular dominance changes in monocularly deprived kittens. Nature 308:731–734

Singer W (1982) Central core control of developmental plasticity in the kitten visual cortex: I. Diencephalic lesions. Exp Brain Res 47:209–222

Skene JP, Jacobson RD, Snipes GJ, McGuire CB, Norden JJ, Freeman JA (1986) A protein induced during nerve growth (GAP43) is a major component of growth-cone membranes. Science 233:783–786

Stent GS (1973) A physiological mechanism for Hebb's postulate of learning. Proc Natl Acad Sci U S A 70:997–1001

Stryker MP, Harris WA (1986) Binocular impulse blockade prevents the formation of ocular dominance columns in cat visual cortex. J Neurosci 6:2117–2133

Stryker MP, Strickland SL (1984) Physiological segregation of ocular dominance columns depends on the pattern of afferent electrical activity. Invest Ophthalmol 25(Suppl):278

Turrigiano GG, Nelson SB (2004) Homeostatic plasticity in the developing nervous system. Nat Rev Neurosci 5:97–107

Yang C, Zheng YT, Li GY, Mower GD (2002) Identification of MUNC13-3 as a candidate gene for critical period neuroplasticity in visual cortex. J Neurosci 22:8614–8618

Zador A, Koch C, Brown TH (1990) Biophysical model of a Hebbian synapse. Proc Natl Acad Sci U S A 87:6718–6722

12 视皮质的可塑性

摘要

引起眼优势改变的传入活动到达视皮质并激活 NMDA 和代谢型谷氨酸受体，继而引起钙释放并激活磷酸肌醇。低钙含量会影响钙调磷酸酶，高钙含量会影响腺苷酸环化酶和 CaM 激酶。各种通路会聚到蛋白激酶 A 和 MAP 激酶，最终会聚到 CREB。CREB 激活基因表达和蛋白质合成。与此同时，BDNF 和 GABA 被激活，激发和抑制之间的平衡在关键期的开始和结束都起作用。

以上仅是非常简化的步骤，一些步骤直接作用于突触后致密区的 AMPA 受体和 NMDA 受体，从而改变突触效应，其他则作用于突触、树突和轴突末梢的生成和降解的蛋白质合成。除了细胞核基因的激活途径合成蛋白质以外，轴突末梢和树突中也存在局部蛋白质合成。这些步骤之间存在反馈途径，比如 BDNF 和突触效应互相影响，并且反馈途径不是单一直线途径，存在很多分支，且指令性途径被影响整个系统活动的调节性途径所修饰。其他生长因子以及免疫系统分子也起一定作用。最后，在关键期终末，各种结构元素会凝聚在一起，以防止进一步的变化。

几乎所有关于活体视皮质可塑性机制的实验研究都是通过单眼剥夺开展的，这是最容易应用的模型，结果易于量化和进行显著性分析。此类实验的一种方法是使用微型真空泵将设定因子的拮抗剂直接注入猫的视皮质。距离泵 2～4 mm，浓度高于阈值；距离泵 5～6 mm，浓度低于阈值。通过对在微型泵附近记录的一组细胞的眼优势直方图和远离微型泵记录的一组细胞的眼优势直方图进行统计比较，确定拮抗剂的效果。另一种方法是测试突变的小鼠，以寻找感兴趣的因素。在这种情况下，对一组实验动物和对照动物的眼优势直方图进行比较，显著性差异表示具有眼优势可塑性（ocular dominance plasticity，ODP）。

首先我们将讨论这些指令性因素，也就是直接在感觉信号激活视皮质与生理和解剖变化之间的通路上的因素，它们的变化使剥夺眼对视皮质的影响受到抑制，而非剥夺眼则成为主导。这些因素包括来自视网膜的电活动、神经递质受体（NMDA 受体、代谢型谷氨酸受体和 GABA）、第二信使（钙和 cAMP）、蛋白激酶（CaM 激酶、蛋白激酶 A 等）、蛋白磷酸酶（钙调磷酸酶）、锚定蛋白（蛋白激酶 A 锚定蛋白）、生长因子（脑源性神经营养因子、BDNF、胰岛素样生长因子 1 等）、核结合蛋白（cAMP 反应结合蛋白、CREB 和组蛋白）、即早期基因（IEG）、微 RNA（microRNA）、启动或关闭基因以及其产物。

其次讨论在不同情况下影响信号通路步骤的调节因素，包括睡眠、环境强化、去甲肾上腺素、乙酰胆碱、5- 羟色胺和神经生长因子（NGF）。然后再讨论在关键期终末介入并有助于防止进一步变化的结构因素。

还有一组影响可塑性的因素，不完全属于上述两类中的一类，即免疫系统的 I 类主要组织相容性抗原（I 类 MHC）和其他免疫系统分子。

对于信号通路中因素的区分尤为重要，它们是单纯将信号从一个步骤传递到另一个步骤，还是对可塑性至关重要的关键因素。关键因素应该在关键期内相比关键期之前或之后含量更高、活性更高。应该有足够的证据，根据此标准评估和区分这些因素。

最后，我们讨论信号通路上的另一些因素，它们使剥夺眼的效率降低却并不增强非剥夺眼的效率，反之亦然。我们还将讨论仅存在于 ODP 途径而非存在于 ODP 恢复途径上的因素。可惜到目前为止，我们对此类因素知之甚少。

电活动

正如第 11 章中所述，电活动决定了感觉依赖的可塑性，以下要探讨的问题是影响幼龄动物系统成熟化的电活动与成年动物的电活动是否有区别。

我们现在知道，电活动的模式比整体水平更重要。正是这种电活动模式区分了垂直线与水平线、向左运动与向右运动，以及一只眼睛产生的信号与另一只眼睛产生的信号。电活动模式在睁眼之前同样很重要。在这个阶段，没有依赖于感觉的信号存在，当使用河豚毒素消除电活动后，外侧膝状体分层这一重要发育过程不会发生（Shatz 和 Stryker，1988，视网膜中的神经节细胞（特别是彼此靠近的神经节细胞）倾向于以振荡的方式同步激活（Wong 等，1993；图 12.1）。这可能是因为左眼细胞相互同步放电，与右眼细胞不同步，导致外侧膝状体核中左、右眼细胞的末端彼此分离，就像左眼和右眼投射到皮质第 IV 层的末端后来彼此分离一样。相邻神经节细胞一起放电的趋势也可能有助于完善投射地形。

当眼睛睁开后，感觉信息输入变得很重要，双眼从外侧膝状体到视皮质 IV 层的传入通路开始彼此分离。正如第 4 章所述，在电活动消除之后这一过程不会发生。单眼活动的同步性使传入通路分离，而双眼间的活动同步性用于保持双眼视力。大概在 3 周龄时，单眼活动基本同步，并开始分离过程。在 3 ~ 6 周龄，单眼同步减少，双眼间同步增加，在这一阶段，没有对单眼与双眼同步活动进行比较的定量测量方式。考虑到 Hebb 机制，该过程似乎如上所述，从视网膜到外侧膝状体核的传入通路分离完成，但从外侧膝状体到皮质的传入通路分离尚未完成。

目前已明确的是，电活动在外侧膝状体核分层以及视皮质优势柱和朝向柱的形成中均起到指令性作用，分子因素也可能起作用，这类实验和论点很复杂，Sengpiel 和 Kind（2002）曾有所阐述，阐明这一问题很有挑战。

突触后神经元的极化

视皮质内突触后神经元的去极化状态很重要。通过偶合不同刺激致使神经元产生去

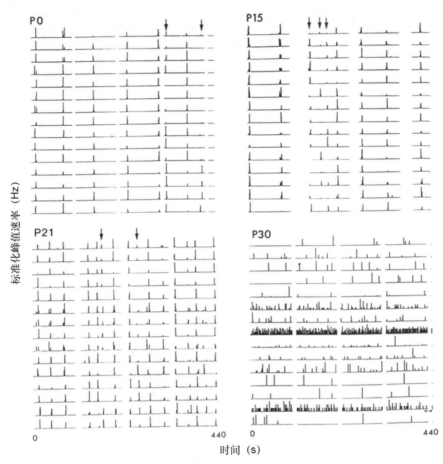

图 12.1　雪貂四个不同年龄的神经节细胞之间相关联的放电活动。每个年龄记录 15 个神经节细胞。注意 P0、P15 和 P21 相关联的放电活动，而 P30 不相关 ［Reprinted with permission from Wong et al.（1993）］

极化与超极化，可以改变视皮质内细胞的朝向敏感性和优势柱（Fregnac 等，1992）。经过数十次偶合后，细胞对去极化刺激反应更敏感而对超极化刺激反应更不敏感（图 12.2）。实际上，细胞的朝向特异性是可以逆转的。此外，高频刺激可在视皮质产生长时程增强效应（LTP）或长时程抑制效应（LTD），这取决于突触后神经元的去极化状态（Artola 等，1990；图 12.3）。结合以上两个研究结果可以看出，神经元细胞特性状态可能会影响视觉输入作用于皮质细胞所导致的长期变化。

大鼠的多数细胞特性都随年龄而变化（McCormick 和 Prince，1987），包括静息电位的轻微超极化和输入电阻的显著下降。这两个变化都可致传入信息输入改变，从而对幼年动物产生更大影响。根据欧姆定律，在相同电流输入条件下，幼年动物输入电阻较大，会导致电压变化也大。更去极化的静息电位将使细胞膜电位更趋向动作电位阈值，并且更接近激活 NMDA 电流所需的电位，因此较小的电压变化就将激活这些电流。此外，抑制性神经递质 GABA 实际上会激活幼年动物神经元，引起钙离子内流，因其逆转电位比同年龄细胞的膜电位更趋向于正电位（Yuste 和 Katz，1991；Lin 等，1994）。遗憾的是，这些实验不是在猫的视皮质中进行，因为猫视皮质关键期进程已经很明确。因此，我们尚不知道这些变化是发生在关键期之前、之内还是之后。

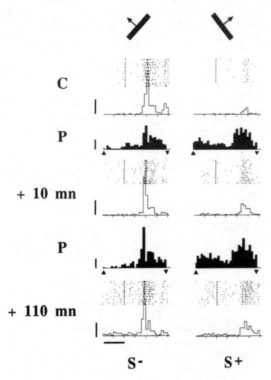

图 12.2 极化细胞偶合刺激引起朝向敏感性变化。（C）为对照情况，细胞偏向于向上和向左移动。当研究者将向上、向右运动与去极化配对，将向上、向左运动与超极化配对后，这种朝向偏好被逆转（P）。10 min 后，细胞又恢复到其初始的朝向偏好（10 mn）。第二次配对（110 mn），2 h 后，部分细胞朝向偏好依然存在变化［Reprinted with permission from Fregnac et al.（1988）］

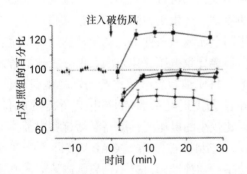

图 12.3 大鼠视皮质切片中的 LTP 和 LTD。在时间 0 时注入破伤风（多次高频刺激）。正常情况下，没有长期影响。用低水平的 GABA 拮抗剂荷包牡丹碱（0.1～0.2 μmol）阻断抑制信号并使神经元去极化，破伤风产生 LTD（□）；在较高水平的荷包牡丹碱（0.3 μmol）作用下，破伤风产生 LTP（△）［Reprinted with permission from Artola et al.（1990）］

NMDA 受体

电活动使得视皮质释放神经递质谷氨酸，谷氨酸激活突触后神经元中三种类型的谷氨酸受体：AMPA/kainate 受体、N- 甲基-天冬氨酸（NMDA）受体和代谢型谷氨酸受体（mGluR）。NMDA 受体由于其电压依赖性，在一段时间内被认为对可塑性有一定作用。因此，当突触后神经元去极化时，NMDA 受体开放信号通道并倍增传入信息，这使得突触前细胞被激发时突触后细胞也被激发的可能性增加。此外它们还开放通道使得钙离子进入细胞，而钙被认为与可塑性有关。

NMDA 受体拮抗剂可以去除通常在单眼剥夺后发生的 ODP（Bear 等，1990；图 12.4）。有人质疑，这一结果是否是由于拮抗剂对视皮质细胞活动的影响，使其像低剂量的河豚毒素。利用不同技术开展进一步实验解决了这个问题，结果表明，即使没有显著影响电活动，可塑性也会被去除（Roberts 等，1998；Daw 等，1999）。

NMDA 受体由 NR1 亚基与一系列 NR2 亚基组成。在出生时的视皮质中，次要基团 NR2 主要是 NR2B，在发育过程中会转换为 NR2A。至少在雪貂中，这种转换发生在 ODP 关键期的起始（Roberts 和 Ramoa，1999）。随着这一转换的进行，NMDA 通道开放持续时间变短（Carmignoto 和 Vicini，1992；Roberts 和 Ramoa，1999），这减少了突触后神经元中 NMDA 反应相互重叠的可能性。假说认为，剥夺眼反应和非剥夺眼反应之间缺乏重叠是眼优势转变的必要条件。

NMDA 受体及其亚基 NR1、NR2A 和 NR2B 均在关键期达到峰值，然后下降（Gordon 等，1991；Chen 等，2000）。因此，关键期的开始与 NMDA 受体增加以及

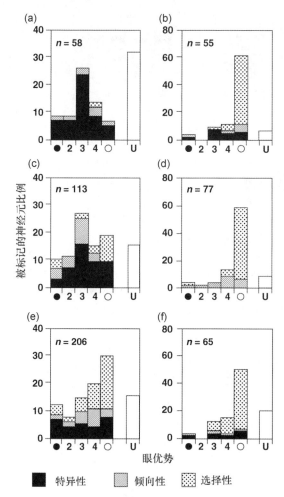

图 12.4 实验半球注射 APV[(a)、(c)和(e)]的小猫眼优势直方图与对照半球[(b)、(d)和(f)]的直方图进行比较。(a)和(b)黑暗饲养直至治疗;(c)~(f)正常饲养。(a)和(c)用 50 mmol APV 处理;(e)用 5 mmol 处理。(a)和(b)之间以及(c)和(d)之间的差异显著大于未使用拮抗剂治疗的单眼剥夺动物的差异,也显著大于睁眼同侧和对侧大脑半球之间的差异。在接受 APV 处理的动物中,较少细胞对刺激的方向具有特异性。因此,APV 治疗降低了眼优势转移和朝向特异性[Adapted from Kleinschmidt et al.(1987)]

NR2B 向 NR2A 转变有关,而关键期结束与 NMDA 受体下降有关,但亚基之间没有任何变化。在黑暗条件下饲养的动物,5 周龄时的 NR2A 含量低于正常水平,而 20 周龄时 NR2A 含量更高,但 NR2B 或 NR1 在各年龄段均无变化(图 12.5)。以此推测,与

可塑性最相关的亚基是 NR2A。此外,NR2A 亚基突变小鼠显示 ODP 降低(Fagiolini 等,2003)。

代表 NMDA 受体对视觉反应贡献的生理参数是可以测量的。通过导入 NMDA 拮抗剂 APV 的同时,记录视皮质细胞的反应。减少的视觉反应量表示 NMDA 对视觉反应的贡献,这与 AMPA/kainate 受体的贡献也相关。所有年龄段,在视皮质第 II 层和第 III 层 NMDA 的贡献都很高(Fox 等,1989)。但在第 IV、V 和 VI 层中,NMDA 的贡献在 3 ~ 6 周龄时即下降,而这恰恰是眼优势柱在第 IV 层分离的时期。黑暗环境下饲养的动物 NMDA 对第 IV、V 和 VI 层视觉反应贡献的降低和正常动物相比推迟了(Fox 等,1992):即使在黑暗条件下几个月以后,NMDA 的贡献仍然很高(图 12.6)。如果在黑暗条件下饲养到 6 周龄后变为光照条件下饲养,NMDA 对视觉反应的贡献就会减少。因此,NMDA 对视觉反应的贡献受到光照的控制。

NMDA 拮抗剂的应用也会降低视皮质细胞反应的特异性(Bear 等,1990)。此外,反义寡核苷酸也会抑制 NMDA 受体功能,阻止了朝向选择性和刺激大小选择性的发育(Ramoa 等,2001)。

总之,NMDA 受体功能在不同条件下与 ODP 相关——降低 NMDA 受体功能会降低 ODP,在 ODP 关键期内 NMDA 受体含量最多,黑暗饲养环境对 NR2A 亚基含量和可塑性的影响类似。

代谢型谷氨酸受体

mGluR 也可以介导可塑性,因为它们从细胞内部储存中释放钙离子,并影响各种第二信使,例如 cAMP 和磷酸肌醇。不论谷氨酸刺激磷酸肌醇的转换(Dudek 和

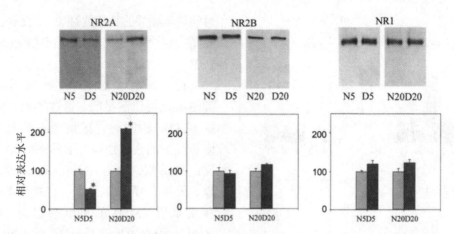

图 12.5 黑暗环境中饲养对 NMDA 受体亚基 NR2A（左）、NR2B（中）和 NR1（右）表达水平的影响。比较正常（N5）和黑暗环境饲养猫（D5）在 5 周龄时的表达水平与正常（N20）和黑暗环境饲养猫（D20）在 20 周龄时的表达水平。上图显示蛋白质印迹法结果。下图总结了每个年龄和养育条件下的相对表达水平［Reprinted with permission from Chen et al.（2000）］。星号表示第 5 周（Mann-Whitney U 检验，$P = 0.014$）和第 20 周（Mann-Whitney U 检验，$P = 0.008$）的差异有统计学意义

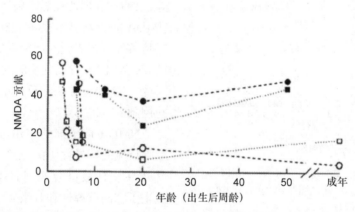

图 12.6 黑暗环境饲养对视觉反应中 NMDA 贡献的影响。与光照下饲养的动物相比（○和□），黑暗环境饲养动物的第Ⅳ层（●）、第Ⅴ层及第Ⅵ层（▲）中 NMDA 贡献仍然很高。在黑暗条件下饲养至 6 周龄的动物放入光照条件中，用半白半黑的○和□显示［Used with permission from Czepita et al.（1994）］

Bear，1989）还是普通代谢型谷氨酸激动剂 ACPD 产生的 cAMP（Reid 等，1996）都具有与猫视皮质 ODP 关键期相关的表达特征。此外，黑暗条件下饲养的动物的 cAMP 的含量，在 6 周龄时比正常动物少，在 15 周龄时高于正常动物（Reid 等，1996）。

代谢型谷氨酸受体有三种类型。第Ⅰ组（mGluR 1 和 5）就像在神经系统的其他部位一样，在视皮质中具有促进突触后反应的

作用（Jin 等，2001），影响磷酸肌醇的代谢并增加 cAMP。第Ⅱ组（mGluR 2 和 3）和第Ⅲ组（mGluRs 4、6、7 和 8）具有抑制突触前反应的作用（Beaver 等，1999），降低 cAMP，与其在神经系统其他部位的作用类似。

mGluR 非特异性拮抗剂 MCPG 不会影响 ODP（Hensch 和 Stryker，1996）。但是，MCPG 并不是很有效。它可作为对抗mGluR 激动剂 ACPD 的拮抗剂，但对谷

氨酸刺激的磷酸肌醇转换或谷氨酸刺激的适应无效（Huber 等，1998），第Ⅱ组受体 mGluR2 突变小鼠显示正常的 ODP（Renger 等，2002）。第Ⅰ组激动剂 PHCCC 以及 mGluR1 拮抗剂 LY367385 的应用会轻度影响可塑性，而 mGluR5 拮抗剂 MPEP 的应用则不会影响可塑性（Fischer 等，2004）。该作用与 NMDA 拮抗剂的作用协同。因此，似乎 mGluR1 和 NMDA 受体都可影响 ODP，并且可能都需要被阻断才能完全去除 ODP。

γ 氨基丁酸和兴奋抑制平衡

抑制性神经递质 GABA（γ 氨基丁酸）在 ODP 中的作用非常复杂。如果注射 GABA 激动剂毒蕈碱并记录由于单眼剥夺而导致的眼优势变化，则眼优势直方图将移向被剥夺眼而非健眼（Reiter 和 Stryker，1988）。当检测从外侧膝状体到视皮质的传入末梢时，健眼的传入末梢缩减，而被剥夺眼的传入末梢似乎正常（图 12.7；Hata 等，1999）。这可以用突触后细胞的静息和由此导致的营养因子的缺乏来解释，信息传入活性较高者需要大量营养因子。因此，该结果可能与突触后细胞的状态有关，并非是 GABA 的特定作用。可能使用任何使突触后细胞静息而不影响突触前末端的药物都会产生相同的结果。

GABA 受体（GABA_A 和 GABA_C）可开放氯离子通道，也有 G 蛋白样作用的代谢型 GABA_B 受体，影响 NMDA 受体、cAMP 和基因表达。GABA_B 受体激动剂巴氯芬的应用可促进 ODP，而 GABA_B 受体拮抗剂 SCH50911 的应用可阻断 ODP（Yang 等，2005），GABA_A 受体拮抗剂荷包牡丹碱的应用也会损害 ODP（Ramoa 等，1988），这些结果可以用 Hebb 模型来解释，巴氯芬可

使通道的信号反应更短暂，则同步激发的可能性较小，而 SCH50911 和荷包牡丹碱具有相反的作用。在这种解释中，GABA_A 或 GABA_B 受体的激活就像 NR2B 转换为 NR2A 一样。

这一假设在 GABA 合成酶 GAD65（谷氨酸脱羧酶 65）突变小鼠中的研究最为突出。谷氨酸脱羧酶 65 在突触末梢合成 GABA，另一种酶 GAD67 在整个细胞范围内合成 GABA。在所有年龄段的 GAD65 突变小鼠中都不再有 ODP（Fagiolini 和 Hensch，2000）。地西泮可作用于 GABA 受体上的苯二氮䓬位点，增强 GAD65 突变小鼠该受体对 GABA 的应答。地西泮可在任何年龄段恢复突变小鼠的 ODP（Fagiolini 和 Hensch，2000）。事实上，ODP 的关键期可以通过使用地西泮早期启动（图 12.8；Hensch，2005）。在 GAD65 突变型小鼠中，视皮质细胞放电延长，而采用地西泮治疗的小鼠，放电时间缩短（Fagiolini 和 Hensch，2000）。目前这些结果被理解为当兴奋性和抑制性输入之间的平衡达到抑制阈值时就会启动 ODP 关键期，这一概念仍有待单个细胞试验来验证。因此，可通过减少抑制作用使成年动物恢复可塑性（Harauzov 等，2010）。

但近期研究表明情况可能更加复杂。对苯二氮䓬敏感的 GABA_A 受体 α 亚基有四种类型——α1、α2、α3 和 α5。当使 α1 亚基对地西泮不敏感时，地西泮的应用将会缩短皮质细胞放电时间，但不产生早期可塑性（Fagiolini 等，2004）。另一方面，当使 α2 亚基对地西泮不敏感时，地西泮的应用将诱导视皮质早期可塑性，但不会缩短放电。因此，缩短放电和增强 ODP 并非总是同时发生。

在对 NMDA 受体亚基 NR2A 的靶向敲除的小鼠的深入研究中发现了其他潜在问题。这些小鼠对单眼剥夺的敏感性减弱

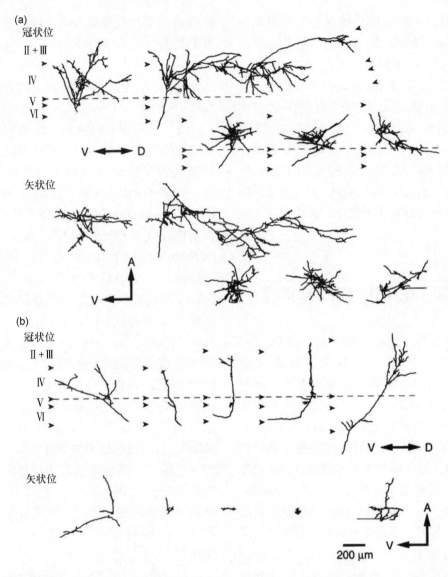

图 12.7 用毒蕈碱抑制猫的视皮质后其丘脑皮质的轴突末梢。(**a**) 被剥夺眼；(**b**) 非剥夺眼 [Reprinted with permission from Hata et al. (1999)]

了，但是 ODP 关键期的时间并没有改变（Fagiolini 等，2003），应用地西泮可以增强该类小鼠的 ODP，因此通过 NMDA 受体 NR2A 亚基的作用引起的 ODP 降低可以通过 GABA 受体的苯二氮䓬带来的可塑性增加来补偿，但这是否仅仅通过延长和缩短皮质细胞放电时间来实现尚无定论。这也

提示，可塑性增加或降低的机制与关键期的触发机制可能不同。实际上，抑制性神经元受单眼剥夺的影响，与兴奋性神经元相比，其时程有所延迟（Gandhi 等，2008；见 http://youtu.be/xZvqAHhiEL8）。有关可塑性的抑制性神经元的进一步研究仍有必要。

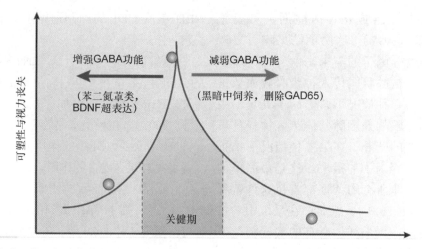

图 12.8　假设采用苯二氮䓬类药物或 BDNF 超表达增强 GABA 功能导致关键期提前开始，以及通过在黑暗中饲养或删除 GABA 合成酶 GAD65 来降低 GABA 功能延迟关键期的开始［Reprinted with permission from Hensch（2005）］

脑源性神经营养因子、胰岛素样生长因子 1 和肿瘤坏死因子 α

体内存在多种神经营养因子，包括神经生长因子（NGF）、脑源性神经营养因子（BDNF）、神经营养因子 3（NT-3）、神经营养因子 4/5（NT-4/5）、胰岛素样生长因子 1（IGF-1）和肿瘤坏死因子 α（TNF-α）。这些因子的受体也多种多样，包括作用于 NGF 的 trkA 受体、作用于 BDNF 和 NT-4/5 的 trkB 以及作用于 NT-3 的 trkC。NGF 存在于基底前脑的乙酰胆碱传入末梢，属于调节通路而非信号传导通路上的因子（Silver 等，2001），将在下文讨论。本节主要涉及受体存在于成纤维细胞轴突的 BDNF，属于信号传导通路上的因子（Silver 和 Stryker，2001）。

采用 BDNF 或 NT-4/5 而非 NGF 或 NT-3 对视皮质进行处理，可以阻止Ⅳ层中的眼优势斑的形成，这可通过 3～6 周龄猫视网膜中［3H］脯氨酸的放射自显影传输来显示（图 12.9；Cabelli 等，1995），使用 trkB

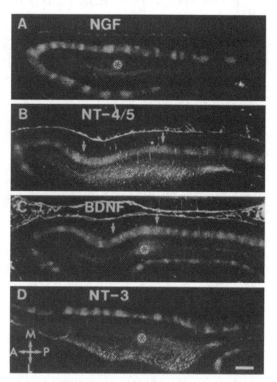

图 12.9　输注 NT-4/5 或 BDNF，但不输注 NGF 或 NT-3，可防止眼优势斑的形成。给猫皮质内输注神经营养因子。外侧膝状体传入纤维通过［3H］脯氨酸的跨神经元传输进行标记。白色箭头表示受神经营养因子输注影响区域的大致边界。横切面水平穿过视皮质，标记为前部（A）、内侧（M）、后部（P）和外侧（L）［Reprinted with permission from Cabelli et al.（1995）］

拮抗剂而非 trkA 或 trkC 拮抗剂也可阻止（Cabelli 等，1997）。这两项结果均可以通过皮质对营养因子的需求来解释，这些营养因子通常被膝状体传入神经吸收而数量有限。在第一种情况下营养因子充足，因此右眼和左眼的外侧膝状体传入神经都可以吸收足够的营养。在第二种情况下拮抗剂阻止了营养因子的摄取。这是最简单的假设，但并非所有的证据都支持这种解释（Kohara 等，2001）。然而如在系统中的位置所代表的作用那样，所有的实验都清楚地将 trkB 配体 BDNF 和 NT-4/5 的作用与 trkA 和 trkC 配体 NGF 和 NT-3 的作用区分开讨论。

在单眼剥夺期间应用 BDNF 于视皮质会导致眼优势转移至被剥夺眼，同时丧失朝向特异性（Galuske 等，2000），这在幼猫可发生成年猫则不可以。对单眼剥夺期幼猫应用 NT-4/5 也可导致朝向特异性丧失，以及眼优势移动缺如（Gillespie 等，2000）。BDNF 引起的眼优势改变让我们联想到 GABA 激动剂毒蕈碱引起眼优势的转变。这两个结果可能是相关的，因为超表达 BDNF 的小鼠表现出 GABA 能神经支配和抑制的加速成熟（Huang 等，1999）。

BDNF 的超表达还有许多其他影响。单眼剥夺的关键期开始得早（Hanover 等，1999）结束得也很早（Huang 等，1999），视力早期即发育成熟（Huang 等，1999）。黑暗环境下饲养对小鼠的影响，如关键期延迟、视力发育延迟以及抑制发育作用缺乏，在 BDNF 超表达的小鼠中均被逆转了（Gianfranceschi 等，2003）。另一方面，对 TrkB 激酶的抑制作用可以阻断单眼剥夺的影响，但在当剥夺因素祛除后不会阻止单眼剥夺影响的恢复（Kaneko 等，2008a）。BDNF 的作用还涉及到树突棘的发育（Kaneko 等，2012），BDNF 作用于 Hras，后者作用于细胞外信号调节激酶 ERK（Kaneko 等，2010）。总之，

BDNF 在 ODP 的抑制通路上起着重要而复杂的作用。

胰岛素样生长因子 1（insulin-like growth factor-1，IGF-1）也明确参与了视觉系统发育。IGF-1 的增加可加速视力发育（Ciucci 等，2007）。在环境富集效应中也很重要（见下文）：阻断 IGF-1 的作用同样也阻断了环境富集对视力发育的作用。

最后，从神经胶质中释放的肿瘤坏死因子 α 对于第 11 章中提到的可塑性的稳态维持很重要（Kaneko 等，2008b）。

钙、α 钙 / 钙调蛋白激酶和钙调磷酸酶

NMDA 受体的激活使钙进入细胞。实验已经证实钙在海马回突触可塑性中起一定作用。当前的假说认为钙长时间小幅度增加会导致突触抑制，短时间大幅度增加会导致电位增强（Lisman，1989；Yang 等，1999），因此视皮质 ODP 必须包含钙几乎毋庸置疑。遗憾的是，目前为止还没有发现一个能够直接测试钙参与 ODP 的实验，因为钙参与了太多其他细胞过程，钙系统的破坏除了改变 ODP 之外还将引起其他难以控制的副作用。

有一些体内钙水平的发育与 ODP 相关，有一些变化则不相关。在猫的可塑性增加的时期（14 ～ 28 天）以及可塑性降低的时期（28 ～ 70 天），电压依赖性钙通道的结合位点会随着年龄的增长而稳定下降，这表明结合位点数量的变化与具体活动有关而非可塑性（Bode-Greuel 和 Singer，1988）。黑暗饲养条件不影响这些钙结合位点数量（Bode-Greuel 和 Singer，1988）。猫的 NMDA 受体钙吸收在出生 26 ～ 90 天内稳定下降，很遗憾 28 天以前的实验数据发表甚少，钙与可

塑性的关系无法很好的解释（Feldman 等，1990）。因此钙结合和摄取有关的发育变化与可塑性并不相关。

钙可以刺激多种激酶和磷酸钙调磷酸酶，其中一种假设是高水平的钙刺激激酶产生增强作用而低水平钙刺激磷酸酶产生抑制（Lisman，1989、2001）。在视皮质中进行的实验主要集中在 α 钙 / 钙调蛋白激酶 Ⅱ（αCaMKⅡ）和钙调磷酸酶上。在 αCaMKⅡ 突变小鼠中，50% 的小鼠ODP 大大降低，另外 50% 的 ODP 则正常（Gordon 等，1996）。在更加特别的不能自磷酸化的 αCaMKⅡ 突变体小鼠，长时间单眼剥夺可表现出 ODP，短时间单眼剥夺不能表现出 ODP（图 12.10；Taha 等，2002）。超表达磷酸酶、钙调磷酸酶的小鼠不显示ODP（Yang 等，2005）。短暂的单眼剥夺导

致被剥夺眼的信号通路内突触中 CaMKⅡ 的激活，被淘汰的突触内 CaMKⅡ 基础水平较低（Mower 等，2011）。这些研究结果与假设基本相符，但需要更多实验结果来完善细节。

总而言之，几乎可以肯定钙在视皮质的可塑性中很重要，因为钙将谷氨酸受体的激活以及各种激酶和磷酸酶的激活联结起来。但其实是 NMDA 受体在关键期内的增多使大脑皮质在峰值时更具可塑性，而非钙或钙通道某些特性的增强。没有证据证明钙或钙通道的任何特质可以和关键期的上升期和下降期相对应，或者受到和可塑性具有相同改变方式的黑暗饲养环境的影响。换句话说，钙是一个联结，不是皮质可塑性的因素。

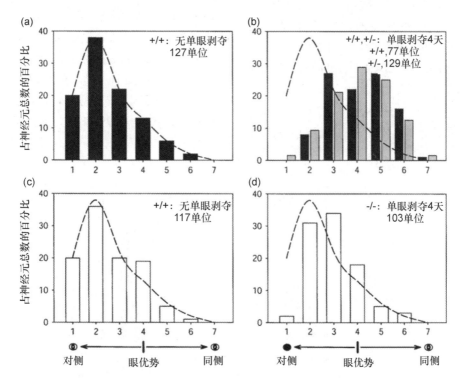

图 12.10 αCaMKⅡ T286A 小鼠的可塑性受损。（**a**）野生型小鼠的眼优势直方图。所有图中的虚线都符合这一分布。（**b**）单眼剥夺 4 天后，野生型和杂合子动物的眼优势分布向右移。（**c**）在单眼剥夺之前，αCaMKⅡ T286A 纯合小鼠的眼优势分布与野生型小鼠相似。（**d**）单眼剥夺 4 天后，αCaMKⅡ T286A 纯合小鼠的眼优势分布没有改变［Reprinted with permission from Taha et al.（2002）］

cAMP 和蛋白激酶 A

NMDA 受体可以通过钙和钙刺激的腺苷酸环化酶产生 cAMP，也可以直接通过 mGluR 或由细胞内存储的钙释放引起的 mGluR 产生 cAMP。cAMP 继而激活蛋白激酶 A，该蛋白激酶 A 则涉及多种系统的可塑性。正如前文提到的，对一般代谢型谷氨酸激动剂 ACPD 产生的 cAMP 反映了猫 ODP 的关键期，并可以通过黑暗饲养环境改变，效果类似于 ODP（Reid 等，1996）。这种影响主要是由于 cAMP 生成的发育变化，而不是 mGluR 水平的发育变化（Daw 和 Reid，1996）。

蛋白激酶 A 抑制剂可消除 ODP（Beaver 等，2001；图 12.11），这不是由于抑制剂对活性的影响。蛋白激酶 A 是由一对催化亚基和一对调节亚基组成，它们可以是 RIα、RIβ、RIIα 或 RIIβ。采用突变小鼠进行的实验表明 RII 亚基参与了 ODP，主要是 RIIβ（Fischer 等，2004），也包括 RIIα（Rao 等，2004）。目前所知 RIβ 亚基和 RIα 亚基没有参与其中（Hensch 等，1998）。成年单眼剥夺结合 cAMP 治疗，视皮质中可以产生眼优势的变化，尽管是影响双眼驱动

的细胞的百分比，而不是眼优势向非剥夺眼转移（Imamura 等，1999）。因此，所有列出的标准都表明，cAMP 和蛋白激酶 A 对 ODP 至关重要，抑制剂可以祛除可塑性，cAMP 与光照条件下饲养的动物的关键期以及黑暗条件下饲养的动物的关键期都相关，成年动物中 cAMP 的扩增可恢复可塑性。

突触后致密区的激酶 A 锚定蛋白

神经递质通过突触后致密区的受体作用于突触后细胞。蛋白激酶 A 和钙调磷酸酶都存在于突触后致密区中，蛋白激酶 A 通过其 RII 亚基与蛋白激酶 A 锚定蛋白 AKAP79/150 结合在突触致密区（Coghlan 等，1995）。AKAP 突变小鼠没有 ODP（Fischer 等，2005），蛋白激酶 A 和钙调磷酸酶之间的相互靠近以及与 AMPA 受体 GluR1 的接近可能有助于它们之间的相互作用。AMPA 受体可以被蛋白激酶 A 和 CaM 激酶磷酸化并被钙调磷酸酶去磷酸化（Lee 等，2000），这和上文提到的假设是一致的。

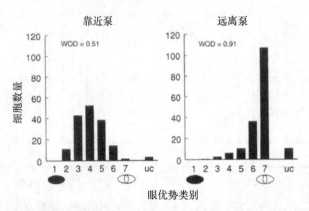

图 12.11 蛋白激酶 A 抑制剂阻断眼优势转换。四只 4 周大的小猫在 5 天的单眼剥夺期间，其左侧视皮质注入 20 mmol Rp-8-Cl-cAMP，由此构建眼优势直方图。右图中细胞远离泵尖端。左图细胞靠近泵。WOD，加权眼优势评分；UC，无特征［Reprinted with permission from Beaver et al.（2001）］

其他蛋白激酶

实验证实蛋白激酶 G 和蛋白激酶 C 均与海马回的可塑性有关。然而蛋白激酶 G 抑制剂不会影响 ODP，尽管初步证据表明蛋白激酶 C 可能也是如此（Beaver 等，2001；Daw 和 Beaver，2001），但蛋白激酶 C 抑制剂尚未经充分实验证实。

电活动、PKA、CaM 激酶、钙调磷酸酶和生长因子均可影响细胞外信号调节激酶 ERK，而 ERK 抑制剂可以消除大鼠 ODP（Di Cristo 等，2001）。因此，ERK 可能是影响 ODP 的各种信号的汇集点（Cancedda 等，2003）。

cAMP 应答结合元件

钙、cAMP、BDNF、PKA、CaM 激酶和 ERK 都直接或间接作用于钙/cAMP 应答结合元件（CREB），因此 CREB 是影响 ODP 信号的下游汇合点（Cancedda 等，2003；Pizzorusso 等，2000），CREB 反过来激活基因表达。CRE/CREB 在丘脑的基因表达高峰发生在外侧膝状体核眼部支配区域特异性分层时，CREB 突变的小鼠表现出分层异常（Pham 等，2001）。此外，在 ODP 关键期内，单眼剥夺后可发生 CRE 介导的基因表达激活，但是在成年后单眼剥夺后不表达（Pham 等，1999）。其他实验表明，注射具有显性负效（dominant-negative）作用的 CREB 可以阻断雪貂视皮质的 ODP（Mower 等，2002），CREB 调控的微 RNA 在 ODP 中起作用（Tognini 等，2011）。因此，CREB 是单眼剥夺条件下 ODP 的激活与基因表达之间的重要联系。

蛋白激酶 ERK 通过核激酶 MSK 激活 CREB，而 CREB 则通过组蛋白 H3 和 H4 影响基因转录。在成年动物中下调的是 CREB 的激活以及其对组蛋白的影响，而不是 ERK 和 MSK 的激活（Putignano 等，2007）。这些是有助于结束关键期的更多节点。因此，曲古抑菌素（trichostatin）可以通过增加组蛋白的乙酰化作用来增加成年动物的可塑性。

基因与蛋白质合成

许多基因在刺激因素出现后不久就启动，因此被称为即早期基因（immediate early gene，IEG），包括 fos、jun、Arc、egr1/zif268 等，它们中的大多数在黑暗条件下关闭，在光照下启动，因此需要应用其他标准来验证它们是否与可塑性而非活动有关。5 周龄时正常猫的诱导 fos 水平高于黑暗环境下饲养的猫，相当于 10 周龄时的正常猫水平，到 20 周龄时黑暗环境下饲养的猫的诱导 fos 水平则高于正常猫，这与黑暗环境对可塑性的影响是一致的（Mower 和 Kaplan，2002）。另一方面，所有年龄段的黑暗条件下饲养的动物 egr1 诱导率均高于正常动物，而且 ODP 在 egr1 突变小鼠中是正常的（Mataga 等，2001）。Arc 缺乏可导致 ODP 缺乏（McCurry 等，2010）。fos 的缺乏对 ODP 的影响尚不明确。因此 fos 和 Arc 可能是 ODP 的影响因素，但 egr1 可能不是。然而，这些 IEG 是如何与该通路上下游元件相契合仍有待阐明。

通过严格的标准鉴定出的可塑性基因，正常幼猫在 5 周龄时的表达量要明显高于黑暗环境下饲养的幼猫，黑暗环境下饲养的幼猫在 20 周龄时的表达量要比正常猫高，反之亦然（抗塑性基因），其中一种抗塑性基因是 Munc13-3，是老鼠的不协调基因（mouse uncoordinated gene）（Yang 等，2002），其表达的蛋白位点在突触前活性区，在突触小泡释放中起重要作用。cpg-15

是一种可塑性相关基因，它的超表达将导致树突末梢旺盛生长并促进突触成熟（Lee 和 Nedivi，2002）。有几种线粒体基因已被鉴定为可塑性或抗塑性基因（Yang 等，2001）。所有这些基因在可塑性中的确切作用尚待确定。

通过较严格筛选标准也鉴定出许多其他基因（Prasad 等，2002；Majdan 和 Shatz，2006；Tropea 等，2006）。受发育和单眼剥夺影响最大的一组基因是与肌动蛋白、G 蛋白信号转导、转录和髓鞘形成有关的基因（Lyckman 等，2008）。推动此类研究的基本问题是：是什么因素控制着参与轴突末梢、树突棘和突触的形成的基因阵列，而不是参与其降解的基因阵列？与可塑性有关的钙、PKA 和其他因素需要处于什么水平才能开启或者关闭一组基因？当前控制基因阵列的候选因素是微 RNA，它是一种转录因子，某些微 RNA 位于树突中，可以启动和关闭某种特定基因（Schratt，2009；Bredy 等，2011）。需要特别指出的是，miR132 是一种微 RNA，它在视皮质中大量表达并受到视觉剥夺的影响，对 miR132 的抑制会阻止眼优势的改变（Mellios 等，2011；Tognini 等，2011）。未来研究有望进一步显示该微 RNA 控制哪些基因阵列，以及哪些其他微 RNA 在该过程中也起到重要作用。

在单眼剥夺的前 4 天中，在小鼠视皮质中发生的生理性眼优势变化需要蛋白质合成（Taha 和 Stryker，2002）。这种变化在外侧膝状体传入神经中早于任何解剖变化的出现。一种可能的假说是，外侧膝状体传入神经的结构变化是在视皮质第 II 层和第 III 层结构变化之后出现，而后者受蛋白质合成的影响（Trachtenberg 和 Stryker，2001）。蛋白质也可以在突触区域合成，这无法通过解剖学技术观察到，但仍会被眼优势的生理变化表现出来。事实上，眼优势的改变需要一组蛋白质的合成：被剥夺眼的突触有效性降

低，健眼突触有效性提高，突触及树突棘的形成和退化，轴突末梢的收缩和扩张，都是如此。推测随着细胞经历这些改变，蛋白质合成序列也会发生变化。因此另一个问题是：启动和关闭各种蛋白质合成的时机是什么。除了观察到小鼠眼优势转移的最初 4 天不需要在外侧膝状体核进行蛋白质合成以外，还没有太多研究工作解决这一问题（Taha 和 Stryker，2002）。

结构因素

在 ODP 期间，树突棘的形成和降解是一个非常活跃的过程，树突棘接收被剥夺眼来源的信息输入缩减而健眼来源的信息输入扩展（Oray 等，2004）。组织纤溶酶原激活物（tPA）是参与此过程的一个分子，它是一种将纤溶酶原转化为纤溶酶的细胞外丝氨酸蛋白酶。用 tPA 抑制剂处理的小鼠和 tPA 突变小鼠在单眼剥夺引起的眼优势变化过程存在缺陷（Mataga 等，2002），以及由此产生的眼优势改变的恢复过程也存在缺陷（Muller 和 Griesinger，1998）。一种可能的情况是，由于 tPA 蛋白水解活性的提高，接收被剥夺眼输入信息的树突棘出现活动性并最终被消除（Mataga 等，2004 年；图 12.12）。tPA 的蛋白水解作用随着年龄的增长而下降，仅在年轻小鼠中在单眼剥夺条件下增加。

其他结构因素（structural factor）的形成有助于结束可塑性的关键期（Hockfield 等，1990）。在发育晚期，细胞的出芽和生长过程中，细胞外基质会凝结在一部分神经元的胞体和树突周围，特别是含有小清蛋白的 GABA 神经元。在黑暗环境下饲养可以阻止这些周围神经网络的形成，并延长可塑性（Berardi 等，2004；Huang 等，2010）。这种细胞外基质的成分是硫酸软骨

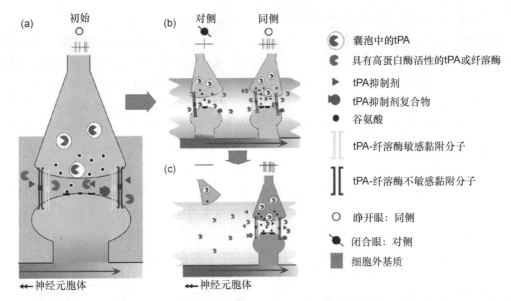

图 12.12 tPA 在眼优势可塑性中的作用。（**a**）正常活动的突触通过细胞黏附分子和蛋白酶及其抑制剂的组合而稳定；（**b**）输入不平衡导致 tPA 释放，黏附分子和细胞外基质成分断裂，导致（**c**）非活性输入的丧失［Reprinted with permission from Mataga et al.（2004）］（见彩图）

素蛋白聚糖，例如聚集蛋白聚糖（Kind 等，2013）。在关键期后，用软骨素酶 ABC 降解成年大鼠的硫酸软骨素蛋白聚糖链，破坏了这些聚糖链会引起单眼剥夺的眼优势转移（Pizzorusso 等，2002、2006）。这些小白蛋白神经元的成熟受 Otx2 同源蛋白控制，该同源蛋白由外侧膝状体核中的神经元产生并转运至视皮质，继而转移至周围神经网络（Beurdeley 等，2012）。该同源蛋白向周围神经网络的转移对于关键期的启动和关闭都是充分且必要的（Sugiyama 等，2008；见 http://youtu.be/xZvqAHhiEL8 ）。

很多年前发现的与神经系统成熟有关的另一个结构因素是髓磷脂（Fields，2008）。NoGo 蛋白参与髓磷脂的形成过程，NoGo 蛋白突变小鼠的单眼剥夺关键期也相对延长（McGee 等，2005）。通过黑暗饲养环境和 GAD65 敲除处理方式延长关键期会阻碍髓鞘形成，而加速关键期的处理方式则会促进髓鞘形成（Morishita 等，预印本）。而且，脱髓鞘可以简单地通过重新去除成年动物的形觉剥夺的方式使视力恢复正常。未来研究

工作需要明确的问题是，在此过程中最重要的是丘脑皮质轴突、胼胝体轴突还是局部抑制性神经元的磷酸化。NoGo 突变体对髓磷脂的作用还是对其他某种成分的作用至关重要。tPA、PNN 和髓鞘形成均涉及神经胶质而不是神经元，这一点的重要性可能在将来显现。

调节因素

很多调节因素（modulatory factor）都会影响 ODP，前文已经提到麻醉是其中一个，睡眠也是。单眼剥夺 6 h 联合 6 h 睡眠产生的皮质眼优势转移与单眼剥夺 6 h 的效果不同，而与单眼剥夺 12 h 的效果一致（Frank 等，2001）。因此，睡眠增强眼优势转移主要是通过加强健眼的反应来实现的，这系列反应是通过 NMDA 受体介导激活 PKA（Aton 等，2009），并依赖于蛋白质合成、蛋白质合成调节剂的磷酸化以及可塑性相关 mRNA 的翻译（Seibt 等，2012）。

这与青春期小鼠在清醒状态下树突棘有净增加，而在睡眠状态下有树突棘有净损失这一发现相吻合（Maret 等，2011）。

另一个调节因素是环境的丰富，例如在装满滚动的轮子和物体的笼子中玩耍。环境富集会导致视力在视皮质以及视网膜水平上提早发育（Cancedda 等，2004），也加速单眼剥夺影响的恢复过程（Sale 等，2007），并产生早熟的 CREB 反应以及增加 BDNF 和 GAD65/67 的表达，而这两者均可影响 ODP。因此，环境富集似乎的确对 ODP 有一定作用，虽然影响都是正向而非反向的，但尚无人报道单眼剥夺后低环境刺激会影响眼优势变化。环境富集效应由 IGF-1 介导（Ciucci 等，2007）。

调节神经系统状态的神经元信号来自由乙酰胆碱介导的基底前脑，由去甲肾上腺素介导的蓝斑，由血清素介导的网状核，由多巴胺介导的中脑，以及由谷氨酸介导的丘脑髓间核。在前四种情况下，通过阻断这些途径或应用递质的拮抗剂，很容易区分调节途径的作用与信号传导途径的作用。一项早期实验表明，通过注射 6- 羟基多巴胺（6-OHDA）破坏背侧肾上腺素能束来消融去甲肾上腺素途径可以消除 ODP（Kasamatsu 和 Pettigrew，1979）。后来的实验表明，该结果是由于使用高浓度 6- 羟基多巴胺引起的非特异性作用；低剂量 6- 羟基多巴胺以及其他对去甲肾上腺素途径有特异性作用的处理的研究结果不一致（Daw 等，1985；Gordon 等，1988）。然而，β 肾上腺素能受体拮抗剂确实对眼优势改变影响非常小（Kasamatsu 和 Shirokawa，1985）。

毒蕈碱乙酰胆碱受体的拮抗剂可能会通过降低对 M_1 受体的作用而降低 ODP 并影响朝向特异性（Gu 和 Singer，1993）。基底前脑中胆碱能细胞的损伤可降低 ODP，联合 6-OHDA 引起的背侧去甲肾上腺素能束的损伤实质上可以消除 ODP（Bear 和 Singer，1986）。Bear 和 Singer 的研究还表明，高剂量的 6-OHDA 会拮抗乙酰胆碱作用，但是尚不清楚基底前脑和背侧去甲肾上腺素能束同时损伤所带来的影响可否仅仅归因于乙酰胆碱。5- 羟色胺神经毒素和 5- 羟色胺受体 $5HT_1$ 和 $5HT_2$ 拮抗剂的组合也可降低 ODP（Gu 和 Singer，1995）。多巴胺在视皮质可塑性中的作用尚未有研究涉及。因此，乙酰胆碱和 5- 羟色胺传入信号肯定对 ODP 有一定影响，但其他调节因素的证据尚不确定。

在关键期结束后的视皮质内，与烟碱乙酰胆碱受体结合的蛋白质 Lynx1 含量是增加的，敲除 Lynx1 基因的小鼠可塑性增强（Morishita 等，2010）。

调节递质还可作用于离子通道和第二信使（Gu，2002），钾离子通道就受其中几种的影响。磷脂酶 C 和磷酸肌醇可被乙酰胆碱 M_1 和 M_3 受体、去甲肾上腺素 α_1 受体以及 5- 羟色胺 $5HT_2$ 受体激活，同时细胞内储存的钙将释放到细胞外；腺苷酸环化酶可被乙酰胆碱 M_2 受体、去甲肾上腺素 α_2 受体以及血清素 $5HT_1$ 和 $5HT_5$ 受体抑制；腺苷酸环化酶可被去甲肾上腺素 β 受体和 5- 羟色胺 $5HT_4$ 和 $5HT_6$ 受体激活；去甲肾上腺素可以增强由谷氨酸引起的钙增加。所有这些都是信号传导途径中涉及的第二信使，调节性途径也可能会汇聚到这些信使上。

神经生长因子

神经生长因子（Nerve Growth Factor，NGF）对猫视皮质的可塑性影响很小，它既不影响传递至视皮质眼优势柱的外侧膝状体传入神经末梢的发育（Cabelli 等，1995；Silver 等，2001），也不影响 NGF 受体拮抗剂 trkA-IgG（Cabelli 等，1997）。在幼猫关键期内，将 NGF 注入视皮质不会影响单眼剥夺引起的皮质眼优势变化（Galuske 等，

2000；Gillespie 等，2000；Silver 等，2001），但这种处理方式的确导致了被剥夺眼丧失了朝向选择性地形图，推测是因为被剥夺眼不再有传入信息驱动皮质细胞（Galuske 等，2000；Silver 等，2001）。在成年动物中进行相同处理会导致眼优势向被剥夺眼矛盾性转变（Gu 等，1994；Galuske 等，2000）。将 NGF 注入脑室可导致眼优势转移轻微降低，这可能是由于高浓度的 NGF 激活了 tkB 受体所致（Carmignoto 等，1993）。任何处理结果都不会增加 NGF 对 ODP 的作用，特别是因为这些结果在成年猫的影响比处于关键期内的幼猫更明显。由于技术或物种差异，上述研究结果在小鼠中有所不同（Daw，2003）。

免疫系统分子

Shatz 等对免疫系统分子与可塑性之间的关系提出了一个有趣的发现（Corriveau 等，1998）。他们在筛选外侧膝状体核眼特异性性分层发育过程中的基因（该基因受视黄醛生成途径中的自发动作电位的调节）的过程中，发现编码 1 类主要组织相容性复合体抗原（1 类 MHC）的 mRNA 是减少的，在 1 类 MHC 突变小鼠中，视网膜与外侧膝状体核之间链接细化不完全（Huh 等，2000）。以上结果表明这些分子位于突触内或突触附近，对细胞间链接产生影响。

自这一发现以来，目前已经发现许多免疫系统分子可以影响发育以及可塑性的方方面面。它们包括原发性免疫细胞因子、先天免疫系统的蛋白质、1 类 MHC 基因和 MHC1 结合元件（Boulanger，2009），有些导致同侧投射增大，有些导致单眼剥夺条件下健眼的投射增大，有些则导致关键期的延长，推测它们可能是影响了上述一系列步骤。我们已经知道 AMPA/NMDA 比率会受

到免疫系统因子的影响，然而在大多数情况下它所涉及的具体步骤是未知的，仍需要大量研究工作来揭示所有详细机制。此外免疫系统分子很可能参与了已经退化的棘突以及突触的降解（Stephan 等，2012）。于此同时，也许我们应该开始讨论免疫／神经系统分子，而不是免疫系统分子（见 http://youtu.be/WFA9xbhI3yc）。

多样化可塑性影响因素机制

迄今为止，单眼剥夺引起的眼优势转移机制已成为研究热点。很多情况下，单眼剥夺因素去除后的视觉功能恢复更为重要，但是恢复机制尚未被深入研究。研究发现，给予 6 天的单眼剥夺处理，然后去除剥夺因素，没有发现 CREB 参与到双眼视力的恢复过程（Liao 等，2002），但它参与了最初的眼优势转移。在单眼剥夺过程中有 ERK 的磷酸化发生，在恢复过程中有去磷酸化反应发生（Bittencourt-Navarette 等，2004）。关于双眼功能恢复机制的其他文献涉及的比较少。

在存在 GABA 激动剂毒蕈碱的情况下，单眼剥夺产生的反向眼优势转移机制也不同于正常眼优势转移的机制，后者涉及蛋白激酶 A，而前者不涉及（Shimegi 等，2003）。

另一种可能性尚未经研究证实的，眼优势转移的不同阶段有不同的机制在发挥作用。也许在早期阶段突触后致密区发生磷酸化反应，突触随之形成和降解，然后是树突棘和轴突末梢的扩张和收缩。可能树突中的局部蛋白质合成参与到早期阶段，而核蛋白质合成参与后期阶段。NMDA 受体拮抗剂与视皮质可塑性的方方面面都有关联，原因可能是它存在于这些反应的信号传导通路里。显然这些过程或者其中一些过程是否还涉及其他因素需要进一步研究来证实。

最后，成年后的可塑性和青少年时期相比可能有所不同。也许是成年后可塑性降低：例如两个年龄段都存在 ERK 和 MSK 的激活，但 CREB 介导的基因表达和组蛋白修饰在成年期比较弱（Putignano 等，2007）。另外，参与稳态可塑性的肿瘤坏死因子（TNF-α）（Kaneko 等，2008b）只参与青少年可塑性，没有参与成年可塑性过程（Ranson 等，2012）。

增加可塑性的因素

当科学家们开始研究视皮质可塑性的相关因素时，在确定了基本的生理和解剖学改变后，他们主要关注的是那些可以消除可塑性的因素，从而确定相关的通路。如今这一问题已取得一定进展，从弱视患者角度出发，解决另一个更为重要的问题已成为可能——哪些因素可以恢复关键期后的可塑性？发现关键期结束后仍存有部分可塑性有助于这一领域的研究。当前已知各种各样的因素也许可以恢复关键期后的可塑性：丰富刺激环境、氟西汀处理、降解硫酸软骨素蛋白聚糖的软骨素酶 ABC 处理、髓磷脂形成抑制剂处理、可能刺激组蛋白乙酰化以及抑制免疫系统分子的烟碱乙酰胆碱毒素 Lynx1 的去除处理、黑暗环境饲养等（Morishita 和 Hensch，2008）。任何一种药物的使用都将对多种细胞产生广泛影响，并随之产生副作用，所有药物均如此。因此，最可能有用的因素是那些不涉及药物的因素，如丰富刺激环境以及那些已经被用于其他目的的因素。从某种意义上说，丰富刺激环的形式已经在尝试运用，如小儿眼科视光医师和康复医师使用的弱视训练来丰富视觉环境，包括近期开展的计算机游戏形式（见第 10 章）。目前氟西汀正在临床评估阶段，测试结果也将最引人注目。

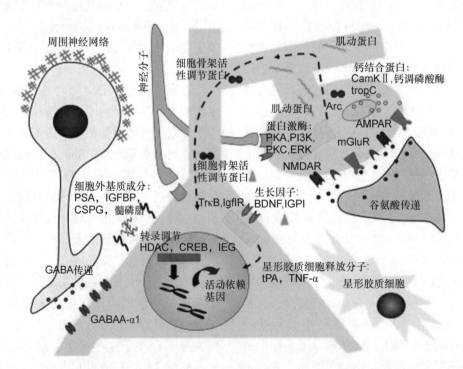

图 12.13 视皮质可塑性相关因素概要示意图［Reprinted with permission from Tropea et al.（2009）］

总结

　　综合以上所有结果，对于视皮质可塑性做如下总体假设（图12.13）：来自外侧膝状体核的信号传入视皮质细胞树突并激活NMDA、mGluR 和 AMPA/kainate 受体，然后影响钙水平和磷酸肌醇代谢，继而影响钙结合蛋白和 cAMP 以及各种激酶，例如蛋白激酶 A 和 ERK。接下来信号转导至细胞核以激活各种转录因子。兴奋性输入与抑制性输入之间的平衡通过某种机制来影响关键期的时间进程，但细节仍有待解决。星形胶质细胞也释放各种分子，例如 tPA。关键期结束时各种细胞外基质蛋白开始就位并形成周围神经网络（perineuronal nets，PNN），各种生长因子和调节因子可以修饰可塑性过程。

参考文献

Artola A, Brocher S, Singer W (1990) Different voltage-dependent thresholds for inducing long-term depression and long-term potentiation in slices of rat visual cortex. Nature 347:69–72

Aton SJ, Seibt J, Dumoulin M, Jha SK, Steinmetz N, Coleman T, Naidoo N, Frank MG (2009) Mechanisms of sleep-dependent consolidation of cortical plasticity. Neuron 61:454–466

Bear MF, Kleinschmidt A, Gu Q, Singer W (1990) Disruption of experience dependent synaptic modifications in striate cortex by infusion of an NMDA receptor antagonist. J Neurosci 10:909–925

Bear MF, Singer W (1986) Modulation of visual cortical plasticity by acetylcholine and noradrenaline. Nature 320:172–176

Beaver CJ, Ji QH, Daw NW (1999) Effect of the Group II metabotropic glutamate agonist, 2R,4R-APDC, varies with age, layer and visual experience in the visual cortex. J Neurophysiol 82:86–93

Beaver CJ, Ji QH, Fischer QS, Daw NW (2001) cAMP-dependent protein kinase mediates ocular dominance shifts in cat visual cortex. Nat Neurosci 4:159–163

Berardi N, Pizzorusso T, Maffei L (2004) Extracellular matrix and visual cortical plasticity: freeing the synapse. Neuron 44:905–908

Beurdeley M, Spatazza J, Lee HH, Sugiyama S, Bernard C, Di Nardo AA, Hensch TK, Prochiantz A (2012) Otx2 binding to perineuronal nets persistently regulates plasticity in the mature visual cortex. J Neurosci 32:9429–9437

Bittencourt-Navarette RE, Krahe TE, Ramoa AS (2004) ERK phosphorylation during recovery from the effects of a brief period of monocular deprivation (MD). Society for Neuroscience Abstracts, 156.115

Bode-Greuel KM, Singer W (1988) Developmental changes of the distribution of binding sites for organic Ca++ channel blockers in cat visual cortex. Brain Res 70:266–275

Boulanger LM (2009) Immune proteins in brain development and synaptic plasticity. Neuron 64:93–109

Bredy TW, Lin Q, Wei W, Baker-Andresen D, Mattick JS (2011) MicroRNA regulation of neural plasticity and memory. Neurobiol Learn Mem 96:89–94

Cabelli RJ, Hohn A, Shatz CJ (1995) Inhibition of ocular dominance column formation by infusion of NT-4/5 or BDNF. Science 267:1662–1666

Cabelli RJ, Shelton DL, Segal RA, Shatz CJ (1997) Blockade of endogenous ligands of trkB inhibits formation of ocular dominance columns. Neuron 19:63–76

Cancedda L, Putignano E, Sale A, Viegi A, Berardi N, Maffei L (2004) Acceleration of visual system development by environmental enrichment. J Neurosci 24:4840–4848

Cancedda L, Putignano E, Impey S, Maffei L, Ratto GM, Pizzorusso T (2003) Patterned vision causes CRE-mediated gene expression in the visual cortex through PKA and ERK. J Neurosci 23:7012–7020

Carmignoto G, Canella R, Candeo P, Comelli MC, Maffei L (1993) Effects of nerve growth factor on neuronal plasticity of the kitten visual cortex. J Physiol 464:343–360

Carmignoto G, Vicini S (1992) Activity-dependent decrease in NMDA receptor responses during development of the visual cortex. Science 258:1007–1011

Chen L, Cooper NGF, Mower GD (2000) Developmental changes in the expression of NMDA receptor subunits (NR1, NR2A, NR2B) in the cat visual cortex and the effects of dark rearing. Mol Brain Res 78:196–200

Ciucci F, Putignano E, Baroncelli L, Landi S, Berardi N, Maffei L (2007) Insulin-like growth factor 1 (IGF-1) mediates the effects of enriched environment (EE) on visual cortical development. PLoS ONE 2(5):e475

Coghlan VM, Perrino BA, Howard M, Langeberg LK, Hicks JB, Gallatin WM, Scott JD (1995) Association of protein kinase A and protein phosphatase 2B with a common anchoring protein. Science 267:108–111

Corriveau RA, Huh GS, Shatz CJ (1998) Regulation of class I MHC gene expression in the developing and mature CNS by neural activity. Neuron 21:505–520

Czepita D, Reid SM, Daw NW (1994) Effect of longer periods of dark-rearing on NMDA receptors in cat visual cortex. J Neurophysiol 72:1220–1226

Daw NW, Beaver CJ (2001) Developmental changes and ocular dominance plasticity in the visual cortex. Keio J Med 50:192–197

Daw NW (2003) Mechanisms of plasticity in the visual cortex. In: Chalupa LM, Werner JS (eds) The visual neurosciences. MIT Press, Cambridge, pp 126–145

Daw NW, Gordon B, Fox KD, Flavin HJ, Kirsch JD, Beaver CJ, Ji QH, Reid SM, Czepita D (1999)

Injection of MK-801 affects ocular dominance shifts more than visual activity. J Neurophysiol 81:204–215

Daw NW, Reid SM (1996) Role of metabotropic glutamate receptors in the cat visual cortex during development. J Physiol (Paris) 90:173–177

Daw NW, Videen TO, Parkinson D, Rader RK (1985) DSP-4 (N-(2-chloroethyl)-N-ethyl-2-bromobenzylamine) depletes noradrenaline in kitten visual cortex without altering the effects of visual deprivation. J Neurosci 5:1925–1933

Di Cristo G, Berardi N, Cancedda L, Pizzorusso T, Putignano E, Ratto GM, Maffei L (2001) Requirement of ERK activation for visual cortical plasticity. Science 292:2337–2340

Dudek SM, Bear MF (1989) A biochemical correlate of the critical period for synaptic modification in the visual cortex. Science 246:673–675

Fagiolini M, Fritschy JM, Low K, Mohler H, Rudolph U, Hensch TK (2004) Specific GABA A circuits for visual cortical plasticity. Science 303:1681–1683

Fagiolini M, Hensch TK (2000) Inhibitory threshold for critical-period activation in primary visual cortex. Nature 404:183–186

Fagiolini M, Katagiri H, Miyamoto H, Mori H, Grant SN, Mishina M, Hensch TK (2003) Separable features of visual cortical plasticity revealed by N-methyl-D-aspartate receptor 2A signaling. Proc Natl Acad Sci U S A 100:2854–2859

Feldman D, Sherin JE, Press WA, Bear MF (1990) N-methyl-D-aspartate-evoked calcium uptake by kitten visual cortex maintained in vitro. Exp Brain Res 80:252–259

Fields RD (2008) White matter in learning, cognition and psychiatric disorders. Trend Neurosci 31:361–370

Fischer QS, Beaver CJ, Yang Y, Rao Y, Jacobsdottir K, Storm DR, McKnight GS, Daw NW (2004) Requirement for the RII·isoform of PKA, but not calcium stimulated adenylyl cyclase, in visual cortical plasticity. J Neurosci 24:9049–9058

Fischer QS, Yang Y, Rao Y, McKnight GS, Daw NW (2005) Impaired LTD and ocular dominance plasticity in visual cortex of AKAP 150-/- mice. Neuron submitted

Fox KD, Daw NW, Sato H, Czepita D (1992) The effect of visual experience on development of NMDA receptor synaptic transmission in kitten visual cortex. J Neurosci 12:2672–2684

Fox KD, Sato H, Daw NW (1989) The location and function of NMDA receptors in cat and kitten visual cortex. J Neurosci 9:2443–2454

Frank MG, Issa NP, Stryker MP (2001) Sleep enhances plasticity in the developing visual cortex. Neuron 30:275–287

Fregnac Y, Shulz D, Thorpe S, Bienenstock E (1988) A cellular analog of visual cortical plasticity. Nature 333:367–370

Fregnac Y, Shulz D, Thorpe S, Bienenstock E (1992) Cellular analogs of visual cortical epigenesis I. Plasticity of orientation selectivity II. Plasticity of binocular integration. J Neurosci 12:1280–1300

Galuske RW, Kim DS, Castren E, Singer W (2000) Differential effects of neurotrophins on ocular dominance plasticity in developing and adult visual cortex. Eur J Neurosci 12:3315–3330

Gandhi SP, Yanagawa Y, Stryker MP (2008) Delayed plasticity of inhibitory neurons in developing visual cortex. Proceedings of the National Academy of Sciences of the United States of America 105 (43):16797–16802

Gianfranceschi L, Siciliano R, Walls J, Morales B, Kirkwood A, Huang ZJ, Tonegawa S, Maffei L (2003) Visual cortex is rescued from the effects of dark rearing by overexpression of BDNF. Proc Natl Acad Sci U S A 100:12486–12491

Gillespie DC, Crair MC, Stryker MP (2000) Neurotrophin 4/5 alters responses and blocks the effect of monocular deprivation in cat visual cortex during the critical period. J Neurosci 20:9174–9186

Gordon B, Allen EE, Trombley PQ (1988) The role of norepinephrine in plasticity of visual cortex. Prog Neurobiol 30:171–191

Gordon B, Daw NW, Parkinson D (1991) The effect of age on binding of MK-801 in the cat visual cortex. Dev Brain Res 62:61–67

Gordon JA, Cioffi D, Silva AJ, Stryker MP (1996) Deficient plasticity in the primary visual cortex of alpha-calcium/calmodulin-dependent protein kinase II mutant mice. Neuron 17:491–499

Gu Q (2002) Neuromodulatory transmitter systems in the cortex and their role in cortical plasticity. Neuroscience 111:815–835

Gu Q, Liu Y, Cynader MS (1994) Nerve growth factor-induced ocular dominance plasticity in adult cat visual cortex. Proc Natl Acad Sci U S A 91:8408–8412

Gu Q, Singer W (1993) Effects of intracortical infusion of anticholinergic drugs on neuronal plasticity in kitten striate cortex. Eur J Neurosci 5:475–485

Gu Q, Singer W (1995) Involvement of serotonin in developmental plasticity of kitten visual cortex. European Journal of Neuroscience 7:1146–1153

Hanover JL, Huang ZJ, Tonegawa S, Stryker MP (1999) Brain-derived neurotrophic factor overexpression induces precocious critical period in mouse visual cortex. J Neurosci 19:RC40

Harauzov A, Spolidoro M, DiCristo G, De Pasquale R, Cancedda L, Pizzorusso T, Viegi A, Berardi N, Maffei L (2010) Reducing intracortical inhibition in the adult visual cortex promotes ocular dominance plasticity. J Neurosci 30:361–371

Hata Y, Tsumoto T, Stryker MP (1999) Selective pruning of more active afferents when cat visual cortex is pharmacologically inhibited. Neuron 22:375–381

Hensch TK (2005) Critical period plasticity in local cortical circuits. Nat Rev Neurosci 6:877–888

Hensch TK, Gordon JA, Brandon EP, McKnight GS, Idzerda RL, Stryker MP (1998) Comparison of plasticity in vivo and in vitro in the developing visual cortex of normal and protein kinase A R1β-deficient mice. J Neurosci 18:2108–2117

Hensch TK, Stryker MP (1996) Ocular dominance plasticity under metabotropic glutamate receptor blockade. Science 272:554–557

Hockfield S, Kalb RG, Zaremba S, Fryer H (1990)

Expression of neural proteoglycans correlates with the acquisition of mature neuronal properties in the mammalian brain. Cold Spring Harb Symp Quant Biol 55:505–514

Huang S, Gu Y, Quinlan EM, Kirkwood A (2010) A refractory period for rejuvenating GABAergic synaptic transmission and ocular dominance plasticity with dark exposure. J Neurosci 30:16636–16642

Huang ZJ, Kirkwood A, Pizzorusso T, Porciatti V, Morales B, Bear MF, Maffei L, Tonegawa S (1999) BDNF regulates the maturation of inhibition and the critical period of plasticity in mouse visual cortex. Cell 98:739–755

Huber KM, Sawtell NB, Bear MF (1998) Effects of the metabotropic glutamate receptor antagonist MCPG on phosphoinositide turnover and synaptic plasticity in visual cortex. J Neurosci 18:1–9

Huh GS, Boulanger LM, Du M, Riquelme PA, Brotz M, Shatz CJ (2000) Functional requirement for class I MHC in CNS development and plasticity. Science 290:2155–2159

Imamura K, Kasamatsu T, Shirokawa T, Ohashi T (1999) Restoration of ocular dominance plasticity mediated by adenosine 3',5'-monophosphate in adult visual cortex. Proc Roy Soc Ser B 266:1507–1516

Jin XT, Beaver CJ, Ji QH, Daw NW (2001) Effect of the group I metabotropic glutamate agonist DHPG on the visual cortex. J Neurophysiol 86:1622–1631

Kaneko M, Cheetham CE, Lee YS, Silva AJ, Stryker MP, Fox K (2010) Constitutively active H-ras accelerates multiple forms of plasticity in developing visual cortex. Proc Natl Acad Sci U S A 107:19026–19031

Kaneko M, Hanover JL, England PM, Stryker MP (2008a) TrkB kinase is required for recovery, but not loss, of cortical responses following monocular deprivation. Nat Neurosci 11:497–504

Kaneko M, Stellwagen D, Malenka RC, Stryker MP (2008b) Tumor necrosis factor-alpha mediates one component of competitive, experience-dependent plasticity in developing visual cortex. Neuron 58:673–680

Kaneko M, Xie Y, An JJ, Stryker MP, Xu B (2012) Dendritic BDNF synthesis is required for late-phase spine maturation and recovery of cortical responses following sensory deprivation. J Neurosci 32:4790–4802

Kasamatsu T, Pettigrew JD (1979) Preservation of binocularity after monocular deprivation in the striate cortex of kittens treated with 6-hydroxydopamine. J Compar Neurol 185:139–162

Kasamatsu T, Shirokawa T (1985) Involvement of β-adrenoceptors in the shift of ocular dominance and monocular deprivation. Exp Brain Res 59:507–514

Kind PC, Sengpiel F, Beaver CJ, Crocker-Buque A, Kelly GM, Matthews RT, Mitchell DE (2013) The Development and Activity-Dependent Expression of Aggrecan in the Cat Visual Cortex. Cereb Cortex 23:349–360

Kleinschmidt A, Bear MF, Singer W (1987) Blockade of "NMDA" receptors disrupts experience-dependent plasticity of kitten striate cortex. Science 238:355–358

Kohara K, Kitamura A, Morishima M, Tsumoto T (2001)

Activity-dependent transfer of brain-derived neurotrophic factor to postsynaptic neurons. Science 291:2419–2423

Lee HK, Barbarosie M, Kameyama K, Bear MF, Huganir RL (2000) Regulation of distinct AMPA receptor phosphorylation sites during bidirectional synaptic plasticity. Nature 405:955–959

Lee WCA, Nedivi E (2002) Extended plasticity of visual cortex in dark-reared animals may result from prolonged expression of cpg15-like genes. J Neurosci 22:1807–1815

Liao DS, Mower AF, Neve RL, Sato-Bigbee C, Ramoa AS (2002) Different mechanisms for loss and recovery of binocularity in the visual cortex. J Neurosci 22(20):9015–9023

Lin MH, Takahashi MP, Takahashi Y, Tsumoto T (1994) Intracellular calcium increase induced by GABA in visual cortex of fetal and neonatal rats and its disappearance with development. Neurosci Res 20:85–94

Lisman JE (1989) A mechanism for the Hebb and the anti-Hebb processes underlying learning and memory. Proc Natl Acad Sci U S A 86:9574–9578

Lisman JE (2001) Three Ca2+ levels affect plasticity differently: the LTP zone, the LTD zone and no man's land. J Physiol 532:285

Lyckman AW, Horng S, Leamey CA, Tropea D, Watakabe A, Van Wart A, McCurry C, Yamamori T, Sur M (2008) Gene expression patterns in visual cortex during the critical period: synaptic stabilization and reversal by visual deprivation. Proc Natl Acad Sci U S A 105:9409–9414

Majdan M, Shatz CJ (2006) Effects of visual experience on activity-dependent regulation in cortex. Nat Neurosci 9:650–659

Maret S, Faraguna U, Nelson AB, Cirelli C, Tononi G (2011) Sleep and waking modulate spine turnover in the adolescent mouse cortex. Nat Neurosci 14(11):1418–1420

Mataga N, Fujushima S, Condie BG, Hensch TK (2001) Experience-dependent plasticity of mouse visual cortex in the absence of the neuronal activity-dependent marker egr1/zif268. J Neurosci 21:9724–9732

Mataga N, Mizuguchi Y, Hensch TK (2004) Experience-dependent pruning of dendritic spines in visual cortex by tissue plasminogen activator. Neuron 44:1031–1041

Mataga N, Nagai R, Hensch TK (2002) Permissive proteolytic activity for visual cortical plasticity. Proc Natl Acad Sci U S A 99:7717–7721

McCormick DA, Prince DA (1987) Post-natal development of electrophysiological properties of rat cerebral cortical pyramidal neurons. J Physiol 383:743–762

McCurry CL, Shepherd JD, Tropea D, Wang KH, Bear MF, Sur M (2010) Loss of Arc renders the visual cortex impervious to the effects of sensory experience or deprivation. Nat Neurosci 13:450–457

McGee AW, Yang Y, Fischer QS, Daw NW, Strittmatter SM (2005) Experience-driven plasticity of visual cortex limited by myelin and Nogo receptor. Science 309:2222–2226

Mellios N, Sugihara H, Castro J, Banerjee A, Le C, Kumar A, Crawford B, Strathmann J, Tropea D, Levine SS,

Edbauer D, Sur M (2011) miR-132, an experience-dependent microRNA, is essential for visual cortex plasticity. Nat Neurosci 14:1240–1242

Morishita H, Hensch TK (2008) Critical period revisited: impact on vision. Curr Opin Neurobiol 18:101–107

Morishita H, Miwa JM, Heintz N, Hensch TK (2010) Lynx1, a cholinergic brake, limits plasticity in adult visual cortex. Science 330:1238–1240

Morishita H, Chung MH, Miyamoto H, He Z, Fagiolini M, Hensch TK (2012) Disrupted myelin signaling restores vision in adulthood. Neuron

Mower AF, Kwok S, Yu H, Majewska AK, Okamoto K, Hayashi Y, Sur M (2011) Experience-dependent regulation of CaMKII activity within single visual cortex synapses in vivo. Proc Natl Acad Sci U S A 108:21241–21246

Mower AF, Liao DS, Nestler EJ, Neve RL, Ramoa AS (2002) cAMP/Ca2+ response element-binding protein function is essential for ocular dominance plasticity. J Neurosci 22:2237–2245

Mower GD, Kaplan IV (2002) Immediate early gene expression in the visual cortex of normal and dark reared cats: differences between fos and egr-1. Mol Brain Res 105:157–160

Muller CM, Griesinger CB (1998) Tissue plasminogen activator mediates reverse occlusion plasticity in visual cortex. Nat Neurosci 1:47–53

Oray S, Majewska A, Sur M (2004) Dendritic spine dynamics are regulated by monocular deprivation and extracellular matrix degradation. Neuron 44:1021–1030

Pham TA, Impey S, Storm DR, Stryker MP (1999) CRE-mediated gene transcription in neocortical neuronal plasticity during the developmental critical period. Neuron 22:63–72

Pham TA, Rubenstein JLR, Silva AJ, Storm DR, Stryker MP (2001) The CRE/CREB pathway is transiently expressed in thalamic circuit development and contributes to refinement of retinogeniculate axons. Neuron 31:409–420

Pizzorusso T, Medini P, Berardi N, Chierzi S, Fawcett JW, Maffei L (2002) Reactivation of ocular dominance plasticity in the adult visual cortex. Science 298:1248–1251

Pizzorusso T, Medini P, Landi S, Baldini S, Berardi N, Maffei L (2006) Structural and functional recovery from early monocular deprivation in adult rats. Proc Natl Acad Sci U S A 103(22):8517–8522. doi:10.1073/pnas.0602657103

Pizzorusso T, Ratto GM, Putignano E, Maffei L (2000) Brain-derived neurotrophic factor causes cAMP response element-binding protein phosphorylation in the absence of calcium increases in slices and cultured neurons from rat visual cortex. J Neurosci 20:2809–2816

Prasad SS, Kojic LZ, Li P, Mitchell DE, Hachisuka A, Sawada J, Gu Q, Cynader MS (2002) Gene expression patterns during enhanced periods of visual cortical plasticity. Neuroscience 111:36–42

Putignano E, Lonetti G, Cancedda L, Ratto G, Costa M, Maffei L, Pizzorusso T (2007) Developmental down-regulation of histone posttranslational modifications regulates visual cortical plasticity. Neuron 53:747–759

Ramoa AS, Mower AF, Liao D, Jafri SIA (2001) Suppression of cortical NMDA receptor function prevents development of orientation selectivity in the primary visual cortex. J Neurosci 21:4299–4309

Ramoa AS, Paradiso MA, Freeman RD (1988) Blockade of intracortical inhibition in kitten striate cortex: effects on receptive field properties and associated loss of ocular dominance plasticity. Exp Brain Res 73:285–296

Ranson A, Cheetham CE, Fox K, Sengpiel F (2012) Homeostatic plasticity mechanisms are required for juvenile, but not adult, ocular dominance plasticity. Proc Natl Acad Sci U S A 109:1311–1316

Rao Y, Fischer QS, Yang Y, McKnight GS, LaRue A, Daw NW (2004) Reduced ocular dominance plasticity and long-term potentiation in developing visual cortex of RIIβ mutant mice. Eur J Neurosci 20:837–842

Reid SM, Daw NW, Gregory DS, Flavin HJ (1996) cAMP levels increased by activation of metabotropic glutamate receptors correlate with visual plasticity. J Neurosci 16:7619–7626

Reiter HO, Stryker MP (1988) Neural plasticity without postsynaptic action potentials: less-active inputs become dominant when kitten visual cortical cells are pharmacologically inhibited. Proc Natl Acad Sci U S A 85:3623–3627

Renger JJ, Hartman KN, Tsuchimoto Y, Yokoi M, Nakanishi S, Hensch TK (2002) Experience-dependent plasticity without long-term depression by type 2 metabotropic glutamate receptors in developing visual cortex. Proc Natl Acad Sci U S A 99:1041–1046

Roberts EB, Meredith MA, Ramoa AS (1998) Suppression of NMDA receptor function using antisense DNA blocks ocular dominance plasticity while preserving visual responses. J Neurophysiol 80:1021–1032

Roberts EB, Ramoa AS (1999) Enhanced NR2A subunit expression and decreased NMDA receptor decay time at the onset of ocular dominance plasticity. J Neurophysiol 81:2587–2591

Sale A, Maya Vetencourt JF, Medini P, Cenni MC, Baroncelli L, De Pasquale R, Maffei L (2007) Environmental enrichment in adulthood promotes amblyopia recovery through a reduction of intracortical inhibition. Nat Neurosci 10(6):679–681

Schratt G (2009) microRNAs at the synapse. Nat Rev Neurosci 10:842–849

Seibt J, Dumoulin MC, Aton SJ, Coleman T, Watson A, Naidoo N, Frank MG (2012) Protein synthesis during sleep consolidates cortical plasticity in vivo. Curr Biol 22:676–682

Sengpiel F, Kind PC (2002) The role of activity in development of the visual system. Curr Biol 12:R818–R828

Shatz CJ, Stryker MP (1988) Prenatal tetrodotoxin infusion blocks segregation of retinogeniculate afferents. Science 242:87–89

Shimegi S, Fischer QS, Yang Y, Sato H, Daw NW (2003) Blockade of cyclic AMP-dependent protein kinase does not prevent the reverse ocular dominance shift in the kitten visual cortex. J Neurophysiol 90:4027–4032

188

Silver MA, Fagiolini M, Gillespie DC, Howe CL, Frank MG, Issa NP, Antonini A, Stryker MP (2001) Infusion of nerve growth factor (NGF) into kitten visual cortex increases immunoreactivity for NGF, NGF receptors, and choline acetyltransferase in basal forebrain without affecting ocular dominance plasticity or column development. Neuroscience 108:569–585

Silver MA, Stryker MP (2001) TrkB-like immunoreactivity is present on geniculocortical afferents in layer IV of kitten primary visual cortex. J Compar Neurol 436:391–398

Stephan AH, Barres BA, Stevens B (2012) The complement system: an unexpected role in synaptic pruning during development and disease. Annu Rev Neurosci 35:369–389

Sugiyama S, Di Nardo AA, Aizawa S, Matsuo I, Volovitch M, Prochiantz A, Hensch TK (2008) Experience-dependent transfer of Otx2 homeoprotein into the visual cortex activates postnatal plasticity. Cell 134:508–520

Taha S, Hanover JL, Silva AJ, Stryker MP (2002) Autophosphorylation of alpha CaMKII is required for ocular dominance plasticity. Neuron 36:483–491

Taha S, Stryker MP (2002) Rapid ocular dominance plasticity requires cortical but not geniculate protein synthesis. Neuron 34:425–436

Tognini P, Putignano E, Coatti A, Pizzorusso T (2011) Experience-dependent expression of miR-132 regulates ocular dominance plasticity. Nat Neurosci 14:1237–1239

Trachtenberg JT, Stryker MP (2001) Rapid anatomical plasticity of horizontal connections in the developing visual cortex. J Neurosci 21:3476–3482

Tropea D, Kreiman G, Lyckman AW, Mukherjee S, Yu HB, Horng S, Sur M (2006) Gene expression changes and molecular pathways mediating activity-dependent plasticity in visual cortex. Nat Neurosci 9:660–668

Tropea D, Van Wart A, Sur M (2009) Molecular mechanisms of experience-dependent plasticity in visual cortex. Phil Trans Roy Soc Lond 364:341–355

Wong RL, Meister M, Shatz CJ (1993) Transient period of correlated bursting activity during development of the mammalian retina. Neuron 11:923–938

Yang C, Silver B, Ellis SR, Mower GD (2001) Bidirectional regulation of mitochondrial gene expression during developmental neuroplasticity of visual cortex. Biochem Biophys Res Commun 287:1070–1074

Yang C, Zheng YT, Li GY, Mower GD (2002) Identification of MUNC13-3 as a candidate gene for critical period neuroplasticity in visual cortex. J Neurosci 22:8614–8618

Yang SN, Tang YG, Zucker RS (1999) Selective induction of LTP and LTD by postsynaptic [Ca 2+] i elevation. J Neurophysiol 81:781–787

Yang Y, Fischer QS, Zhang Y, Baumgartel K, Mansuy IM, Daw NW (2005) Reversible blockade of experience-dependent plasticity by calcineurin in mouse visual cortex. Nat Neurosci 8:791–796

Yuste R, Katz LC (1991) Control of postsynaptic Ca++ influx in developing neocortex by excitatory and inhibitory neurotransmitters. Neuron 6:333–344

13 视觉诱发的近视和正视化

摘要

近视是一个重要问题，美国的患病率超过40%，亚洲某些地区的患病率超过80%，并且患病率随年龄增长逐年增加。在近视发生发展的过程中，眼球会不可逆地增长，因此必须尽早解决这一问题。眼球正视化的信号来源于视网膜内检测图像是否聚焦的细胞，具体是哪些细胞尚未明确。这部分细胞产生的信号发送至可扩张或收缩的脉络膜，继而发送到巩膜并决定眼球的整体大小。目前已经发现了一些离子信号变化，这些变化导致脉络膜收缩或扩张、进出玻璃体内的液体流动，但还有许多内容需要进一步研究明确。在近视发生以及减少的过程中，发现三个可双向改变的因素：胰高血糖素、视黄酸和即早期基因ZENK，但是这三个因素如何与近视发生的系列反应相契合仍需进一步明确。目前治疗近视的方法，无论是光学治疗还是药物治疗都不是很有效，但明确的是增加户外时间肯定会延缓近视进展。

正视化

在第6章中指出，大多数人眼球成长至合适大小，使图像清晰聚焦在视网膜上，这个过程被称为正视化，这一过程非常精准，眼轴长度和图像聚焦之间的允许偏差为2%。许多婴儿出生时是远视眼，在2～3岁时发育为正视眼。有些人天生正视，随着年龄的增长会变近视，此时他们的眼轴增长相对于晶状体和角膜的屈光度变化来说太大，图像聚焦在视网膜前。对于部分先天性近视患者，他们在成年前必须控制近视进展，虽然眼球缩短能力有限，但增长速度可以减慢。

Hubel等（1975）在单眼剥夺研究工作中发现，正视化的过程需要视网膜上的像保持清晰。除了发现单眼剥夺对视皮质的影响外，他们还发现被剥夺眼的眼轴长度比正常人更长（图13.1），眼球后壁的巩膜层变薄（Wiesel和Raviola，1977），眼轴长度差异超过1 mm。在幼年动物中这一效果更加明显，并且这一结果在单眼剥夺因素去除后数年仍然存在，双眼剥夺时双眼眼球均伸长。眼轴延长是因为眼睑缝合导致图像离焦而非这一操作对眼球的机械拉长作用。当遮盖动物一眼并在黑暗环境中饲养时，双眼眼球大小是一样的（Raviola和Wiesel，1985）。在黑暗环境中饲养会影响角膜曲率和眼轴长度

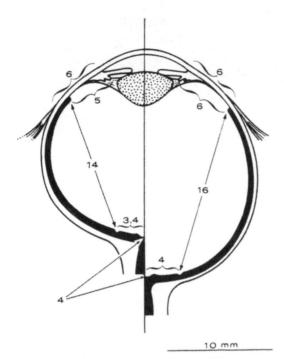

图 13.1 新生儿眼睑下垂对眼球大小的影响。左侧为正常眼，右侧为被剥夺眼。图中显示视网膜的颞侧部分，单位为毫米。2 周至 18 个月大时缝合眼睑［Reprinted with permission from Wiesel and Raviola（1977）］

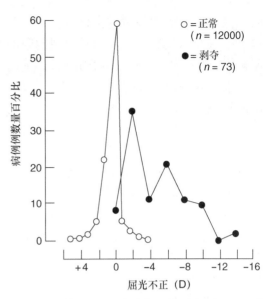

图 13.2 正常眼和双眼剥夺眼的屈光不正。双眼剥夺患者的屈光不正数据采用的是远视程度更高（近视程度更低）眼的数据［Adapted from Rabin et al.（1981）］

从而干扰正视化（Norton 等，2006）。因此，清晰聚焦的视网膜像阻止眼轴生长。因图像离焦从而干扰正视化引起的近视称为形觉剥夺性近视。

图像离焦也会导致人类的近视。一项较大规模研究比较了 73 名患有各种双眼视觉异常导致不能清晰成像的患者和 12 000 名视网膜清晰成像的正常受试者（Rabin 等，1981），发现双眼视异常患者中近视比例明显更多（图 13.2），7 名单眼视觉异常患者的患眼近视程度也更高。另一项研究比较了一对双胞胎，其中一个患有单眼先天性白内障（Johnson 等，1982），形觉剥夺眼的眼轴长度较健眼长 2 mm（屈光度约 6 D），而另一位正常者的双眼眼轴长度相差不到 0.2 mm。目前对于正视化有各种不同的理论，但视网膜上的清晰图像是正视化的重要因素仍然是共识。

视网膜到眼球的局部信号传导

正视化涉及从视网膜到眼球壁的信号传导。小鸡和猕猴在视神经被切断后仍发生形觉剥夺性近视（Troilo 等，1987；Wildsoet 和 Pettigrew，1988；Raviola 和 Wiesel，1985），阻断小鸡和树鼠神经节细胞信号向中枢神经系统的传递也会发生同样情况（Norton 等，1994；McBrien 等，1995）。在视神经切断后，部分形觉剥夺也可能会影响眼球生长，这也暗示了眼球生长受到局部信号控制（Troilo 等，1987）。因此，某些影响眼球生长的信号必须从视网膜光感受器、双极细胞或无长突细胞发出，从神经节细胞传递至中央视觉系统的信号并不是必要条件。

另一个能阐明局部信号控制的实验是让小鸡戴半透明眼罩，使部分视网膜像模糊（Wallman 等，1987）。此时图像模糊的眼球壁因为巩膜生长变为近视（眼球拉长），而图像清晰聚焦的眼球壁则保持正视（图13.3）。在正常动物中，不同部位视网膜的屈光状态也不同。例如，鸽子用于注视地面的眼球上部相比用于注视远处的眼球下部更偏向近视（Fitzke 等，1985）。眼球大小的局部信号控制提供了一种机制，用于保持不同位置的视网膜聚焦不同距离物体，动物就习惯性地利用视野的不同部分注视不同距离的物体。

形觉剥夺性近视提示存在正视化过程，但并没有直接证明这一点。为了证明这一点，需要证明在干扰因素去除后系统可以恢复正视。正视化是一个活跃过程，因为小鸡的眼睛在出生几周内生长效应明显，所以在小鸡中最容易研究，在狨猴、猕猴和豚鼠中也观察到了类似的变化（Hung 等，1994；Troilo 等，2009；Howlett 和 McFadden，2009；图 13.4）。相对于未戴镜的眼球，戴负透镜眼球增长明显，戴正透镜则减慢（Schaeffel 等，1988；Irving 等，1992）。当透镜去掉之后，情况则相反。此外，小鸡用半透明眼罩遮盖眼睛诱导造成形觉剥夺性近视，在去除眼罩后会变成正视眼（Troilo，1990；图 13.5）。以上结果都表明眼球的生长都会出现补偿倾向，使得图像能够清晰聚焦在视网膜上。

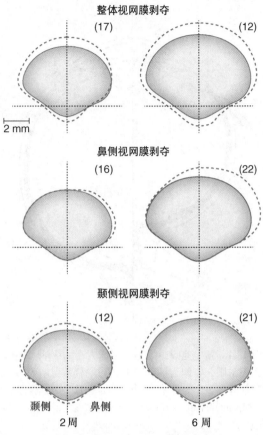

图 13.3 部分视网膜形觉剥夺对眼球形状的影响。当鼻侧视网膜被剥夺时，鼻侧部分眼球生长，而当颞侧视网膜被剥夺时，颞侧部分眼球生长。实线显示正常眼球，虚线显示被剥夺眼球。括号内的数值表示眼球的数量［Adapted from Wallman et al.（1987）］

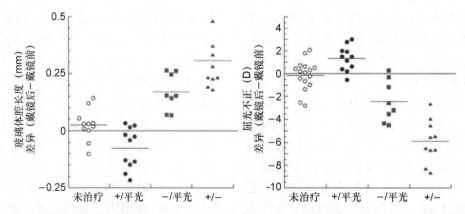

图 13.4 一只眼用正透镜（●）、一只眼用负透镜（■）以及两只眼用相反透镜（▲）饲养的狨猴的玻璃体腔深度和屈光状态的变化［Reprinted with permission from Troilo et al.（2009）］

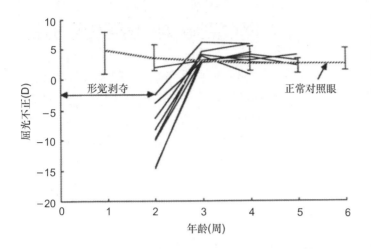

图 **13.5**　小鸡形觉剥夺性近视的恢复。用半透明眼罩进行 2 周的形觉剥夺诱发近视。移除眼罩后，小鸡在 1 ～ 3 周内变成正视眼［Reprinted with permission from Troilo（1990）］

调节状态也会影响整个正视化过程。张力性调节水平因人而异，屈光矫正的远视者张力性调节更高，迟发性近视者的张力性调节相对不足（McBrien 和 Millodot，1987）。在不同个体中眼球生长可能和张力性调节水平相适应，张力性调节高的人倾向于将图像聚焦在视网膜前，相对短的眼球可确保视网膜像清晰；而张力性调节低的人倾向于将图像聚焦在视网膜后，从而导致眼球相对长。

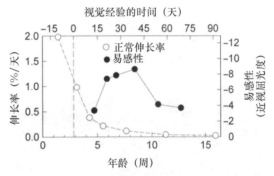

图 **13.6**　树鼩的正常伸长率和诱发近视的易感性［Reprinted with permission from Siegwart and Norton（1998）］

眼球生长变化的敏感期

眼轴长度的系列变化如同视皮质的发育一样，也有一个敏感期。这在树鼩的研究中最为深入，树鼩眼球在出生到 4 周龄有一个快速生长期，然后缓慢生长到 10 周龄（Siegwart 和 Norton，1998）。近视对形觉剥夺的易感性在 5 ～ 8 周龄时最高，在 10 ～ 13 周龄（此时眼球正常生长停止）仍存在敏感性（图 13.6）。在另一类灵长类动物猕猴中也发现了相似结果（Troilo 等，2000），以上研究结果与人类的结果相一致，人类研究结果显示学龄近视儿童在 7 ～ 15 岁增长最快。

脉络膜和巩膜的变化

研究已显示小鸡眼球形状的两个补偿性变化可产生正视化。一个是眼球长度的整体变化，另一个是视网膜和巩膜之间的血管组织层脉络膜的厚度变化。当脉络膜变厚时，它会向前推动视网膜，补偿因形觉剥夺性近视而发生的眼球伸长（图 13.7），在远视眼中，脉络膜变薄，视网膜向后移动，达到反向补偿。小鸡离焦首先涉及的补偿性变化是脉络膜厚度变化，其次是眼球长度变化，在此期间脉络膜趋于恢复其初始厚度（Wallman 等，1995；图 13.8）。但是，脉络膜变化是暂时性的，并且比巩膜变化小。

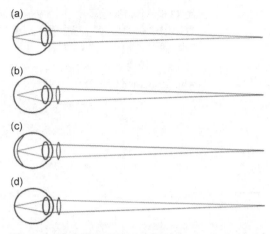

图 13.7　脉络膜厚度对屈光的影响。（**a**）小鸡视网膜上的聚焦图像；（**b**）正透镜将图像聚焦于视网膜前；（**c**）脉络膜增厚，使视网膜向前移动，图像再次聚焦；（**d**）眼球的光学特性随着眼球的生长而改变，脉络膜又变薄到原来的厚度

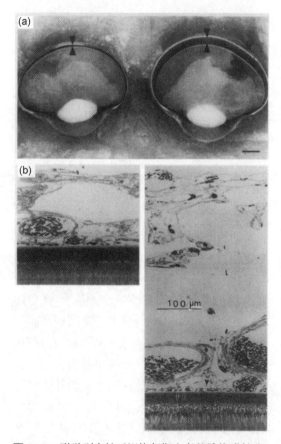

图 13.8　形觉剥夺性近视恢复期患者的脉络膜扩张。（**a**）未固定的眼球切面，箭头表示脉络膜边界；（**b**）眼球后壁切片，脉络膜为箭头所指部位［Reprinted with permission from Wallman et al.（1995）］

视网膜到眼球的信号传导机制

聚焦清晰的视网膜像可以对眼球生长产生局部影响，其可能的机理是什么？首先，视网膜中必须存在一类细胞，该细胞可以检测到图像离焦与聚焦之间的差异。Hung 和 Ciuffreda（2007）提出，这种细胞只要检测到视网膜像离焦区域的平均时间减少即可。该细胞释放某种因子，如神经递质、神经调节剂或分子肽，因子的量对于聚焦图像以及离焦图像必须完全不同。Crewther（2000）提出了一种假设，在形觉剥夺性近视和负透镜诱导处理条件下，这些因子会导致视网膜至脉络膜的液体流动减少和玻璃体腔增大；当从形觉剥夺以及负镜片诱导中恢复时，情况则相反。在此过程中，已检测到 K^+、Na^+ 和 Cl^- 的变化（Crewther 等，2006），钠-钾-氯化物共转运蛋白抑制剂可以降低近视眼眼球增长，与前期预测结果相一致（Crewther 等，2008）。后续将研究当检测到离焦视网膜像后脉络膜和玻璃体的变化步骤。其他几项研究表明视觉控制信息对生长因子（例如 TGF-β、IGF、FGF、视黄酸）合成的影响也可能在调节眼球生长和屈光状态中发挥作用。

视网膜是否能检测到模糊的方向仍然是一个谜，可能部分取决于色差（Rucker 和 Wallman，2012）。颜色对比度的变化导致眼球生长增加和近视漂移，而亮度对比度的变化导致远视漂移。然而在单色光条件下饲养动物并不能对抗透镜诱导对眼球发育的影响，因此色差并不是唯一的线索，可能其他像差（散光、球面像差和慧差）也共同起作用。调节（远视眼调节力高，近视眼调节力低）也可能会提供一些线索，但不能解释眼球的局限性生长。以上结果提示有多种因素共存，消除其中一种线索可导致其他线索发挥作用（Wildsoet

等，1993）。又如 Hung 和 Ciuffreda（2007）所提出的，单检测到图像是否聚焦可能无法感知模糊的方向。

在寻找视网膜到脉络膜和巩膜的可能的信号传导物质时，关键是寻找一种表达水平与眼球变化具有相同特征的物质，即随着近视变化而增加（正向信号）并随着远视变化（负向信号）而减少，或随着近视变化而减少（负向信号）并随着远视变化（正向信号）而增加。在近视小鸡模型中，目前已知两种这样的物质——胰高血糖素和视黄酸。胰高血糖素存在于小鸡的无长突细胞亚分类中。这些细胞的活性由即早期基因 ZENK（egr-1）来反应，可被负透镜以及形觉剥夺抑制，从而导致眼球伸长，而正透镜和形觉剥夺因素去除则抑制眼球伸长（Fischer 等，1999）。胰高血糖素激动剂抑制近视的发展，胰高血糖素拮抗剂抑制远视的发展（Feldkamper 和 Schaeffel，2002；Vessey 等，2005）。此外，负透镜诱导后视网膜胰高血糖素含量降低，而正透镜诱导后脉络膜胰高血糖素含量增加。这些作用对于胰高血糖素衍生肽也具有特异性，与促胰液素相关肽作用则相反（Vessey 等，2004）。因此，胰高血糖素可能参与了阻止眼球延长的早期步骤，它通过生长因子 IGF1 和 FGF2 起作用（Ritchey 等，2012），并与对近视也有很强作用的胰岛素相互影响（Feldkamper 等，2009）。

视黄酸是另一个对眼球生长起到生化控制作用的可能因素。离焦的方向相反时，视黄酸改变的方向也相反。至少在小鸡中，视网膜和脉络膜反向变化使情况变得复杂。在狨猴（Troilo 等，2006）、豚鼠（McFadden 等，2004）和小鸡（Seko 等，1998）的实验中发现，视网膜视黄酸的水平与眼球延长的增加有关，但这两者的相关性在小鸡与其他两个物种相反（图 13.9）。但相一致的是，视黄酸合成的抑制也可抑制形觉剥夺

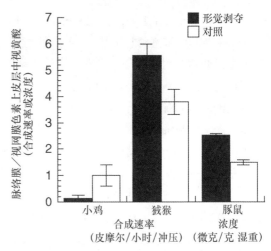

图 13.9　小鸡与狨猴和豚鼠在形觉剥夺中视黄酸合成的比较［Adapted from Troilo et al.（2006）］

下眼球延长（Bitzer 等，2000）。另一方面，在脉络膜中，诱导眼球生长的镜片会导致视黄酸减少，而阻止眼球生长的镜片会导致视黄酸增加（Mertz 和 Wallman，2000）。根据这些发现，应用生理浓度的视黄酸培养巩膜会抑制蛋白聚糖的产生，这意味着视黄酸的脉络膜水平会以正确的信号影响巩膜生长（Mertz 和 Wallman，2000）。此外，视黄酸是狨猴巩膜中糖胺聚糖合成的有效抑制剂（Troilo 等，2006），用视黄酸饲养豚鼠会导致豚鼠眼球快速伸长（McFadden 等，2004）。显然，这些结果仍然需要进一步实验来证实。尽管所有实验都表明视黄酸是眼睛伸长相关的双向因素，但视网膜内含量增加与脉络膜内含量减少是如何相关联、视黄酸对巩膜影响的反应特质尚不清楚。此外，尚没有将内源性视黄酸耗尽并施加外源性视黄酸以测试实验结果是否具有可预测性的实验数据。

还有一些因素与眼球变化有关，但不具有双向性，例如视网膜神经递质多巴胺是其中的一种。形觉剥夺性近视者视网膜多巴胺水平降低（Stone 等，1989），多巴胺激动剂可以部分减轻形觉剥夺性近视，多巴胺拮抗剂可以增强形觉剥夺性近视（Stone

等，1989；Schaeffel 等，1995；Schmid 和 Wildsoet，2004）。此外，用 6-羟基多巴胺破坏多巴胺特异性的无长突细胞可阻断形觉剥夺性近视的发展（Li 等，1992）。但多巴胺变化的时程和眼球生长速率并不完全一致（Wallman 和 Winawer，2005），多巴胺的确切作用及其与双向因子胰高血糖素和视黄酸的关系尚待研究。

另一个因素是通过胆碱能受体起作用的神经递质乙酰胆碱。胆碱类拮抗剂阿托品降低了儿童近视的发展速度，并降低猴子的剥夺性近视量（Wallman 和 Winawer，2005）。乙酰胆碱可作用于眼球的许多部位，包括视网膜神经上皮质、视网膜色素上皮，脉络膜和睫状体。尽管阿托品控制近视是有效的，该作用并不是基于视网膜的反应机制，因为实验证明破坏乙酰胆碱能无分泌细胞和视网膜胆碱能受体并不能消除形觉剥夺性近视（Fischer 等，1998）。乙酰胆碱对调节产生影响的可能性也不大，因为阿托品对小鸡近视起作用但对调节没有影响（Wallman 和 Winawer，2005），M1 拮抗剂哌仑西平对树鼩的近视有影响，但对调节没有影响。（Cottriall 和 McBrien，1996）。许多非特异性因素或 M1 特异性拮抗剂可抑制近视，并且需要高浓度的拮抗剂才能产生效果，增加这些药物可能是通过非胆碱能机制发挥作用（Luft 等，2003）。

因此，理解眼球生长的局部信号控制仍然需要很多研究来辅助。我们需要知道这些生化反应的完整序列是什么；已知的物质中哪些是该反应序列的一部分，哪些会影响反应但不是该序列的一部分；是否有信号直接从视网膜传到巩膜；是否有信号影响脉络膜，然后脉络膜又反过来影响到巩膜；视网膜色素上皮是否起到中介作用；是否正视化和形觉剥夺性近视也具有相同的反应序列。

虽然正视化是因为眼球内的局部视觉线索和生长机制导致，但是中枢神经系统也参与其中。当形觉剥夺的小鸡的眼睛被打开以后，所有小鸡都可以从形觉剥夺的影响中恢复过来，但具有完整视神经的小鸡比视神经切断的小鸡其正视化更精准（Troilo 1990；Wildsoet 和 Wallman，1995；图 13.10）。此外，弱视是一种视皮质缺陷导致的疾病，可能会导致远视。关于这一点的早期证据来自 Lepard（1975），他的研究结果显示，弱视形成后，在一段时间内斜视性弱视患者的健眼和弱视眼之间的屈光度差异将继续增加（图 6.6）。斜视性弱视或用 -10 D 透镜引起的视物模糊诱导的弱视的猴子也会变为远视眼，并且远视发生在弱视形成之后（Kiorpes 和 Wallman，1995）。

灵长类动物的正视化比小鸡复杂，它们眼球的生长空间较小，因此补偿的屈光量可能并不大（Hung 等，1994）。用 -10 D 透镜诱导预计将补偿性出现较大的眼球，但实际上产生的近视度没那么高（Smith 等，1994）。因此，灵长类动物的视觉系统对较大的远视离焦可能有错误的"理解"。有趣的是，Nathan 等（1985）发现黄斑中心凹屈光不正的儿童会导致远视，而周边部视网膜有屈光不正的儿童会导致近视。也许大脑

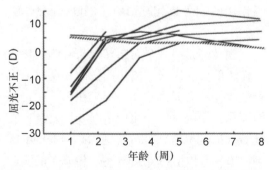

图 13.10 视神经切断的小鸡形觉剥夺性近视恢复超过正常水平。第 1 周用半透明眼罩覆盖眼睛。当眼罩被取下时，恢复时间超过 1～3 周。然而，所有的小鸡在 5 周后都变成远视［Reprinted with permission from Troilo（1990）］

将弱视眼中缺乏良好聚焦的图像解释为近视的证据，因此会减少眼球增长作为补偿，从而产生远视（Kiorpes 和 Wallman，1995）。

与近视有关的基因

遗传研究已发现许多近视基因位点，以及候选基因，其中大多数编码可能和近视相关的蛋白质，例如降解巩膜中胶原蛋白的基质金属蛋白酶、作为巩膜成分的胶原蛋白和光蛋白聚糖、TGF-β 和 HGF 等生长因子，以及与眼球的总体生长有关的 PAX6（Baird 等，2010；Wojciechowski，2011；Leveziel 等，2012；图 13.11）。上述部分因素在后续重复研究中未被证实（Hornbeak 和 Young，2009）。但当前的研究明确支持了近视是有遗传性的，只是在不同人群中可能有所不同。

可能的治疗方式

一种假设是在远屈光矫正的基础上增加正镜可以减缓近视的发展，该方法最初试图减少调节量起作用，但现在认为它的有效性是由于近视离焦对眼睛生长控制的直接作用，因此可以使用双焦点或渐变镜来达到此目的。这些研究从统计学上讲是有意义的，但近视减缓的量非常小（Gwiazda 等，2004）。猕猴（Benavente-Perez 等，2012）和其他动物的实验验证了另一种假设：利用双焦点软性接触镜，将一个图像聚焦在视网膜上，另一个图像聚焦在视网膜前 2D（图13.12），理论上可延缓近视进展（Anstice 和 Phillips，2011）。该研究持续了 3 年，研

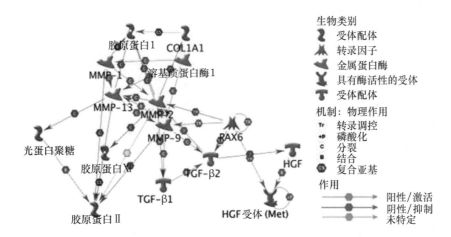

图 13.11 基因研究中与近视有关的蛋白质。胶原蛋白（COL）和光蛋白聚糖都是巩膜的组成部分。基质金属蛋白酶（MMP）和溶基质蛋白酶降解巩膜纤维。TGF 和 HGF 是生长因子。PAX 是眼发育的基本"控制器"［Reprinted with permission from Wojciechowski（2011）］（见彩图）

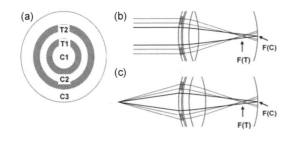

图 13.12 （a）双焦点接触镜，C 区聚焦在视网膜上，T 区聚焦在视网膜前；（b）代表视远；（c）代表视近［Reprinted with permission from Anstice and Phillips（2011）］

究结果颇有意义。这一假设是基于上文讨论过的中心凹和周边视网膜刺激对近视进展所产生影响的差异产生的。黄斑中心凹病变者正视化以及形觉剥夺性近视仍然发生（Smith 等，2007），但来自周边视网膜信号比来自中心凹的信号对近视进展更为重要。传统框架眼镜或接触镜可将图像在中心凹清晰聚焦，然而会使周边视网膜像变为远视性离焦（Smith，2011；图 13.13a），可以设计一种眼镜，对中心凹屈光矫正，但增加周边近视离焦（图 13.13c）。这种接触镜的临床试验已经发现配戴 12 个月后可以防止近视进展（Sankaridurg 等，2011），对这些患者的长期随访有望获得很好的疗效，尤其是在亚洲某些人群中成人近视的患病率已达80%（Saw 等，1996）。

迄今为止尝试的近视药物治疗都是基于乙酰胆碱的作用，但该机制尚不清楚。在一项 300 余名亚洲儿童的研究中，使用胆碱能抑制剂阿托品治疗 2 年可将近视进展从－1.2 D 降低到－0.28 D（Chua 等，2006）。在一组 84 名美国患者的研究中用更具特异性的 M1 拮抗剂哌仑西平治疗 2 年后，近视进展从 0.99 D 降低到 0.58 D（Siatkowski 等，2008）。第一项研究尚未报道有副作用，第二项研究中在第 1 年中有 13 名患者退出了研究，目前这两种药物的长期副作用是什么尚未明确。

最后，室内环境要具备充足的光照，特别是对于那些户外活动缺乏的孩子。这一方式具有无副作用、不需要戴框架眼镜或接触镜的明显优势，并且已被证明能减缓近视进展（Rose 等，2008；Gwiazda，2009；Smith 等，2012）。

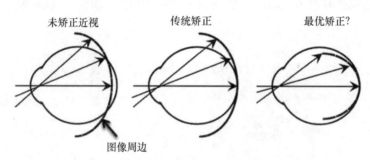

未矫正近视　　　　　传统矫正　　　　　最优矫正？

图像周边

图 13.13　治疗近视的建议：使图像中央聚焦在中心凹，周边聚焦在视网膜前［Reprinted with permission from Smith（2011）］

参考文献

Anstice NS, Phillips JR (2011) Effect of dual-focus soft contact lens wear on axial myopia progression in children. Ophthalmology 118:1152–1161

Baird PN, Schache M, Dirani M (2010) The GEnes in Myopia (GEM) study in understanding the aetiology of refractive errors. Progr Retin Eye Res 29:520–542

Benavente-Perez A, Nour A, Troilo D (2012) The effect of simultaneous negative and positive defocus on eye growth and development of refractive state in marmosets. Investig Ophthalmol Vis Sci 53:6479–6487

Bitzer M, Feldkamper M, Schaeffel F (2000) Visually induced changes in components of the retinoic acid system in fundal layers of the chick. Exp Eye Res 70:97–106

Chua WH, Balakrishnan V, Chan YH, Tong L, Ling Y, Quah BL, Tan D (2006) Atropine for the treatment of childhood myopia. Ophthalmology 113:2285–2291

Cottriall CL, McBrien NA (1996) The M1 muscarinic antagonist pirenzepine reduces myopia and eye enlargement in the tree shrew. Investig Ophthalmol Vis Sci 37:1368–1379

Crewther DP (2000) The role of photoreceptors in the control of refractive state. Progr Retin Eye Res 19:421–457

Crewther SG, Liang H, Junghans BM, Crewther DP (2006) Ionic control of ocular growth and refractive change. Proc Natl Acad Sci U S A 103:15663–15668

Crewther SG, Murphy MJ, Crewther DP (2008) Potassium channel and NKCC cotransporter involvement in ocular refractive control mechanisms. PLoS ONE 3:e2839

Feldkamper MP, Neacsu I, Schaeffel F (2009) Insulin acts as a powerful stimulator of axial myopia in chicks. Investig Ophthalmol Vis Sci 50:13–23

Feldkamper M, Schaeffel F (2002) Evidence for a potential role of glucagon during eye growth regulation in chicks. Vis Neurosci 19:755–766

Fischer AJ, McGuire JJ, Schaeffel F, Stell WK (1999) Light and focus-dependent expression of the transcription factor ZENK in the chick retina. Nat Neurosci 2:706–712

Fischer AJ, Miethke P, Morgan IG, Stell WK (1998) Cholinergic amacrine cells are not required for the progression and atropine-mediated suppression of form-deprivation myopia. Brain Res 794:48–60

Fitzke FW, Hayes BP, Hodos W, Holden AL, Low JC (1985) Refractive sectors in the visual field of the pigeon eye. J Physiol 369:33–44

Gwiazda JE, Hyman L, Norton TT, Hussein ME, Marsh-Tootle W, Manny R, Wang Y, Everett D (2004) Accommodation and related risk factors associated with myopia progression and their interaction with treatment in COMET children. Investig Ophthalmol Vis Sci 45:2143–2151

Gwiazda J (2009) Treatment options for myopia. Optom Vis Sci 86:624–628

Hornbeak DM, Young TL (2009) Myopia genetics: a review of current research and emerging trends. Curr Opin Ophthalmol 20:356–362

Howlett MH, McFadden SA (2009) Spectacle lens compensation in the pigmented guinea pig. Vision Res 49:219–227

Hubel DH, Wiesel TN, LeVay S (1975) Functional architecture of area 17 in normal and monocularly deprived macaque monkeys. Cold Spring Harb Symp Quant Biol 40:581–589

Hung GK, Ciuffreda KJ (2007) Incremental retinal-defocus theory of myopia development–schematic analysis and computer simulation. Comput Biol Med 37:930–946

Hung LF, Crawford MJ, Smith EL (1994) Spectacle lenses alter eye growth and the refractive status of young monkeys. Nat Med 1:761–765

Irving EL, Sivak JG, Callender MG (1992) Refractive plasticity in the developing chick eye. Ophthalmic Physiol Optic 12:448–456

Johnson CA, Post RB, Chalupa LM, Lee TJ (1982) Monocular deprivation in humans: a study of identical twins. Invest Ophthalmol 23:135–138

Kiorpes L, Wallman J (1995) Does experimentally-induced amblyopia cause hyperopia in monkeys? Vision Res 35:1289–1298

Lepard CW (1975) Comparative changes in the error of refraction between fixing and amblyopic eyes during growth and development. Am J Ophthalmol 80:485–490

Leveziel N, Yu Y, Reynolds R, Tai A, Meng W, Caillaux V, Calvas P, Rosner B, Malecaze F, Souied EH, Seddon JM (2012) Genetic factors for choroidal neovascularization associated with high myopia. Investig Ophthalmol Vis Sci 53:5004–5009

Li XX, Schaeffel F, Kohler K, Zrenner E (1992) Dose-dependent effects of 6-hydroxydopamine on deprivation myopia, electroretinograms, and dopaminergic amacrine cells in chickens. Vis Neurosci 9:483–492

Luft WA, Ming Y, Stell WK (2003) Variable effects of previously untested muscarinic receptor antagonists on experimental myopia. Investig Ophthalmol Vis Sci 44:1330–1338

McBrien NA, Millodot M (1987) The relationship between tonic accommodation and refractive error. Investig Ophthalmol Vis Sci 28:997–1004

McBrien NA, Moghaddam HO, Cottriall CL, Leech EM, Cornell LM (1995) The effects of blockade of retinal cell action potentials on ocular growth, emmetropization and form deprivation myopia in young chicks. Vision Res 35:1141–1152

McFadden SA, Howlett MHC, Mertz JR (2004) Retinoic acid signals the direction of ocular elongation in the guinea pig eye. Vision Res 44:643–653

Mertz JR, Wallman J (2000) Choroidal retinoic acid synthesis: a possible mediator between refractive error and compensatory eye growth. Exp Eye Res 70: 519–527

Nathan J, Kiely PM, Crewther SG, Crewther DP (1985) Disease-associated visual image degradation and spherical refractive errors in children. Am J Optom Physiol Opt 62:680–688

Norton TT, Essinger JA, McBrien NA (1994) Lid-suture myopia in tree shrews with retinal ganglion cell blockade. Vis Neurosci 11:143–154

Norton TT, Amedo AO, Siegwart JT (2006) Darkness causes myopia in visually experienced tree shrews. Investig Ophthalmol Vis Sci 47:4700–4707

Rabin J, Van Sluyters RC, Malach R (1981) Emmetropization: a vision dependent phenomenon. Invest Ophthalmol 20:561–564

Raviola E, Wiesel TN (1985) An animal model of myopia. New Engl J Med 312:1609–1615

Ritchey ER, Zelinka CP, Tang J, Liu J, Fischer AJ (2012) The combination of IGF1 and FGF2 and the induction of excessive ocular growth and extreme myopia. Exp Eye Res 99:1–16

Rose KA, Morgan IG, Ip J, Kifley A, Huynh S, Smith W, Mitchell P (2008) Outdoor activity reduces the prevalence of myopia in children. Ophthalmology 115: 1279–1285

Rucker FJ, Wallman J (2012) Chicks use changes in luminance and chromatic contrast as indicators of the sign of defocus. Journal of vision 12. 6, 23

Sankaridurg P, Holden B, Smith E 3rd, Naduvilath T, Chen X, de la Jara PL, Martinez A, Kwan J, Ho A, Frick K, Ge J (2011) Decrease in rate of myopia progression with a contact lens designed to reduce relative peripheral hyperopia: one-year results. Investig Ophthalmol Vis Sci 52:9362–9367

Saw SM, Katz J, Schein OD, Chew SJ, Chan TK (1996) Epidemiology of myopia. Epidemiol Rev 18: 175–187

Schaeffel F, Bartmann M, Hagel G, Zrenner E (1995) Studies on the role of the retinal dopamine/melatonin system in experimental refractive errors in chickens. Vision Res 35:1247–1264

Schaeffel F, Glasser A, Howland HC (1988) Accommodation, refractive error and eye growth in chickens. Vision Res 28:639–657

Schmid KL, Wildsoet CF (2004) Inhibitory effects of apomorphine and atropine and their combination on myopia in chicks. Optom Vis Sci 81:137–147

Seko Y, Shimizu M, Tokoro T (1998) Retinoic acid increases in the retina of the chick with form deprivation myopia. Ophthalmic Res 30:361–367

Siatkowski RM, Cotter SA, Crockett RS, Miller JM, Novack GD, Zadnik K (2008) Two-year multicenter, randomized, double-masked, placebo-controlled, parallel safety and efficacy study of 2% pirenzepine ophthalmic gel in children with myopia. J AAPOS 12:332–339

Siegwart JT, Norton TT (1998) The susceptible period for deprivation-induced myopia in tree shrew. Vision Res 38:3505–3515

Smith EL (2011) Prentice award lecture 2010: a case for peripheral optical treatment strategies for myopia. Optom Vis Sci 88:1029–1044

Smith EL, Hung LF, Harwerth RS (1994) Effects of optically induced blur on the refractive status of young monkeys. Vision Res 34:293–301

Smith EL, Hung LF, Huang J (2012) Protective effects of high ambient lighting on the development of form-deprivation myopia in rhesus monkeys. Investig Ophthalmol Vis Sci 53:421–428

Smith EL, Ramamirtham R, Qiao-Grider Y, Hung LF, Huang J, Kee CS, Coats D, Paysse E (2007) Effects of foveal ablation on emmetropization and form-deprivation myopia. Investig Ophthalmol Vis Sci 48:3914–3922

Stone RA, Lin T, Laties AM, Iuvone PM (1989) Retinal dopamine and form-deprivation myopia. Proc Natl Acad Sci U S A 86:704–706

Troilo D (1990) Experimental studies of emmetropization in the chick. In: Bock GR, Widdows K (eds) Myopia and the control of eye growth, vol 155. Wiley, Chichester, pp 89–102

Troilo D, Gottlieb MD, Wallman J (1987) Visual deprivation causes myopia in chicks with optic nerve section. Curr Eye Res 6:993–999

Troilo D, Nickla DL, Wildsoet CF (2000) Form deprivation myopia in mature common marmosets (Callithrix jacchus). Investig Ophthalmol Vis Sci 41:2043–2049

Troilo D, Nickla DL, Mertz JR, Summers Rada JA (2006) Change in the synthesis rates of ocular retinoic acid and scleral glycosaminoglycan during experimentally altered eye growth in marmosets. Investig Ophthalmol Vis Sci 47:1768–1777

Troilo D, Totonelly K, Harb E (2009) Imposed anisometropia, accommodation, and regulation of refractive state. Optom Vis Sci 86:E31–E39

Vessey KA, Lences KA, Rushforth DA, Hruby VJ, Stell WK (2005) Glucagon receptor agonists and antagonists affect the growth of the chick eye: a role for glucagonic regulation of emmetropization? Investig Ophthalmol Vis Sci 46:3922–3931

Vessey KA, Rushforth DA, Stell WK (2004) Glucagon and secretin-related peptides differentially alter ocular growth and the development of form-deprivation myopia in chicks. Investig Ophthalmol Vis Sci 46:3932–3942

Wallman J, Gottlieb MD, Rajaram V, Fugate-Wentzek LA (1987) Local retinal regions control local eye growth and myopia. Science 237:73–77

Wallman J, Wildsoet CF, Xu A, Gottlieb MD, Nickla DL, Marran L, Krebs W, Christensen AM (1995) Moving the retina: choroidal modulation of refractive state. Vision Res 35:37–50

Wallman J, Winawer J (2005) Homeostasis of eye growth and the question of myopia. Neuron 43:447–468

Wiesel TN, Raviola E (1977) Myopia and eye enlargement after neonatal lid fusion in monkeys. Nature 266:66–68

Wildsoet CF, Howland HS, Falconer S, Dick K (1993) Chromatic aberration and accommodation: their role in emmetropization in the chick. Vision Res 33:1593–1603

Wildsoet CF, Pettigrew JD (1988) Experimental myopia and anomalous eye growth patterns unaffected by optic nerve section in chickens: evidence for local control of eye growth. Clin Vis Sci 3:99–107

Wildsoet CF, Wallman J (1995) Choroidal and scleral mechanisms of compensation for spectacle lenses in chicks. Vision Res 35:1175–1194

Wojciechowski R (2011) Nature and nurture: the complex genetics of myopia and refractive error. Clin Genet 79:301–320

术语表

AC/A（AC/A ratio）：这个比值代表一定量的调节改变所引起的辐辏量改变。正常人，如视线从 10 英尺（约 3.0 m）远的物体聚焦到 3 英尺（约 0.9 m）远的物体上，如果辐辏量适当，即 AC/A 正常，3 英尺远的物体就会成像在视网膜相应部位。有些人可能辐辏过多（高 AC/A），有些人可能会辐辏过少（低 AC/A），参见近反应。

调节（accommodation）：通过改变晶状体的形状将不同距离的图像聚焦在视网膜上。围绕晶状体周边的环状睫状肌收缩，使晶状体更加凸出，以聚焦近处的物体。睫状肌松弛，支撑晶状体的悬韧带张力增加，使晶状体变平，从而聚焦远处物体。

视力（视锐度）（acuity）：察觉细节的能力。在诊室，医生通常通过让受试者读一行字母来测试视力（Snellen 视力）。如果一个人能在 20 英尺（约 6.1 m）远读对一行字母，而正常成年人在 60 英尺（约 18.3 m）就能读对，那么其视力就是 20/60 或 6/18，是正常视力的 1/3。矫正视力低于 20/200（正常视力的 10%）即为法定盲。

视力也可以用等宽的黑白条栅来测试。要求受试者检测条栅中线条的方向，与相同形状和整体亮度的均匀灰色区域进行比较。视力的极值就是所能分辨的最细条栅，结果通常用 cycles/degree（周 / 度）来表达，一条黑条栅加上一条白条栅的宽度代表一周，计算被检查者 1° 视角能观察到多少周的黑白条栅。大多数人可以看到 30 周 / 度，相当于 20/20 的 Snellen 视力。

Landolt C 可以用于测试不识字的患者。C 的开口方向可以为上、下、左、右四个方向。被检者需要判断 C 的开口方向。逐渐减小 C 的大小，直到被检者不能分辨出开口方向。

适应（adaptation）：这个词可以用来描述多种现象。一般说来，适应表示视觉系统的状态发生改变，对不同刺激变得更加敏感或者更加不敏感。

明适应是习惯更高照明水平的过程，从而可以对接近这个照明水平的物体更加敏感。视觉系统可以对超过 12 个对数单位的亮度产生反应，但一次仅对 2 个对数单位有反应。对于不是彩色的物体，最亮为白色，亮度小于 2 个对数单位即为黑色，中间状态为灰色。明适应发生非常迅速，通常在几秒内完成，对于中等程度的照明变化，适应时间甚至更短。

暗适应是对低亮度的物体变得更加敏感的过程，由被漂白的视杆细胞感光色素视紫红质分子百分比决定。漂白的分子在视觉通路上发出的信号相当于背景光信号，因此比背景光暗得多的物体无法被看见。视紫红质的再生过程缓慢——时间常数约为 15 min——因此人们在非常暗的光线下看不清东西，直到 30 ～ 45 min 之后。

明适应和暗适应过程均发生在视网膜。视觉系统更高水平的细胞能够适应的刺激更加复杂（见 "后效"）。

传入神经（afferents）：进入所描述的细胞核或区域的轴突。

后效（aftereffects）：后效的发生是视觉系统较高水平的细胞适应。最著名的可能是方向选择性后效。在瀑布现象中，凝视瀑布后，旁边的河岸会显得向上移动。在螺旋后效中，盯着一个旋转螺旋的中心，当旋转停止后，看起来螺旋好像是朝着相反的方向旋转。这些后效是由于视皮质中方向选择细胞的适应所致。

另一个例子是倾斜后效，受试者凝视一组向左倾斜的线条几分钟，然后将注意力转移到一组垂直线上，垂直线似乎会在一小段时间内向右倾斜。

屈光参差（anisometropia）：双眼聚焦位置不同。一眼将物像聚焦在视网膜上，而另一眼不能聚焦在视网膜上。屈光参差会造成问题，因为正常人双眼调节一致，即双眼调节等量，不能分开单独调节。

异常视网膜对应（anomalous retinal correspondence）：发育过程中，视网膜和皮质之间的正常连接被新的连接取代，一眼中心凹与另一眼非中心凹的某个点投射到视网膜的同一个位置，就会形成异常视网膜对应。这在斜视中会发生，但也很少见，因为它要求斜视角在相当长的一段时间内保持恒定，以便建立新的连接。

无晶状体眼（aphakia）：眼内晶状体缺如。白内障患者晶状体取出后为无晶状体眼，会产生三个光学问题：第一，需要额外的镜片（接触镜或框架眼镜）来聚焦，但如果额外的镜片在眼外，会导致双眼视网膜像大小不同。第二，需植入人工晶状体避免放大率差异问题。第三，眼睛失去调节力。

散光（astigmatism）：眼屈光矫正包含的柱镜成分。一条子午线聚焦在视网膜上，另一正交子午线则不能聚焦在视网膜上。

Bangerter 滤光片（bangerter filters）：滤光片放置在弱视患者的优势眼前，足以让优势眼图像离焦，而弱视眼成为优势眼。

BDNF：脑源性神经生长因子，其对于视皮质的可塑性形成至关重要。

生物运动（biological motion）：从四肢上的少量光看到的人或动物的运动。物种和性别可以仅根据光的运动来区分。

双眼融像（binocular fusion）：双眼视网膜对应点上的图像在视皮质融合，感知为单一像。即使双眼图像存在轻微不匹配的情况，仍然可能融合为单一像。例如，一个比注视平面更远的物体会落在双眼视网膜非对应点上，但仍然被视为单一远物。参见"Panum 融合区"。

斑点（blob）：指灵长类动物纹状体皮质第Ⅲ层和第Ⅱ层中细胞色素氧化酶大量存在的区域，细胞色素氧化酶是代谢活动增加的标志。这些斑点位于眼优势柱的中心，包含高比例的颜色编码细胞。

白内障（cataract）：指晶状体混浊，白内障最常见于老年人，也可能为先天性。病因多种多样，如风疹。如果混浊局限在晶状体中心，则可以通过晶状体的边缘获得清晰的图像。当白内障覆盖整个晶状体时，视网膜像会呈弥散状。

通道（channels）：心理物理学家用该术语来描述以并行方式处理的特性。例如，有不同于绿色的红色通道和不同于蓝色的黄色通道。

脉络膜（choroid）：指巩膜和色素上皮之间的一层血管组织。

共同性斜视（comitant strabismus）：两眼等量转动，视线方向之间始终维持恒定的斜视角，如先天性内斜视。

混淆视（confusion）：某些斜视患者，优势眼中心凹看到的物体与弱视眼中心凹看到的物体不同，如后者未被抑制，则造成混淆视。

对比敏感度（contrast sensitivity）：对比敏感度是可以观察到的最小对比度。一般来说，如果一个物体与背景相差超过 1%，就可以被察觉。但还取决于物体的大小和整体照明。对比敏感度通常是用空间频率和对比度都可以改变的条栅来测量。通常表示为（$L_{max} + L_{min}$）/（$L_{max} - L_{min}$），其中 L_{max} 是较亮条纹的亮度，L_{min} 是较暗条纹的亮度。因此，亮度相差 1%，对比敏感度约为 200。

皮质板（cortical plate）：随着大脑皮质的发育，年轻的细胞通过室下区和中间区从脑室区迁移出来，形成皮质板。皮质板由已经到达最终目的地的细胞和迁移穿过此处的细胞组成，直到皮质的所有层形成。

CREB：cAMP 反应结合元件，可结合 cAMP 并影响细胞核中的基因。

拥挤现象（crowding）：当一个字母是一行字母的一部分时，则比单独出现时更难以分辨，是掩蔽现象的一种，又和掩蔽现象有一定的差异，区别见 Pelli、Palomares 和 Majaj（2004）。

线索（cue）：图像的各个方面可为知觉提供帮助。如立体视觉、运动视差、阴影和重叠都可以帮助确定深度知觉，这些被称为深度知觉线索。

脑区结构（cytoarchitectonic areas）：大脑皮质中可以通过解剖结构和功能区分的区域。最著名的为 Brodman 所提出的人类大脑皮质分区。

单眼掩蔽（dichoptic masking）：指其中一只眼的图像抑制或掩蔽了另一只眼的图像。

复视（diplopia）：即重影，通常为双眼复视，当斜视眼的图像没有被抑制时，就会出现复视。在异常视网膜对应病例中，可能出现斜视眼新的注视点与大脑皮质的中心视觉相连接，但原始连接仍然存在，沿着原始连接传递的信号尚未被被抑制，此时会出现罕见的单眼复视。

视差（disparity）：视差是指图像落在视网膜的非对应位置，发生于双眼注视点位置与物体所在位置不一样时。当物体所在位置比注视点位置更近，双眼视线在眼睛和注视点之间发生交叉，称为交叉视差，反之为非交叉视差。

偏心率（eccentricity）：视野中某一位置相对于注视视线的角度，大约可以达到90°。偏心率用来测量视野中某一点与注视点的距离，也可以是视网膜上某一点与视网膜中心凹的距离，通常用角度来表示。

传出神经（efferents）：离开特定的细胞核或区域的轴突。

视网膜电图（electroretinogram，ERG）：这是从视网膜外电极测量的所有视网膜电活动的总和。在人类，它可以在放置在巩膜上的电极和放置在皮肤上的电极之间进行测量。ERG有几个组成部分：a波，来自光感受器；b波，来自内核层的细胞，由视网膜的胶质细胞Muller细胞汇总；c波，来自色素上皮。

正视（emmetropia）：图像正好聚焦在视网膜上。

内斜视（esotropia）：一只眼视线向内的斜视。可能是先天性的，也可能是由各种原因造成的，一些原因仍然尚待明确。它可以发生在远视的幼儿身上，也可以发生于年龄较大的儿童，原因很多。

外斜视（exotropia）：一只眼视线向外的斜视。

注视（fixation）：指直视某一物体的过程。在正常人身上，这意味着物像落在双眼中心凹。由于完全静止在视网膜上的物像会消失（因为视皮质中的信号是瞬时的），注视的过程实际上包含视线离开物体的缓慢的眼球运动，以及让物像回到视网膜中心凹的小而快的眼球运动（微扫视）。

强制优先注视（FPL）：一个婴儿面对两个显示屏。观察者从屏后面观察婴儿，并记录婴儿是在看左边还是右边的显示屏。如果观察者发现婴儿超过75%的时间选择看其中一个显示屏，则认为该婴儿能够区分两个显示屏。也有一些选择标准不是75%。

融像（fusion）：见"双眼融像"。

GABA：γ氨基丁酸抑制剂。

Gabor图标（Gabor patch）：填充有条栅的圆形图形，条栅的对比度向周边逐渐下降。

条栅视力（grating acuity）：见"视力"。

适应（habituation）：当刺激反复出现时，反应可能会减弱，这种现象称为适应。适应在年轻动物视皮质细胞的反应中特别明显。如果对刺激的每次反应都要与第一次一样，则可能需要在刺激之间等待几秒钟。

超柱（hypercolumn）：皮质是柱状排列的，也就是说，垂直于皮质表面的柱状细胞往往具有类似的特性。在灵长类动物的初级视皮质中，有代表眼优势、朝向和颜色的柱状结构，这些柱状结构周围围绕着主要代表颜色的斑点。因此，有一个大约1mm×1mm的小模块，分析视野中一块区域的所有这些参数。这个模块称为超柱。隔壁是另一个超柱，分析视野的邻近部分。超柱在跨越皮质各处大小保持恒定，但其分析的视野面积随着偏心量（距中心凹距离）增加而增加。在中心凹附近，超柱分析大约0.3°视野范围，在离中心凹20°区域，超柱分析1.5°的视野范围。因此，对中心凹对应视野的分析要比其他视野分析更详细。

远视（hyperopia）：图像聚焦在视网膜后方，由于眼球相对于角膜和晶状体的屈光力来说太小，并且视觉系统没有足够的调节能力来克服。可以用凸透镜矫正。

上斜视（hypertropia）：斜视眼眼位向上。

下斜视（hypotropia）：斜视眼眼位向下。

非共同性斜视（incomitant strabismus）：当一眼转动，另一眼的转动量过多、过少或者完全不动（转动不等量）的斜视为非共同性斜视。例如一眼的外转肌麻痹。

增量阈值（increment threshold）：可以在背景下看到的最小亮度增量。其取决于物体的大小，就像对比敏感度取决于空间频率一样。

IGF-1：胰岛素样生长因子，对视皮质的可塑性很重要。

LTD：长时程抑制。由于突触输入的低频刺激，而导致的跨突触传输效率发生的长期变化。

LTP：长时程增强。突触输入的高频刺激导致的突触传递效率的长期变化。LTP被认为是某些记忆形式的基础，主要是因为它是海马体中的一个显著现象，而海马体病变的人在短期记忆方面有缺陷。

掩蔽现象（masking）：物体的可见度会因在它旁边放置其他物体而降低（空间掩蔽），或因在它之后看到其他物体而降低（时间掩蔽）。例如，如果一个字母在屏幕上闪了一下，过一会儿它周围又出现一个圆圈，那么这个字母可能不被注意到。同样，一行中的字母比单个字母更不易辨别（拥挤现象）。时间和空间掩蔽都可能发生在视力正常人身上。

子午线弱视（meridional amblyopia）： 散光会造成弱视。在 7 岁前，如果一直存在未矫正的散光，存在散光的子午线会形成弱视。

代谢型谷氨酸受体（metabotropic glutamate receptors）： 谷氨酸受体不是通过通道而是通过第二信使影响细胞。

微扫视（microsaccade）： 小幅度的眼球扫视运动，为了保持注视过程中图像始终成像在黄斑中心凹附近。

单眼注视（monofixation）： 用于描述小角度分离（微斜视）或小角度斜视（微小度数斜视），其导致弱视眼黄斑中心凹被抑制，而周边存在双眼视。

肌肉切除术（myectomy）： 切除某条肌肉以产生斜视。

近视（myopia）： 相对于角膜和晶状体屈光力，眼球过长，因此图像始终聚焦在视网膜前。

近反应（near response）： 指眼睛聚焦到近物时发生的三个现象：晶状体调节、眼球会聚和瞳孔收缩。

NMDA 受体（NMDA receptors）： 一种电压依赖性谷氨酸受体，可以成倍放大突触后细胞的反应。

眼球震颤（nystagmus）： 眼球震颤是一种眼球的跳跃式运动。正常人中，周围环境发生移动〔视动性眼球震颤（OKN）〕或激活前庭系统（前庭眼球震颤）均可激发眼球震颤。在这两种情况下，眼球首先会缓慢移动，旨在使图像在视网膜上保持静止，然后会出现快速的类似于扫视的眼球运动，使眼球回到中心位置。眼球震颤也可能是病理性的，在弱视和失去良好注视能力的患者中。这种情况下，眼球震颤通常是眼球从一侧到另一侧缓慢游走（摆动性眼球震颤），而不是缓慢和快速运动交替。

物体颜色恒常性（object color constancy）： 物体在不同光源的照射下往往呈现相同的颜色。例如，一件蓝色毛衣在钨光和日光下都是蓝色的，而一件黄色毛衣在这两种光源下都是黄色的，即使钨光是黄色的，日光是蓝色的。

octave： 当测试视力时，差异 2 倍被称为一个 octave。

眼优势直方图（ocular dominance histogram）： 根据一组细胞的眼优势状况形成的直方图称为眼优势直方图（根据眼优势驱动来源于同侧还是对侧眼，分为 7 个等级。1 代表全部被对侧眼驱动，7 代表全部为同侧眼驱动，4 代表双眼等同驱动；2 和 6 代表一眼具有显著优势，3 和 5 代表一眼有轻微优势）。

眼优势可塑性（ocular dominance plasticity）： 当一眼闭合一段时间，眼优势直方图会发生偏移。

OKN： 见"眼球震颤"。

朝向偏倚细胞（orientation bias cells）： 这些细胞对垂直于其长度方向运动的杆都做出反应，但对某一个朝向的杆，产生的反应相对于垂直方向显著不同。

正位（orthotropia）： 双眼看向同一方向，注视物体的像落在双眼中心凹。

Panum 融合区（Panum's fusional area）： 落在两眼视网膜不同区域的图像可以被融合，大概是由视觉皮质中对视差敏感的细胞融合所致。然而，这种融合有一定的范围。一眼的某一区域可与另一眼的某一点相融合，这个区域称为 Panum 融合区。Panum 区在黄斑中心凹附近约为 15 弧分，越往周边，区域越大。若物像落在 Panum 融合区之外，且尚未发生抑制，则会产生复视。

并行处理（parallel processing）： 是指视知觉的不同方面彼此并行处理。例如，视网膜中的双极细胞和神经节细胞、外侧膝状体核细胞和视皮质中的简单细胞中，有对比背景更亮的物体做出反应的细胞，也有对比背景更暗的物体做出反应的细胞。这两种类型的信号在经过光感受器的处理后彼此分离，直到到达视皮质才再次聚集在一起。因此，这两种信号之间几乎没有相互作用。

视野测量（perimetry）： 让物体从周边进入可见区域，通过这种方法来测量视野的边界。

隐斜（phoria）： 双眼有看向不同方向的趋向，但可通过注视于某个物体来克服这种趋向。

可塑性（plasticity）： 部分神经系统的状态随其接收信号的改变而发生改变，这种改变的能力就称为可塑性。

前瞻性研究（prospective study）： 从疾病或状况发作之前，开始调查人群中可能影响该疾病或状况的因素的研究。

蛋白激酶（protein kinases）： 使另一种蛋白质磷酸化的蛋白质。

蛋白磷酸酶（protein phosphatases）： 使另一种蛋白质去磷酸化的蛋白质。

假性中心凹（pseudofovea）： 当双眼看向不同方向时，弱视眼注视点可能与优势眼的中心凹相关，此时弱视眼注视点称为假性中心凹。

眼球追踪运动（pursuit eye movements）： 也称为平滑追踪，是指眼球追随运动物体。如果眼球没有跟随一个物体，是难以平滑移动的。如果眼球从一点平滑移动到另一点，实际上发生的是扫视运动。平滑追踪的本质是注视一个移动的物体。

视网膜拓扑映射（retinotopy）：视网膜以地形图的方式投射到外侧膝状体核和上丘，然后又依次投射到视皮质。这就是视网膜拓扑映射。

量子捕获（quantum catch）：光感受器捕获的光的量子数与落在光感受器上的量子数的比较。量子捕获取决于光感受器的长度，光线是平行于光感受器还是以一定角度入射，色素的密度，有多少色素被漂白，以及光感受器的内段如何将光线漏到外段。

放射状胶质细胞（radial glia）：指从大脑皮质下方的脑室表面延伸到其上方的软脑膜表面的一种神经胶质细胞。当细胞从脑室表面迁移到它们在大脑皮质中的终点时，它们会攀爬于放射状胶质细胞。

感受野（receptive field）：视网膜或视野的某个区域，该区域的细胞能够被直接或者间接激活。

反射光谱（reflection spectrum）：人们可以测量物体在可见光谱中每个波长反射光的百分比，即物体的反射光谱。红色物体反射大量红光波长（620～700 nm），绿色物体反射大量绿光波长（520～560 nm），蓝色物体反射大量蓝光波长（420～480 nm）。从物体到达人眼的光是光源发出的波长和物体反射光谱的产物。一般来说，在多色场景中，通过物体的反射光谱比通过其到达人眼的波长组成更能预测物体的颜色。这样就会发生物体颜色恒常性。

屈光（refraction）：测量眼球的屈光状态，以便使用框架眼镜或接触镜矫正。

分辨率极限（resolution limit）：可以看到的最精细细节的极限，也就是视力的极限。

回顾性研究（retrospective study）：一种从疾病或状况发生后开始对人群进行可能影响该疾病或状况的因素调查的研究。回顾性研究比前瞻性研究更容易出现偏倚，而且疾病或状况开始前的数据可能不可靠。

反向缝合（reverse suture）：将一只眼眼睑缝合一段时间，然后打开，将另一眼的眼睑缝合。

竞争（rivalry）：不同的图像落在双眼视网膜上，会交替感知左右眼的图像。例如，如果水平线成像在左眼视网膜，垂直线成像在右视网膜，则交替感知到水平线或垂直线。

扫视（saccade）：一种快速的眼球运动，旨在将视线移动到周边视野一个新的感兴趣的物体上。眼球跳动是跳跃式的，一旦开始就不能被打断，需要 200 ms 的时间才能开始另一次扫视。大的扫视性眼球运动速度非常快——高达每秒 800°。

色彩饱和度鉴别（saturation discrimination）：鉴别同一色调但是饱和度不同的颜色。也就是需要增加或减少多少白色才能分辨出饱和度的不同。

巩膜（sclera）：位于眼球的外层，除角膜外的眼球壁结构。

盲点（scotoma）：盲点由视觉通路上的病变引起。视网膜或视神经病变仅影响一只眼，此时盲点为单眼的。视神经束、外侧膝状体核、视神经辐射或视皮质病变会影响双眼，此时盲点为双眼的。

符号相同突触和符号相反突触（sign-conserving synapse and sign-reversing synapse）：对于符号相同的突触，突触前和突触后细胞的反应具有相同的符号。如果突触前细胞超极化，那么突触后细胞也会超极化。如果突触前细胞去极化，那么突触后细胞也会去极化。由于兴奋通常用"＋"表示，抑制用"－"表示，因此细胞被认为具有相同的符号。在符号相反突触中，突触前细胞的超极化导致突触后细胞的去极化，突触前细胞的去极化导致突触后细胞的超极化。符号相同突触的递质是兴奋性的，而符号相反突触的递质是抑制性的。为了使突触前细胞中的超极化作用于突触后细胞，突触处必须有自发活动和持续释放的递质。

这个术语之所以出现，是因为光感受器对光做出反应而超极化。因此，去极化的双极细胞被光刺激兴奋，但被光感受器释放的递质抑制，因为超极化的光感受器通过符号相反突触细胞使双极细胞去极化。"去极化的双极细胞被光激活是通过符号相反突触"，这个表达比"双极细胞被光激活是通过抑制突触"更恰当。

同时颜色对比（simultaneous color contrast）：被不同颜色包围的物体呈现出与周围环境相反的颜色的趋势。因此，红色环绕中的灰点往往看起来是绿色的，绿色环绕中的灰点是淡红的，蓝色环绕中的灰点是淡黄色的，黄色环绕中的灰点是蓝色的。

Snellen 视力（Snellen acuity）：见"视力"。

空间频率（spatial frequency）：物体（如条栅）的周期性。以周／度表示（见"对比敏感度"）。

空间不确定性（spatial uncertainty）：物体位置的不确定性，可以通过让受试者将上、下两个视标与中央视标对齐来检测（见图 8.3），或者通过让受试者将物体等距放置在中心标记的不同方位来检测（见图 8.13），以及通过游标刺激检测（见图 3.7）。

光谱敏感度（spectral sensitivity）：通过对各种不同波长之间相互敏感度的比较，会发现在暗适应状态下，光谱敏感度度曲线跟随视杆细胞色素——视紫红质的敏感度变化。在明适应状态下，光谱敏感度度曲线随吸收红光和吸收绿光的视锥细胞色素变化，而吸收蓝光的视锥细胞色素对其作用较小。

立体视觉（stereopsis）：立体深度知觉依赖于视差。视皮质中对交叉视差敏感的细胞探测到近处的物体，产生对近处物体近距离的知觉，还可能出现眼球会聚。对非交叉视差敏感的细胞可以检测到远处的物体。就像游标视力一样，立体视觉比条栅视力要好得多。立体视觉非常好的观察者可以在 6 英尺（约 1.9 m）的距离上区分两个深度相距 0.02 英寸（约 0.05 cm）的物体。从观察者的角度来看，这相当于 2 弧秒对应的弧长。

斜视（strabismus）：双眼看向不同的方向。

基底细胞（subplate cells）：基底细胞是发育过程中在皮质板下方发现的细胞。它们在进入大脑皮质 Ⅱ～Ⅵ 层的细胞之前产生。其中大多数在出生后不久就会凋亡。其残留物称为间质细胞。

连续颜色对比度（successive color contrast）：如果一个人盯着一个物体一段时间，之后观察到的下一个物体将带有互补色。例如，盯着红色之后再看灰色会使灰色显得偏绿，以此类推。

抑制（suppression）：该术语用于指一眼的图像被另一只眼的图像抑制。这是视觉系统避免复视的机制。抑制可以是交替的，如双眼竞争或交替性外斜视，也可以是一眼对另一眼的持续抑制，如在先天性内斜视中，正位眼抑制弱视眼的图像。

Teller 视力卡（Teller acuity cards）：在卡片上印有不同空间频率的条栅，通过 FPL 方法来测试婴儿和儿童的视力。

时间频率（temporal frequency）：黑白条栅不断闪烁，即白色条纹变黑色，或黑色条纹变白色，每秒可以闪烁几次，称为时间频率。闪烁的速度不断增加，直到闪烁不再被注意到。时间频率还取决于条栅刺激的对比度。因此，人们可以构建时间敏感度曲线，就像构建空间频率的对比敏感度曲线一样。

肌腱切断术（tenotomy）：切断肌腱以产生斜视。

倾斜后效（tilt aftereffect）：见"后效"。

转录因子（transcription factor）：控制一个基因或一组基因表达的因子。

显性斜视（tropia）：双眼看向不同的方向。

VEP：视觉诱发电位。这是通过放置在视皮质上方的头皮上的电极测得的。为了获得更大的电位，我们需要一种刺激，它会激活视皮质中的许多细胞，使它们彼此同步。一个常用的刺激是棋盘，棋盘上黑白方格交替闪烁。

聚散运动（vergence）：眼球注视不同距离物体的眼球运动——注视近处物体时会聚，注视远处物体时发散。这些是缓慢、共轭的眼球运动，即双眼一起运动（所有眼球运动——扫视、平滑追踪和辐辏运动——都是共轭的）。

游标视力（vernier acuity）：检测到一条线不连续的能力。可以用条栅测试，也可以用单一的一条线测试。游标视力大约为条栅视力的 10%，正常人条栅视力为 2 弧分，其游标视力为 12 弧秒。

等待期（waiting period）：当从外侧膝状体核到视皮质的传入信号（以及从丘脑其他部位到大脑皮质其他部位的传入信号）到达目标下方的亚板时，会在那里等待一段时间，然后向上转向最终位置。这就是等待期。

彩　图

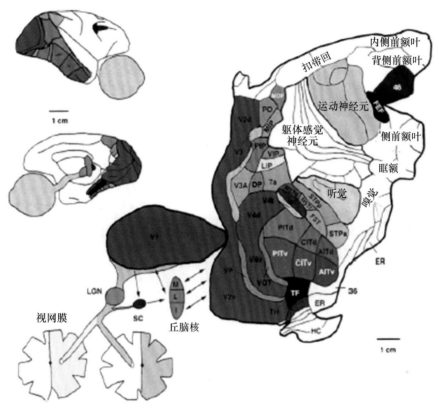

彩图 2.4　猕猴视觉系统概况。上图左边是右侧皮质的侧面图（上方图）和中矢状面视图，其左侧半球被移除（中间图）。下方图是有关视网膜投射的总结：膝状体通路是从视网膜到外侧膝状体核（LGN）再到V1；纹状体外通路是从视网膜到上丘（SC）再到枕叶，到 V2 以及其他区域。右侧是皮质的平面图。为了便于图示，脑沟和脑回变平滑，V1 和 V2 之间有一个切口，实际上它们彼此相邻。颞侧通路中处理形状和颜色的视觉区域是 V4 和下颞区（PITd、PITv、CITd、CITv、AITd、AITv）；顶叶通路中处理位置和眼球运动的视觉区域为 PO、VIP、LIP 和 7a；MT 和 MST 处理运动和视差，并将其输入这两条路径。MIP和 VIP 接受躯体感觉和视觉输入。许多领域的功能尚未确定［Reprinted with permission from Van Essen et al.（1992）］

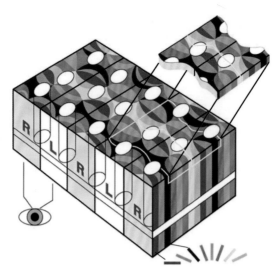

彩图 2.10 猕猴初级视皮质的眼优势柱示意图。由左眼（L）支配的细胞条纹与右眼（R）支配的细胞条纹平行。倾向于相同方向（由不同颜色表示）的优势柱以风车状聚集在一起。没有方向敏感性的细胞散布在眼优势柱中间，但不在风车状的中央［Adapted from Grinvald et al.（2000）］

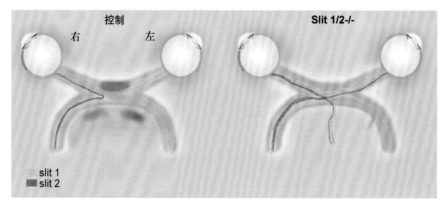

彩图 4.3 视交叉处的 slit 分子与附近的视觉通路。如缺少 slit 分子，一些神经纤维会形成异常通路［Reprinted with permission from Plump et al.（2002）］

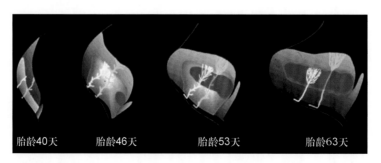

彩图 4.5 猫的外侧膝状体核中关于眼睛的层的形成。绿色为异侧层，红色为同侧层，紫色为两者重叠的层。黄色为来自异侧视网膜的轴突终端，白色为来自同侧视网膜的轴突终端。随着发育的进行，不同来源的终端被局限于特定的层（Figure courtesy of Carla Shatz）

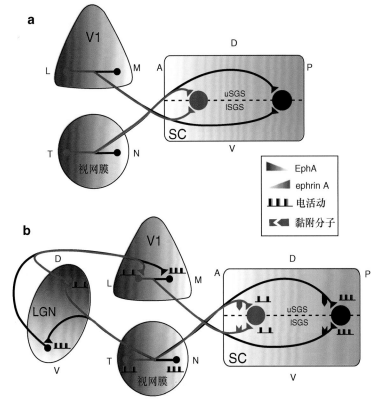

彩图 4.7　视网膜-上丘和视皮质-上丘的投射对应关系（**a**）。实验表明最初的地形投射是由黏附分子梯度引导的，也受同步电活动影响（**b**）[Reprinted with permission from Triplett et al.（2009）]。LGN，外侧膝状体；SC，上丘；uSGS，上层灰层；lSGS，下层灰层

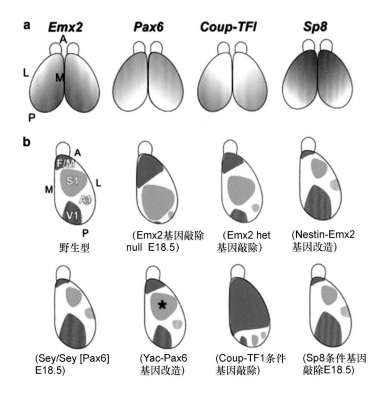

彩图 4.8　**a** 图为影响小鼠质初级感觉和运动区域形成的梯度。**b** 图解释如何通过敲除或超表达一个基因来改变这两个区域的位置[Reprinted with permission from O'Leary and Sahara（2008）]

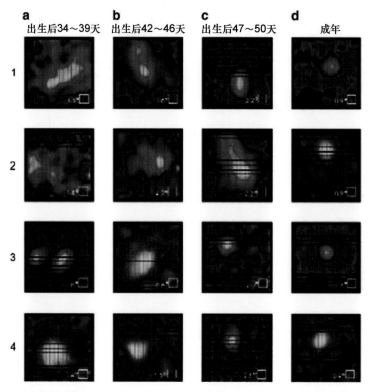

彩图 5.4 雪貂外侧膝状体核细胞感受野的发育。红色代表被光激发的区域，蓝色代表被黑暗激发的区域。感受野随着年龄的增长而收缩并呈圆形对称［Reprinted with permission from Tavazoie and Reid（2000）］

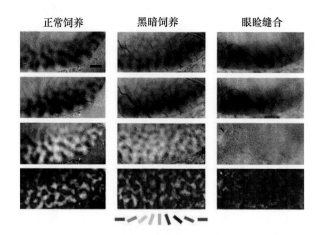

彩图 5.12 年龄匹配的正常雪貂、黑暗饲养雪貂和双眼眼睑缝合雪貂的朝向图。第一行为水平刺激，第二行为垂直刺激，第三行为差异图，最后一行为用颜色表示的各种朝向。需注意，黑暗饲养减少了朝向组织，眼睑缝合消除了朝向组织［Reprinted with permission from White and Fitzpatrick（2007）］

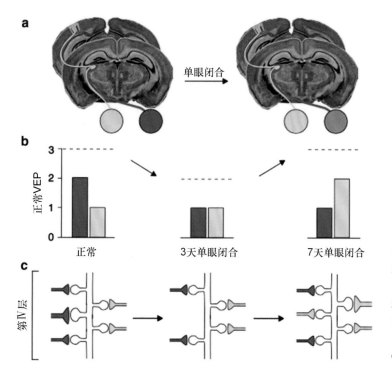

彩图 **7.3** **a**.对侧眼（蓝色）被剥夺；**b**.视觉诱发电位显示 3 天内同侧眼的反应减弱，随后反应增强（黄色）；**c**.第Ⅳ层神经元突触输入的变化反映了这些变化［Reprinted with permission from Coleman et al.（2011）］

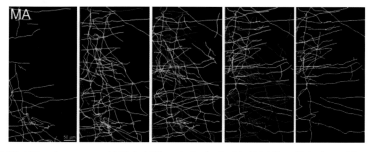

彩图 **7.6** 病变投射区第一个 200 mm 的轴突纤维。灰色表示不变的纤维，黄色表示增加的纤维，红色表示消除的纤维［Reprinted with permission from Yamahachi et al.（2009）］

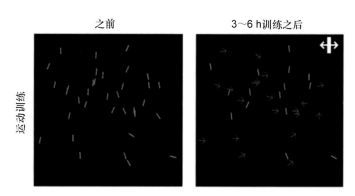

彩图 **7.9** 绿色表示在雪貂睁开眼后一些神经元的朝向偏好。几乎没有神经元表现出方向偏好。用垂直移动的视标刺激 3 ～ 6 h 后，红色表示出现方向偏好［Reprinted with permission from Li et al.（2008）］

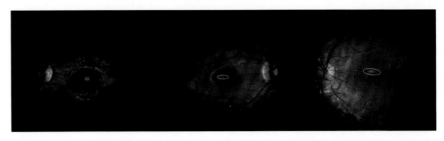

彩图 8.25 注视稳定性。椭圆形标记的区域涵盖了 95% 的注视点。左图：正常儿童；中间：中度弱视的患儿；右图：重度弱视的患儿［Reprinted with permission from Birch（2013）］

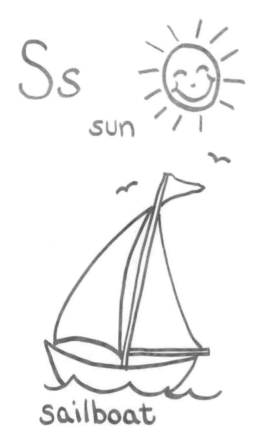

彩图 10.2 将优势眼用红色滤光片挡住，用仅弱视眼可见的红色的细尖笔来描绘着色图［Photo courtesy of Paul Harris］

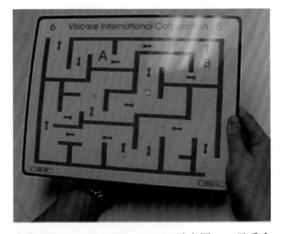

彩图 10.3 Brock Posture Board 示意图，一只手拿着可以在测试板后面移动的白光点，沿着迷宫中的路径移动。非弱视眼带上红色滤光片，仅能看到光点；弱视眼带上绿色滤光片，可以看到迷宫和光点［Photo courtesy of Paul Harris］

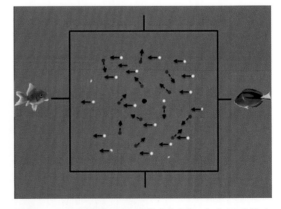

彩图 10.5 弱视眼可见到许多朝同一方向运动的白点，而非弱视眼见到的是随机运动的灰点。改变灰点的对比度，让患者指出白点是朝蓝色的鱼运动还是朝黄色的鱼运动［Reprinted with permission from Narasimhan et al.（2012）］

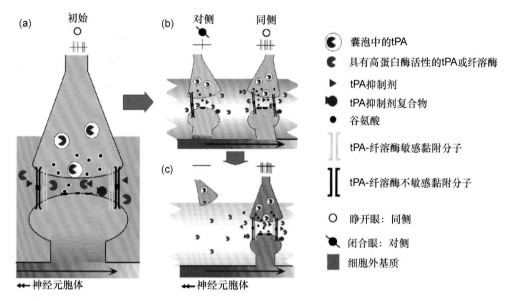

图 12.12 tPA 在眼优势可塑性中的作用。（a）正常活动的突触通过细胞黏附分子和蛋白酶及其抑制剂的组合而稳定；（b）输入不平衡导致 tPA 释放，黏附分子和细胞外基质成分断裂，导致（c）非活性输入的丧失〔Reprinted with permission from Mataga et al.（2004）〕（见彩图）

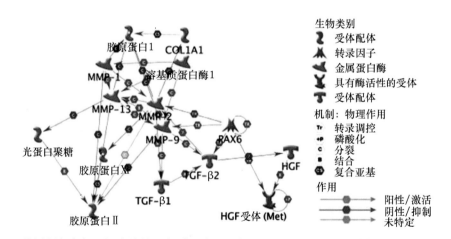

彩图 13.11 基因研究中与近视有关的蛋白质。胶原蛋白（COL）和光蛋白聚糖都是巩膜的组成部分。基质金属蛋白酶（MMP）和溶基质蛋白酶降解巩膜纤维。TGF 和 HGF 是生长因子。PAX 是眼发育的基本"控制器"〔Reprinted with permission from Wojciechowski（2011）〕